자연의 힘으로 병을 고친 사람들

# 천기누설 3

자연의 힘으로 병을 고친 사람들
# 천기누설 3

초판 1쇄 발행  2014년 3월  15일
초판 3쇄 발행  2014년 5월  30일

지은이      MBN 〈천기누설〉제작팀
감수        서재걸 김달래 이광연
정리        박수경 전연주
발행인      곽철식
발행처      다온북스

출판등록    2011년 8월 18일 제110-92-16385호
주소        서울시 은평구 갈현동 327-132 301호
전화        070-7516-2069          팩스          02-332-7741

종이        상산 페이퍼
인쇄와 제본   M프린트


ISBN  979-11-953651-3-5 13510

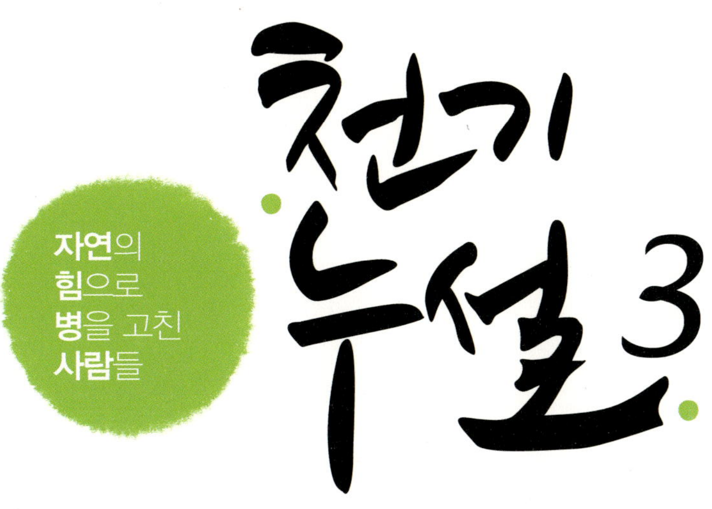

자연의 힘으로 병을 고친 사람들

# 천기누설 3

MBN 〈천기누설〉제작팀 지음 | 서재걸 · 김달래 · 이광연 감수

다온북스
DAON BOOKS

자연의 힘으로 병을 고친 사람들

# 자연에
# 답이 있었다

어떤 집안에 경사스러운 일이 일어났습니다. 옆집에 떡을 만들어 전해주면서 같이 기뻐하고 축하 받는 게 인지상정입니다. 만약 이 기쁜 소식을 옆집에 안 알리고 혼자 기뻐한다면 그 기쁨이 정말 오래 갈 수 있을까요? 또 옆집에서 무슨 수로 알아서 축하해 줄 수 있겠습니까? 우리 몸속도 살아있는 생명체(세포)가 60조개나 존재합니다. 이 세포들끼리도 기쁜 소식이나 위험한 정보를 교환해야 세포들의 주인인 우리 몸도 건강할 수 있습니다.

그래서 필요한 게 자연에 존재하는 다양한 생리활성물질과 면역물질들입니다. 사람들이 자연을 멀리 하면서 경험하지 못한 일들을 식물들이 대신 자연과 접해 겪으면서 얻은 수많은 정보를 식물 자신의 몸속에 담아 동물이나 사람들을 통해 전달하고 더불어 살 수 있는 기회를 제공하는 것입니다. 또 사람들에게 부족한 면역성을 채워 줄 수 있습니다. 하지만 사람들은 자연의 파괴로 얻은 여러 원인모를 병들을 치료하지 못하고 화학약품에 의존하고 있는게 현실입니다.

좀 더 잘 찾아보면 자연에 답이 있습니다.

다만 사람에게 독이 되지 않게 약용이 되는 식물들을 얻을 수 있다면 많은 도움이 될 것입니다. 암을 포함한 많은 질병들은 결국 면역과 관련된 질환입니다. 따라서 면역기능을 항상 유지하고 있는 것이 질병 예방과 치료의 핵심이라 할 수 있습니다. 현대인들은 오래 살고 건강하게 살고 싶어 합니다. 아프지 않고 하고 싶은 일을 하고 살 수 있다면 가장 행복한 삶이 될 것입니다. 그러길 바란다면, 자, 이제 이 책〈천기누설〉에 집중을 해보는 게 좋겠습니다. 내 건강을 지켜주고 내 생각을 전달해줄 자연의 이야기가 시작되기 때문입니다. 바깥세상이 무섭다고 집에만 있으라고 강조하는 전문가들보다 바깥세상에서 살아가는 법을 알려주는 전문가가 더 필요한 세상이 되었으면 좋겠습니다. 이제 건강은 의학 전문가의 것이 아니라 나 자신의 선택과 결정에 달려 있기 때문입니다. 〈천기누설〉도 비밀이 저 멀리 하늘에 있는 것이 아니라 알고 보면 우리 가까이에 있다는 사실을 알려주는 의미 있는 책입니다.

2013년 10월 포모나자연의원 대표원장 서재걸박사

# 건강은 건강할 때
# 챙겨야 한다

우리나라 사람들의 평균수명은 2013년을 기준으로 이미 81세를 넘어섰고, 생명보험회사에서는 머지않아 90세에 근접할 것으로 예측하고 있습니다. 오래 사는 것은 모든 사람의 염원이긴 하지만 건강하지 않으면서 오래 사는 것은 축복이 아니라 재앙일 수 있다는 점에서 건강에 대한 관심은 어느 때보다 더 높아지고 있습니다.

우리의 신체는 성장기를 지나 청년기가 되었을 때 가장 건강하고, 장년기가 되면 자꾸 어느 한부분에서 탈이 나기 시작하게 되며, 노년기가 되면 갑자기 동시다발적으로 몸과 마음에 이상이 나타나게 됩니다. 부모로부터 물려받은 건강은 청년기가 지날 때까지는 영향을 미치지만 장년기 이후의 건강은 스스로의 관리와 관심 여부에 따라 확연하게 달라집니다. '골골하던 사람이 80까지 살더라'라는 옛말이 있습니다. 몸이 약한 사람은 항상 자신의 건강을 생각하고 생활하고 결국 건강을 찾게 됩니다. 하지만 평소 건강을 자신하던 사람들은 몸을 함부로 굴리게 됩니다. 그래서 젊었을 때는 잠을 줄여가면서까지 공부하고, 사회생활을 하면서는 몸에 무리를 주면서까지 사업에 몰두하게 됩니다. 또 몸에 이상이 나타나도 대수롭지 않게 여기고 무시하다가 생각지도 않던 일을 겪게 됩니다.

건강은 건강할 때 챙겨야 합니다. 또한 건강이 이상이 있다고 판단되면 그 때부터 최선을 다해 진료를 받고 스스로도 공부해야 합니다. 아무리 뛰어난 의사도 그 환자의 몸상태에 대해서까지 시시콜콜 파악하지는 못합니다. 전문의들은 그들이 전공한 질병에 대해서는 매일 연구하고 고민하지만 환자의 몸상태에 대해서는 그렇게까지 관심을 기울이지 않습니다.

손자병법에서 손무는 말합니다. "지피기기하면 백전불퇴한다"라고. 이것을 건강과 연관지어보면 결국 자기 자신을 안다는 것은 자신의 몸상태에 대해서 파악하는 것이고, 상대방을 안다는 것은 뛰어난 전문의를 만나 질병에 대해 대처하면 결국 이길 수 있다는 의미로 해석할 수 있습니다. 현재 우리가 살고 있는 사회는 지식정보화 시대입니다. 산업사회 때는 누가 최고의 전문의인지, 또 뭐가 몸에 좋은 것인지를 알 수가 없었습니다. 그래서 인맥을 동원하고 여러 의사를 직접 찾아다녀야 하는 수고를 마다하지 않았습니다. 하지만 정보화 시대가 되면서 건강에 대한 정보는 방송과 인터넷을 통해 매일 쏟아져 나오고 있습니다. 이들 정보 가운데 상당수는 괜찮은 것들이지만 또 상당수는 엉터리 정보이기도 합니다. 이를 제대로 검증하고 자신의 체질과 몸 상태에 맞게 활용하기 위해서는 전문가의 진찰이나 조언이 필수적입니다.

이번에 다온북스에서 펴낸 〈천기누설〉이라는 책은 MBN에서 방송되었던 건강과 관련된 내용 중에서 전문가의 조언과 환자들의 체험을 통해 어느 정도 검증된 것들만 모아서 책으로 엮었습니다. 더구나 이 책에서는 요즘 사람들의 폭발적인 관심을 받고 있는 암에 대한 사례가 많이 실려 있습니다. 따라서 이 책에서 사례로 든 내용 가운데 자신에게 해당되는 약재나 음식재료가 있다고 판단되면 다시 한 번 전문가와 상의한 다음에 자신이나 가족에게 적용해보시면 좋을 듯 합니다. 아무쪼록 이 책을 통해 많은 사람들이 좀 더 쉽게 건강을 회복하게 되기를 진심으로 기원합니다.

2013년 10월  경희대학교 한의대교수  김달래박사

# 이 책만 있으면 어렵지 않게
# 건강을 위한 음식과 약차를 만들 수 있어

MBN의 〈천기누설〉은 미스터리한 현상에 대해 다양한 방향에서의 해석과 새로운 접근방식으로 널리 알려져 있는 프로그램입니다. 몇몇 인연으로 〈천기누설〉 팀에서 간혹 저에게 의학적 검증을 위해서 인터뷰를 요청하는 경우가 있었습니다. 환자를 진료하던 중 〈천기누설〉 팀에서 인터뷰 요청 전화가 오면 깜짝깜짝 놀라고 걱정이 앞서는 경우가 많습니다. '이번엔 어떤 주제로, 어떤 질문으로 나를 괴롭히려고 그러나?'하는 생각이 들기 때문입니다. 천기누설 팀의 질문은 다른 방송 프로그램과 달리 다양하고 자료준비도 많이 해야하고 생각을 많이 해야만하는 심도깊은 질문이 많기 때문입니다. 〈천기누설〉의 인터뷰에 임하기 위해서는 저도 잊고 있었던 자료들을 찾고, 치열하게 검증하는 수밖에 없었습니다. 그러던 오늘 연락이 온 것은 기쁜 일이었습니다. 드디어 〈천기누설〉의 방송 내용을 모아서 책으로 엮었으며, 미천하지만 저의 추천사를 부탁하는 연락이었습니다. 그동안의 〈천기누설〉 방송을 보면서 좋은 내용들을 일목요연하게 정리하여 책으로 내었으면 더욱 좋겠다는 생각이 실현된 것입니다. 기대하는 마음으로 원고를 읽다보니 어느새 처음부터 끝까지 탐독하게 되었습니다.

암과 같은 여러 불치병으로 고통받고 있는 환자분들은 명확한 치료방법이 없기 때문에 다양한 민간요법과 식이요법을 찾게 되는 경우가 많습니다. 간혹 좋은 결과가 나오는 경우도 있지만, 때에 따라서는 자신의 체질과 질병 상황에 맞지 않는 경우에는 오히려 독이 되는 경우도 있습니다.

이 책에서는 우리 주변의 다양한 식재료들이 건강의 어떤 면에 도움이 되고, 그 이유를 과학적으로 분석하며, 동시에 많은 전문가들의 인터뷰 내용을 첨부하여 도움이 되는 부분과 주의해야 할 부분을 명확히 언급하고 있습니다. 또한, 식재료를 요리하거나 차로 만드는 방법을 사진과 함께 자세히 설명하여, 어떤 사람이라도 이 책만 있으면 어렵지 않게 건강을 위한 음식과 약차를 실생활에서 바로 만들 수 있도록 세세히 신경쓴 점이 눈에 띄었습니다. 이처럼 다양한 내용을 심도있게 정리하고 명료하면서도 이해하기 쉽도록 간결히 설명하는 옥고(玉稿)를 발간하심에 다시한번 축하드립니다.

동의보감(東醫寶鑑) 내경편(內景篇)의 신형(身形)에 보면 學道無早晚이란 말이 있습니다. 이 말은 "도(道 - 도리, 올바른 길, 양생법)를 배우는데는 빠르고 늦은 것이 없다"는 뜻입니다. 건강을 지키고 질병을 치료하는데는 빠르고 늦은 것이 없습니다. 바로 지금부터 시작하면 되는 것입니다. 이 책을 읽으시는 모든 분들께서 이 책과 함께 항상 건강하시고 행복하시길 바랍니다.

2013년 10월 이광연한의원 원장 이광연 박사

**추천의 글** **서재걸** 대한자연치료의학회 회장  **김달래** 경희대학교 한의대 교수 **이광연** 한의학 박사

# chapter 01

## : 간질환


1. 간염  **굼벵이** 20

**볶은 곡식** 30


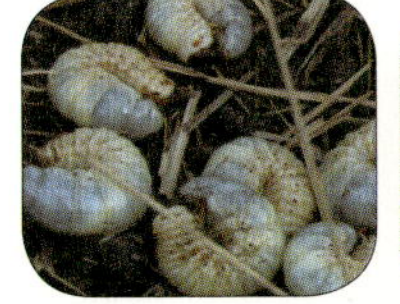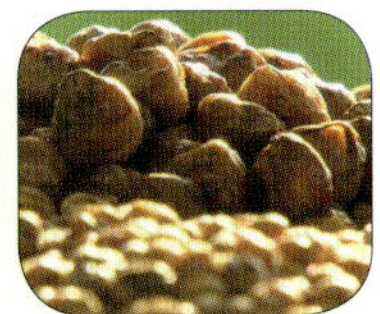


2. 간경화  **복령** 46

**헛개열매** 56


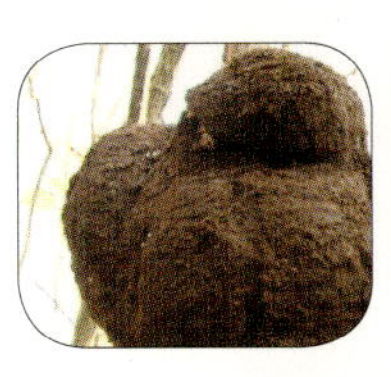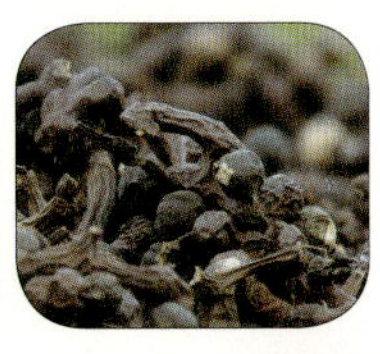


3. 지방간  **돌찜질** 68

**칡** 78


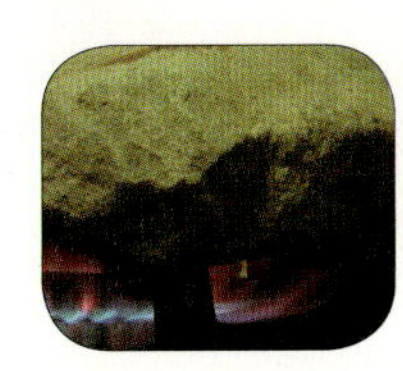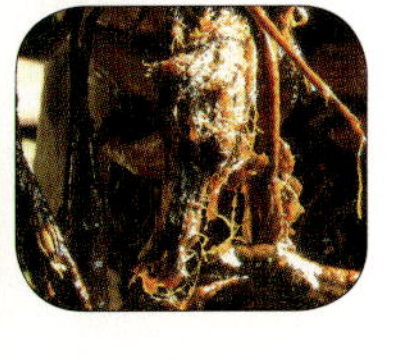


4. 간담석  **흰봉선화** 90

**발효액&올리브오일** 100


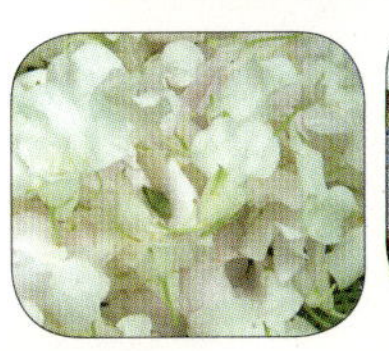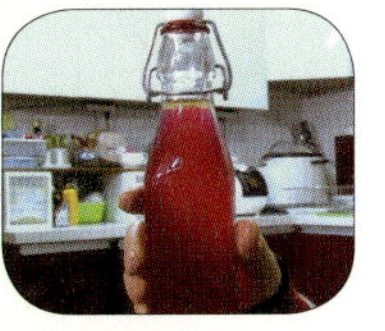


5. 간경변  **토마토 김치** 122

**표고버섯** 134

**재첩** 144


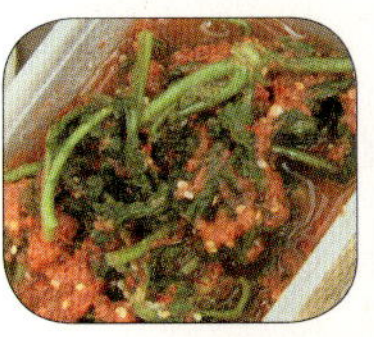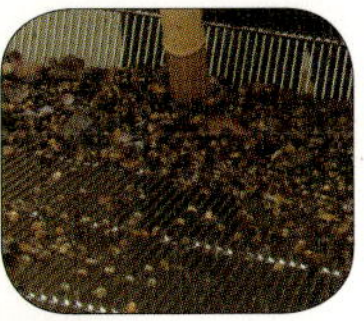

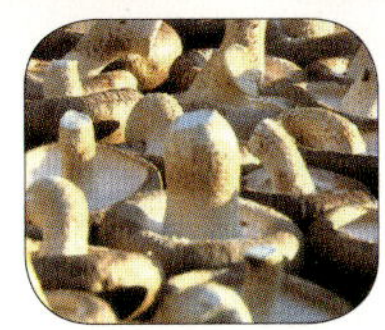

**chapter 02**
: 중이염

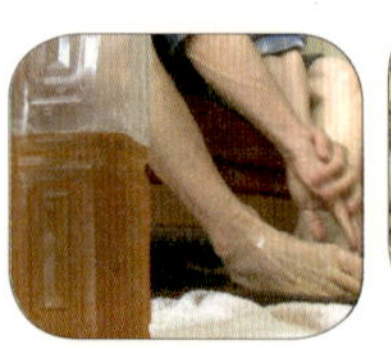 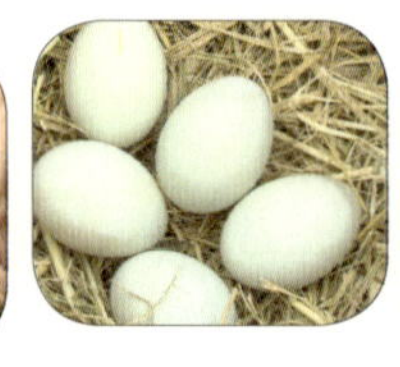 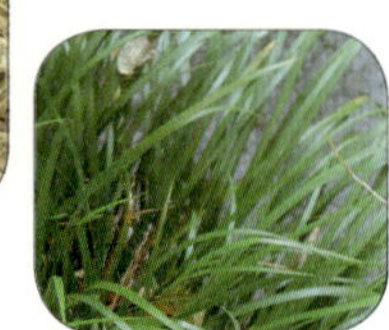

요로법 156     기러기 알 기름 162     석창포 170

**chapter 03**
: 인두암

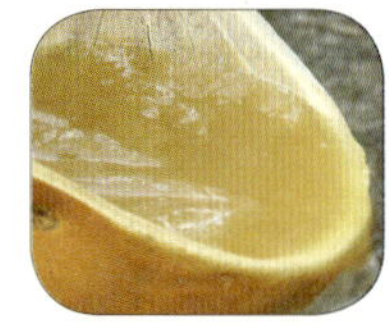

현미식초 186

**chapter 04**
: 기침

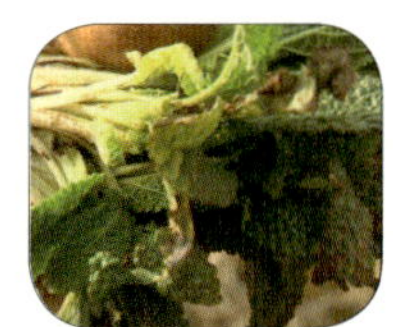

곰보배추 196

**chapter 05**
: 비염

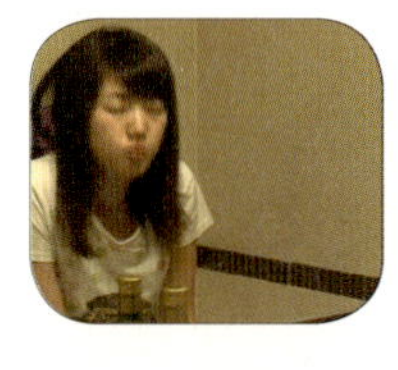 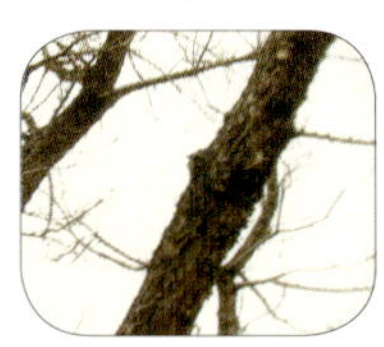

오일풀링 204     느릅나무 껍질 & 죽염 214


12

**chapter 06**
: 시력

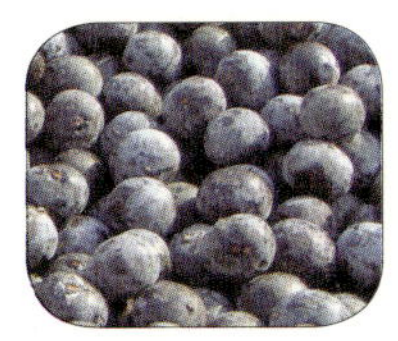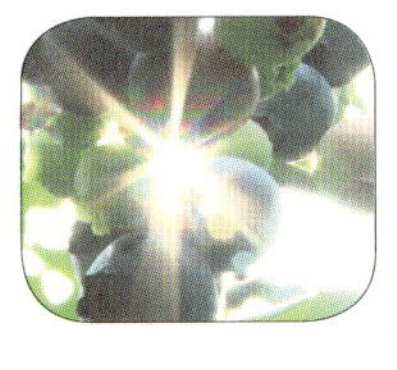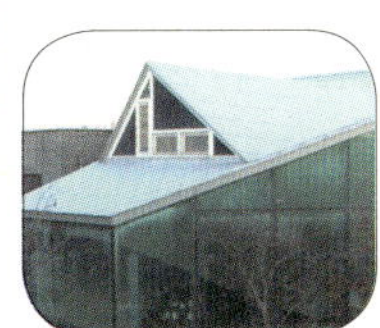

아사이 베리 **224**    블루베리 **232**    유리집 **242**

**chapter 07**
: 천식

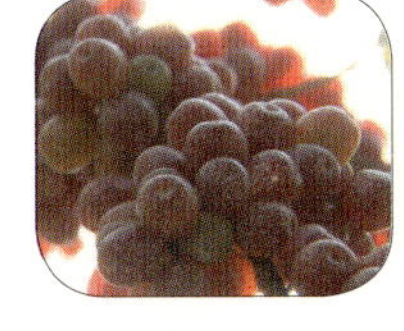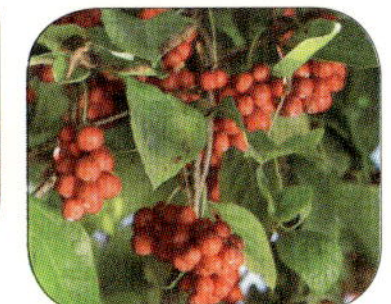

보리수 **252**    오미자 **262**

**chapter 08**
: 만성신부전

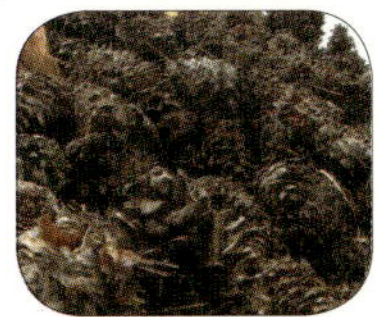

잣 **278**

**chapter 09**
: 빈혈

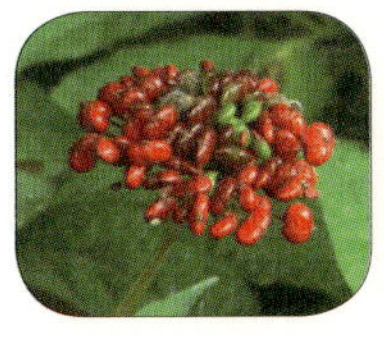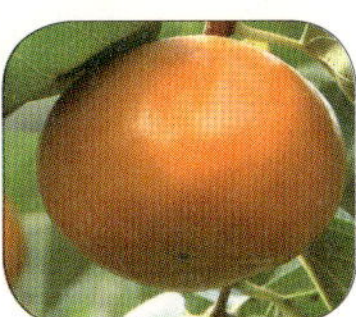

진생베리 **292**    단감 **302**

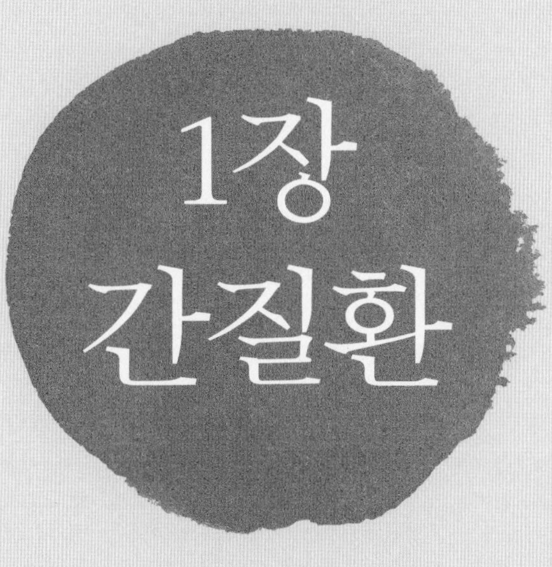
1장
간질환

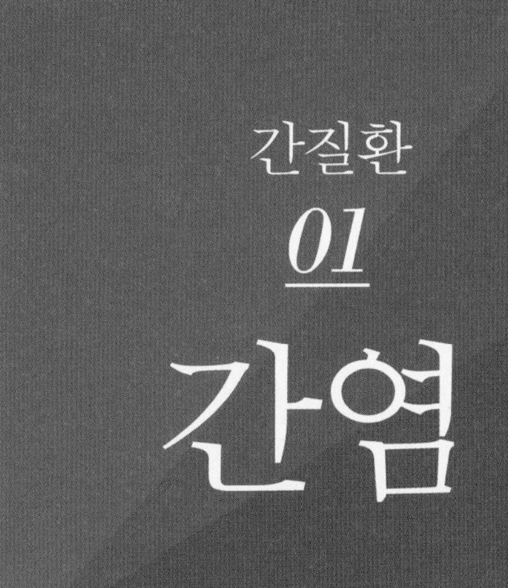
간질환
01
간염

# 간에 생긴 염증, 간염

우리는 일상생활에서 간을 가지고 많은 말들을 한다. "간도 크다", "간이 부었네", "간이 콩알만해졌다", "간에 기별도 안 간다"

이렇게 간은 다른 장기들에 비해 일상 대화 속에 종종 등장하는 특별한 장기이다. 그런데 간의 변화를 언급하는 이 말들이 아주 근거가 없는 말들은 아니다. 간이 딱딱해 지는 간경화는 간을 콩알만하지는 않더라도 작아지게 하고 간에 지방이 쌓이는 지방간은 간이 커지게 한다. 말은 참 쉽지만 간이 붓거나 작아지는 등 문제가 생기면 일상생활이 매우 힘들어지는 건 자명한 일이다.

피부를 제외하고 인체에서 가장 큰 장기인 간은 한마디로 '해독(解毒)'을 담당하는 장기이다. 따라서 간에 문제가 생겨 몸에서 독소가 빠져나가지 못하면 알코올 섭취 후, 구토와 뒤틀림이 생기고 조금만 스트레스를 받아도 피로가 쌓이는 등 생활이 힘들어진다.

그렇다면 간염은 무엇일까? 말 그대로 간에 염증이 생기는 것이다. 의학적으로 염증이란 외부의 자극에 대한 신체의 반응으로 열이 나거나 부어 오르거나 붉게 변하거나 통증을 느끼게 되는 것을 말한다. 간에 염증이 생기면 간세포가 파괴된다. 간세포가 파괴되면 당연히 간 기능은 떨어지게 된다.

간염의 주요 원인으로는 바이러스 감염, 과다 알코올 섭취, 여러 가지 잘못 된 약물들 및 유전적인 요인 등이 있다.

간염은 지속기간에 따라 급성과 만성으로 구분하며, 간염이 6개월 이상 낫지 않고 진행되는 경우를 만성간염이라고 한다. 급성간염의 경우에는 심한 경우, 사망에 이를 수도 있다. 또한 만성의 경우에도 장기간 지속되면 간경화를 거쳐 간암으로 발전할 수 있으니 사실은 간염은 매우 위험한 병이라 할 수 있겠다.

그런데 이 위험한 병을 특별한 약으로 치료했다는 사람들이 있었다.

# 굼벵이

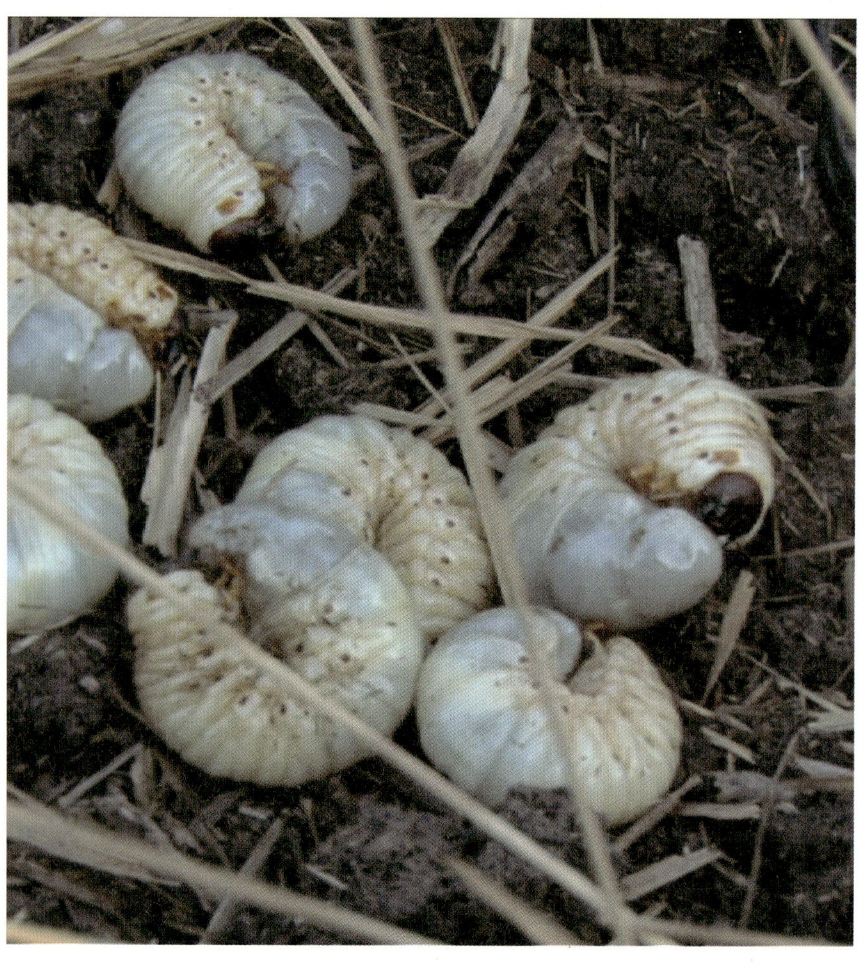

# 과음이 부른
# 급성 알코올성 간염

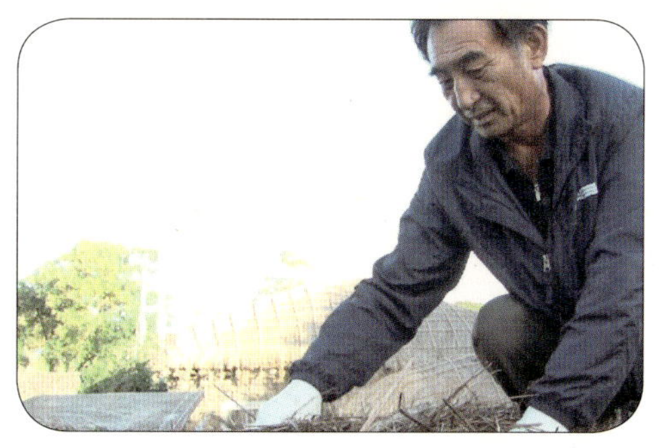

지금으로부터 1년 전, 간의 손상 여부를 가늠하는 GOT 수치가 정상 수치보다 16배나 높을 정도로 갑자기 간에 이상이 왔다는 이상호 씨.

"작년 12월, 거의 1년 돌아옵니다만, 집안적으로 어려운 시기가 있었어요. 그걸 슬기롭게 극복을 못 한 거죠. 한 달에 20~25일 동안 술만 계속 먹은 거야. 그랬더니 급성 알코올성 간염이 왔고, 그때 2주정도 입원하고 의사가 술 먹으면 끝이다라고 그랬죠."

힘들었던 시기에 지나치게 술에 의존했던 것이 급성 알코올성 간염을 일으킨 것이다. 그 당시 그의 몸무게는 10kg이나 감소했다.

"급성간염은 대부분 저절로 회복되는 경우 많지만, 만성화 된 후에 간경변, 간암으로 진행 될 수도 있습니다. 독성간염에 의한 급성간염은 사망률 굉장히 높은 위험한 질환이죠."

신용주 내과 전문의

당시 죽음의 위협을 느낀 그가 믿음을 가지고 선택한 것이 하나 있었다. 그것은 바로 새끼 손가락 만한 크기의 하얀 굼벵이, 흰점박이꽃무지 풍뎅이의 유충이었다.


# 굼벵이를 키우는 남자

흰점박이꽃무지 풍뎅이의 유충은 제주도에서 자라는 순수 토종 굼벵이다.

옛 초가의 모습을 그대로 간직하고 있는 제주의 민속마을. 바람이 많은 제주 초가는 볏짚이 아닌, 억새풀의 일종인 새풀로 지붕을 이은 것이 특징이다. 그런데 매년 초 2월, 지붕을 새로 올릴 때면 많은 양의 굼벵이를 발견할 수 있다. 그 중에서도 이상호씨가 즐겨 찾는 것은 딱정벌레 과의 흰점박이꽃무지 풍뎅이의 유충이다. 일반 장수풍뎅이의 유충과는 그 크기부터 차이가 나는 흰점박이꽃무지 유충!

"허준이 쓴 〈동의보감〉에도 나와있어요. 작고 등으로 기는 굼벵이가 약

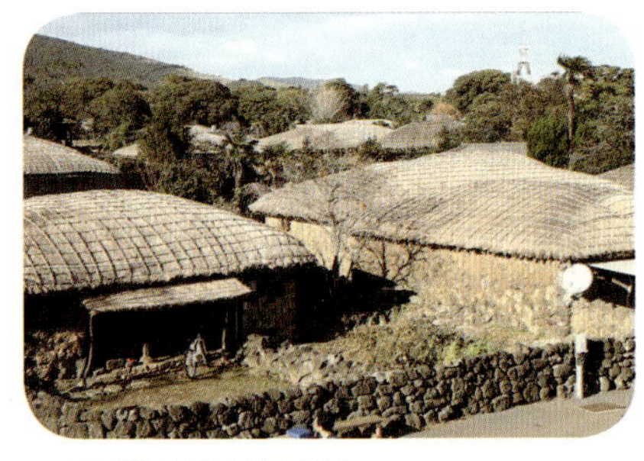

| 성읍 민속 마을 사진

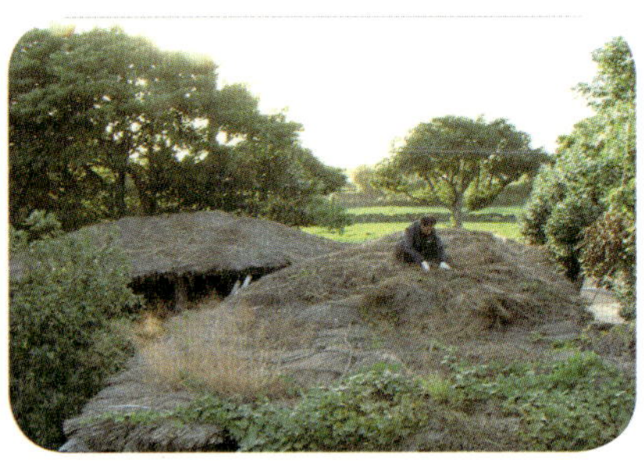

| 민속 마을 초가집 지붕



굼벵이

효가 있는데. 그 차이가 엄청 크죠."

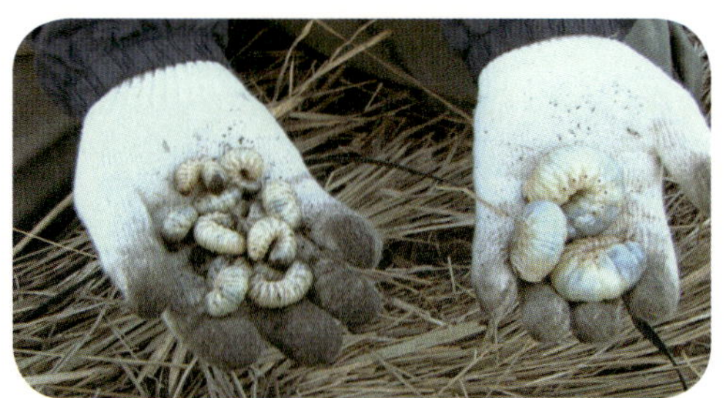

| 일반 장수풍뎅이와 흰점박이꽃무지 유충의 비교

# <동의보감> 굼벵이 효능

이상호씨의 말대로 <동의보감>에는 약으로 쓰이는 굼벵이는 그 성질이
차고, 맛이 짜며, 간에서 비롯되는 질병에 효과적이라고 기록되어 있다.
실제로 한의학에서도 간질환에 있어 굼벵이의 효과를 인정하고 있다.

"굼벵이는 습한 환경에서 습기를 이기고 살기 때문에 건조한 성질이
있습니다. 그래서 우리 몸에 습기로 인한 부종, 간경화로 인한 복수에
실제로도 응용할 수 있지요."

**이병삼 한의학박사**

이상호씨는 이 굼벵이들을 직접 채집해서 사육하고 있었다.
"이걸 종자로도 쓰고, 약재로도 쓰지요. 내륙에서 많이 사육하고 있는
데, 거의 대부분이 종자는 제주에서 갖고 가서 하는 거에요."

굼벵이 키우는 남자, 이상호씨. 그는 이 굼벵이를 어떻게 먹고 있을까?

## 다양한 섭취 방법을 가지고 있는 굼벵이

지붕 위에서 내려와 집에 오자마자 냉장고에서 검은 물을 꺼내 벌컥벌컥 마시는 이상호씨.

"이게 굼벵이 진액입니다. 옛날에는 집에서 자가로 만들어서 하기 때문에 역한 냄새, 흙 냄새도 나고 했는데 요즘은 그렇지 않아요. 건강원에서 즙 내서 하루에 한 컵씩 먹고 있어요."

그가 마신 굼벵이 진액은 건강원에서 굼벵이 특유의 흙 냄새를 없애기 위해 감초 등의 몇 가지 약초를 더해 만들어진 것이다.

또한 이상호씨는 굼벵이를 넣어 전을 만들고, 굼벵이를 볶아 먹는 등 다양한 요리법으로 굼벵이를 섭취하고 있다. 볶음의 경우, 굼벵이는 짠

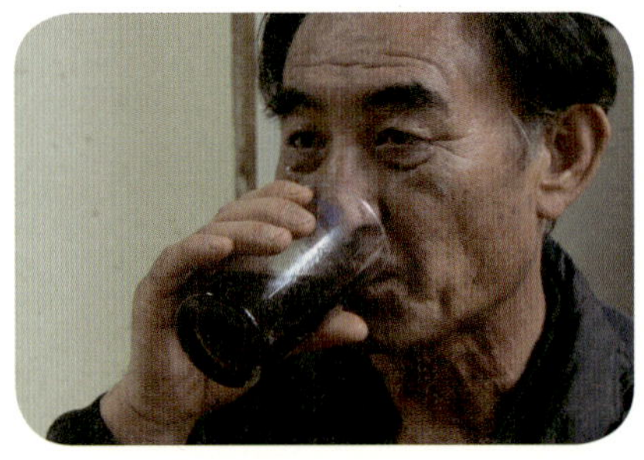

| 굼벵이 진액 마시는 모습

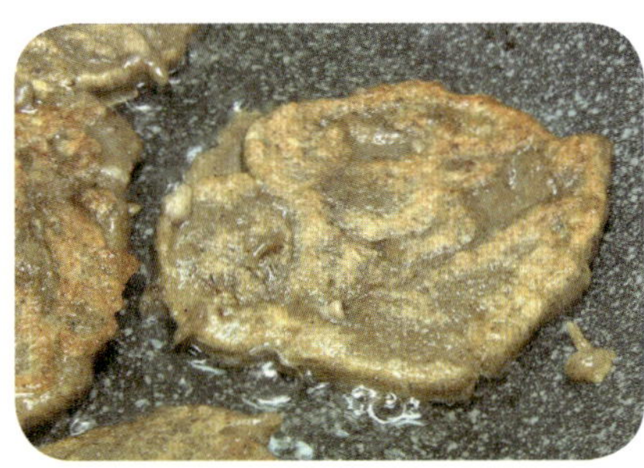

| 노릇한 굼벵이 전

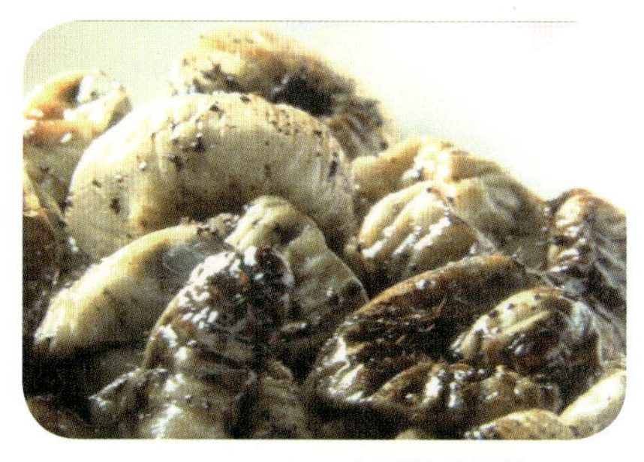

| 굼벵이 볶음

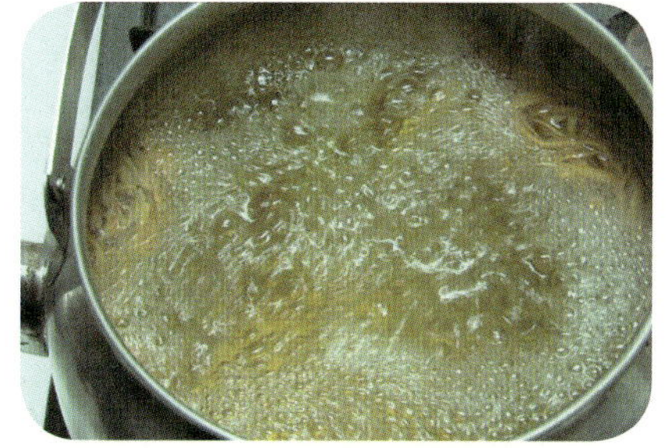

| 굼벵이 동충하초

맛이 많기 때문에 조미료 없이 기름에 살짝 볶아 먹으면 된다고 한다. 그는 요리를 하기 전, 혹시 모를 세균을 염려해 뜨거운 물에 굼벵이를 살짝 데치는 것도 잊지 않는다.

그리고 또 한가지, 그 만의 숨은 비법은 굼벵이를 원료로 만드는 동충하초다. 말린 굼벵이를 배양 분 삼아 동충하초를 재배한 것인데 이것을 뜯어서 30분 이상 물로 끓여 하루에도 수시로 물 대신 마신다.

처음에 굼벵이를 반찬으로 먹고 물로 마시는 것에 거부감을 느꼈던 아내도, 이제는 굼벵이가 남편의 건강을 되찾아준 비법이라 여기고 있었다.


# 간 건강 잡는 굼벵이

이렇게 다양한 방법으로 굼벵이를 활용해 먹고 있는 이상호 씨. 그렇다면 현재 그의 간 건강은 어떤 상태일까? 병원에서 간기능 검사와 복부 초음파를 진행해 보았다.

그 결과, 1년 전과 비교했을 때, 정상보다 16배나 높았던 GOT 수치와 GPT 수치가 정상범위 가까이 떨어지는 등, 간수치가 눈에 띄게 내려간 것을 확인 할 수 있었다.

"검사결과상, 간 기능 수치가 40~60U/L 정도로 봤을 때, 근 1년 가까이 매일 술을 드신 분 치고는 상당히 경미하게 올라가 있는 것으로 생각 됩니다. 간염 치료 할 때 가장 중요한 것은 휴식과 충분한 영양 섭취, 고단백질 및 탄수화물이 상당히 좋은 것으로 되어 있어, 굼벵이를 장복했을 때 영양분 수치가 충분히 되어 진행이 천천히 되는 게 아닌가 판단이 됩니다."

박용수 원장 / 내과전문의

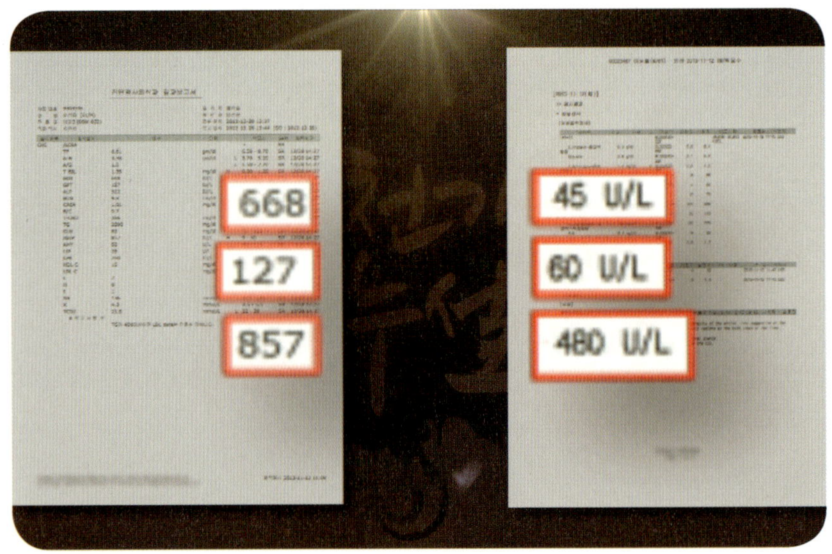

| 간수치 비교



굼벵이

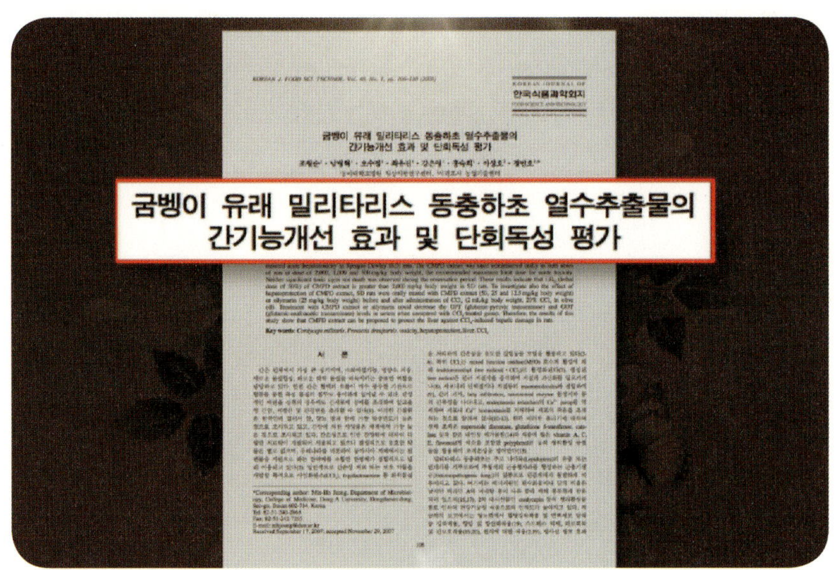

| 굼벵이 논문

예로부터 민간에서 간 치료제로 쓰였다는 굼벵이! 이에 대한 연구가 계속되고 있는데, 한 연구에 따르면, 흰점박이꽃무지의 유충인 굼벵이가 손상된 간의 회복에 어느 정도 도움을 주는 것으로 보고된 바 있다.

사람들이야 뭐라 하든 굼벵이가 자신의 간염을 낫게 한다고 믿고 있는 이상호씨. 그래서 그는 제주 토종 굼벵이, 흰점박이꽃무지 유충을 찾아 오늘도 거센 바람이 부는 제주의 초가 지붕 위를 오르고 있다.

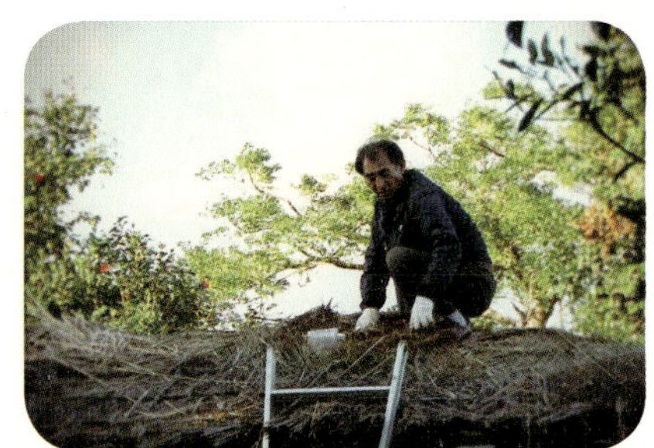

| 지붕 위에서 굼벵이 찾는 이상호

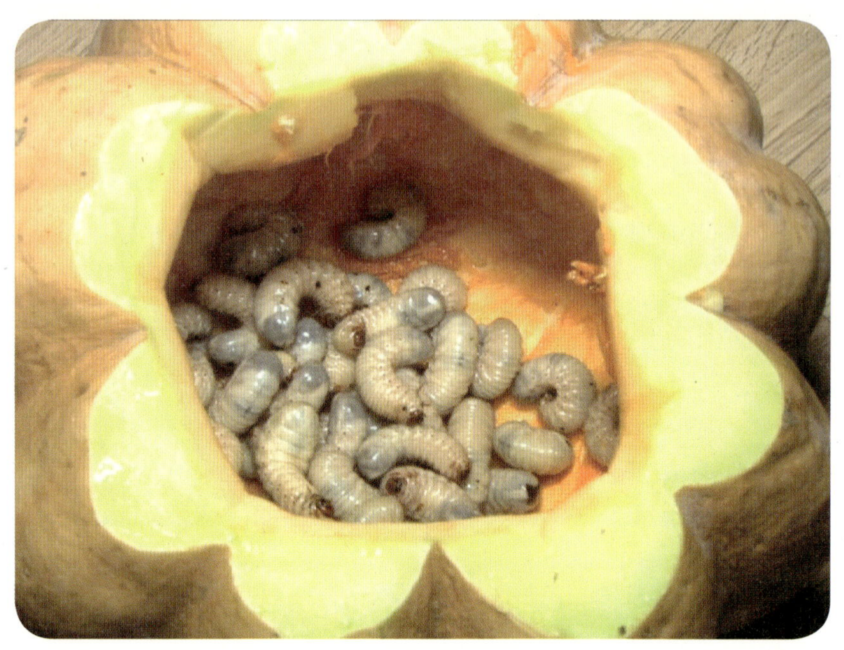

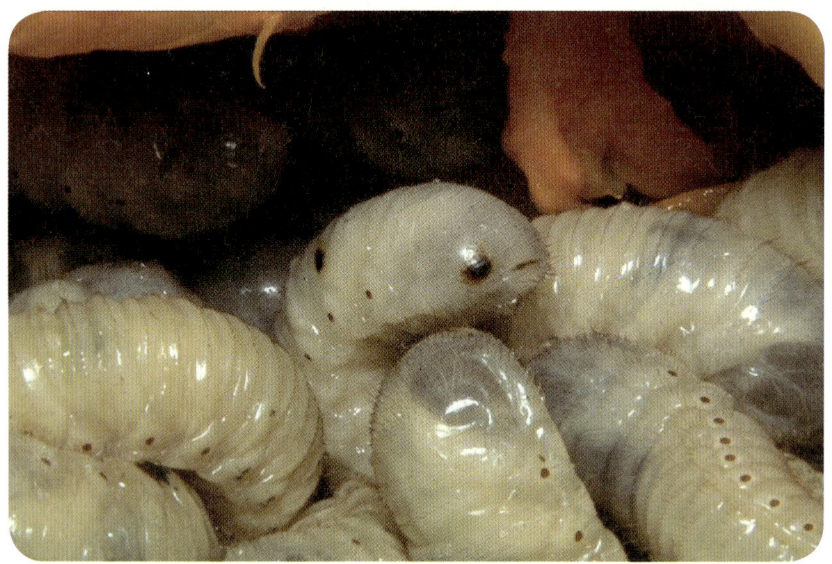

| 호박 안에 들어있는 굼벵이 & 호박에 배출된 까만 배설물

　　　　　　　　　　　　　　　　　　　　　　　　굼벵이

## 이상호씨의 굼벵이 배설물 빼내는 비법

영양이 풍부한 호박 속에 굼벵이를 넣는다. 굼벵이가 호박을 갉아 먹으면서 속에 있던 배설물을 배출, 이틀이 지나면 까맣게 보이는 배설물들이 모두 배출되고 굼벵이 안에는 호박만 가득 차게 된다고 한다.

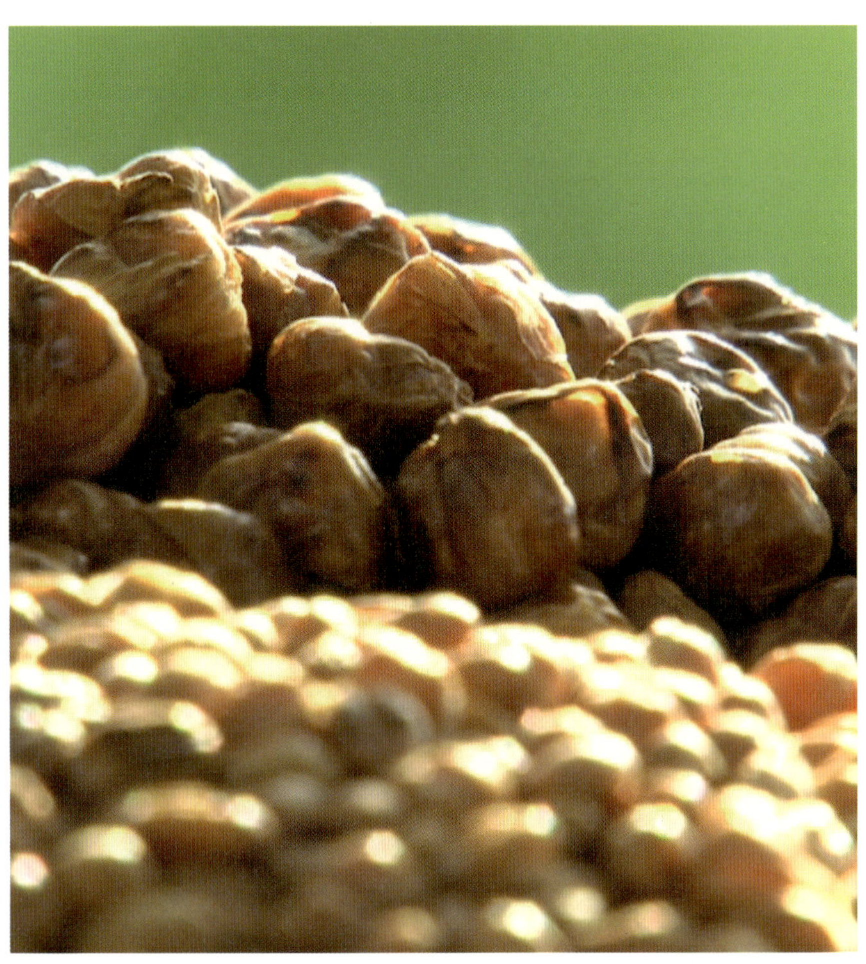

# 간염에서 시작된 간경화로 죽음의 문턱에 서다

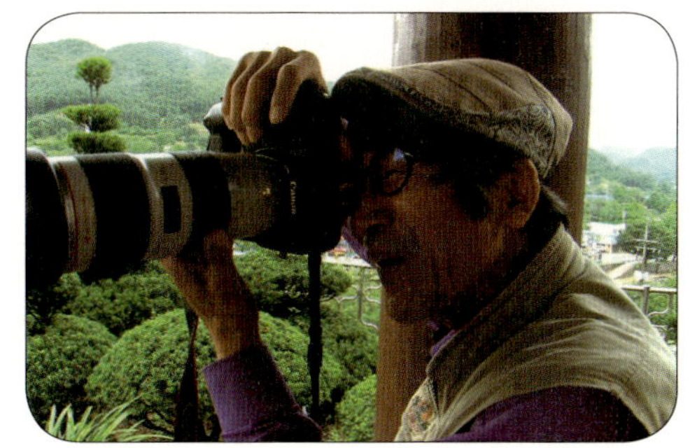

경기도의 한 요양원. 이곳에는 암과 싸우고 있는 환우들이 모여있다. 이 환우들에게 사진을 찍어주며 웃음을 선사하고 있는 한 남자, 그가 바로 김완철씨다.

"저 역시 마찬가지로 2010년도, 4년 전이죠. 그때 제가 많은 아픔을 겪고 죽음의 문턱까지 갔다가 회복했어요. 그랬기 때문에, 누구보다 환우들의 아픈 심정을 알기 때문에 사진을 통해서 환우들에게 기쁨을 주기 위해 이 일을 하고 있어요."

김완철씨가 힘들어하는 환자들을 위해 셔터를 누른지 올해 횟수로 3년. 그는 몇 번의 죽을 고비를 이겨내고 이제는 그들에게 희망을 선물하고 있었다.

"결혼 후 얼마 안 됐을 때 몸이 피곤하더라고요. 그때 B형 간염 판정을 받았어요. 그런데 계속 악화돼서 간경화까지 왔죠."

대수롭지 않게 넘긴 B형 간염이 간경화로 진행된 것이다. 간세포가 굳어지면서 간의 기능을 상실하게 되는 간경화, 간암의 90%가 간경화에서 비롯된다. 30대 중반에 찾아온 간경화. 너무도 젊은 나이에 간경화 진단을 받은 김완철씨는 당시 가슴이 철렁 내려앉을 수밖에 없었다. 여유 없이 일에 쫓겨 바쁘게 살던 그에게 간경화진단은 암담함 그 자체였다. 그에 따른 대가가 너무나 혹독했기 때문이다.

"간 수치가 보통 40U/L정도가 정상인데, 제가 최고 안 좋았을 때 900U/L정도. 거기에 황달, 흑달도 왔고, 목에서도 수시로 피가 나왔는데, 각혈 나오듯이 피를 토하게 됐던 거죠."

간경화 진단 후 5번 이상을 쓰러질 정도로 몸의 상태는 점점 악화되어 갔다. 그를 담당했던 의사는 당시의 그를 기억하고 있었다.

"그 당시에 간 수치 검사해보니 700U/L이 넘었어요. 정상적인 사람은 30~40U/L인데 굉장히 높았죠. 사경을 헤맬 정도로 좋지 않은 상태였고, 간이 거의 망가졌다고 할 수 있어요. 그래서 간이식도 염두해 두셔야 한다고 얘기했던 환자로 기억합니다."

**박성주 의사 / 당시 요양병원 주치의**

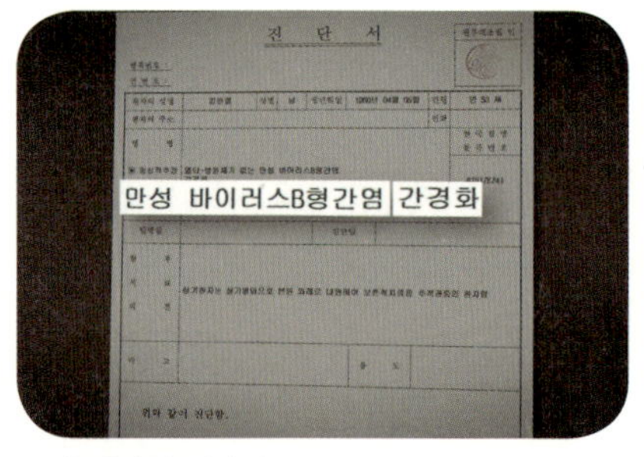

| 간경화 진단서

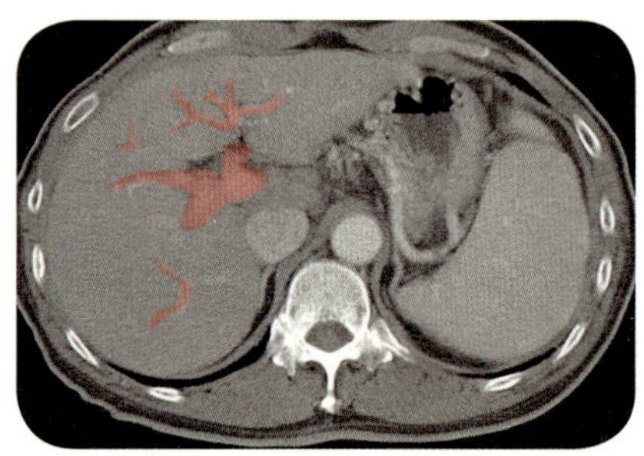

| CT 사진



볶은 곡식

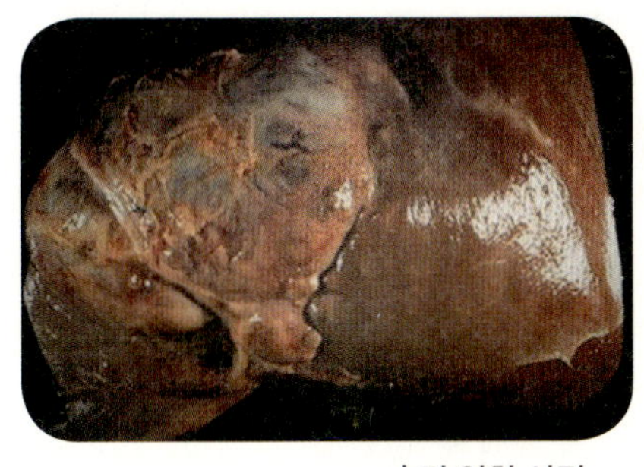

| 간 악화 사진

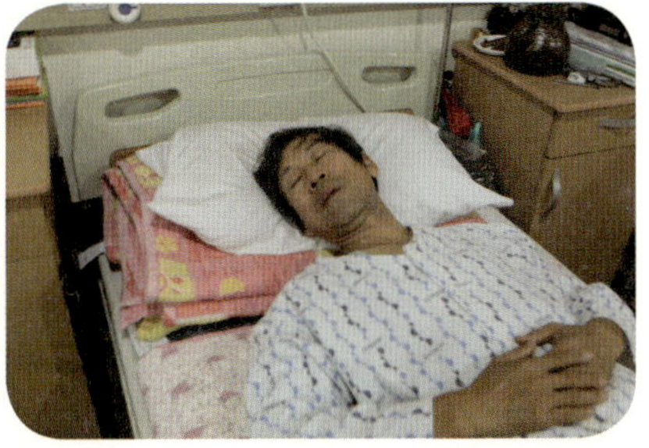

| 병실에 누워있는 주인공

시간이 지날수록 심각해지는 간경화 증세. 그러나 더욱 심각한 것은 간경화로 인해 그의 몸 곳곳이 연달아 망가지기 시작한 것이다.

"배가 임신한 사람처럼 불러오는 거예요, 검사해보니 복수 찬 걸 알게 된 거죠. 거기에 고혈압, 당뇨도 생겼고. 간도 소화기계통인데 간이 제 기능을 못하니까. 우리가 보통 비장의 무기다, 라고 하는 비장도 과부하 된 거예요. 비장도 커지고. 모든 소화기능이 다 올 스톱이 된 상황이었죠. 그때는 마지막이 왔구나, 처음으로 죽을 수도 있겠다, 생각했어요."

혈액 내 알코올과 화학물질을 제거해, 신진대사를 촉진하는 간. 우리 몸이 천냥이면, 간이 900냥이라는 속담이 있을 정도로 중요한 장기다. 뿐

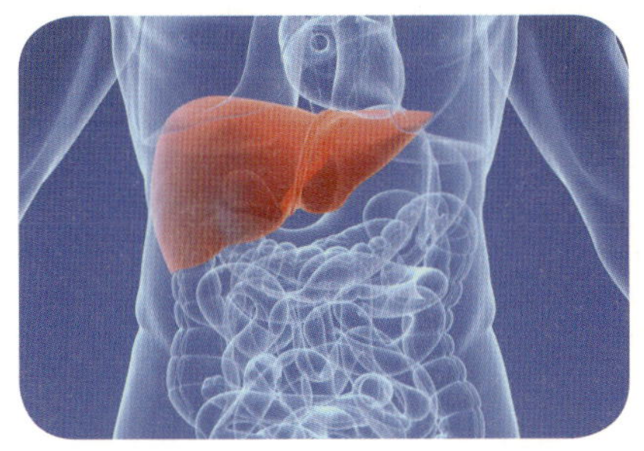

| 간 사진

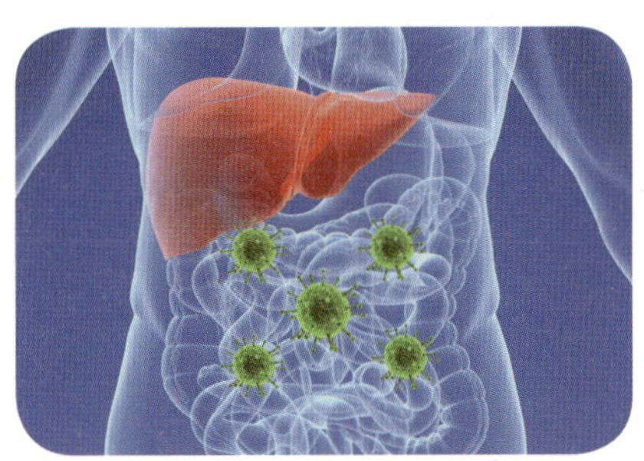

| 간의 추가 기능

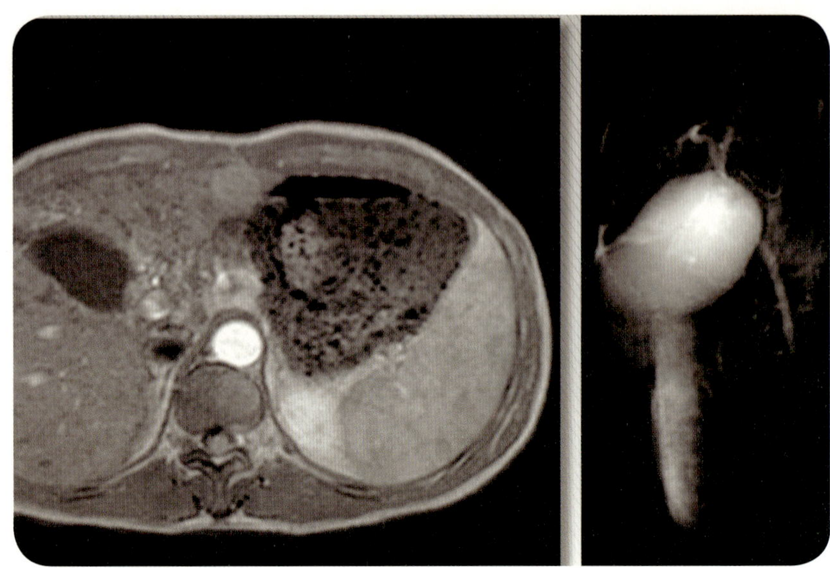

| 당시 MRI 사진, 부어있는 쓸개

만 아니라 간은 수많은 단백질과 영양소의 대사에 관여하는 소화기관으로써의 역할도 하고 있다. 이렇게 중요한 간이 망가지자, 간에서 나오는 담즙을 저장하는 담낭, 즉 쓸개 또한 풍선처럼 부어 제 기능을 하지 못했다.

그랬던 그가 지금 어떻게 건강한 삶을 살아갈 수 있게 된 것일까?


## 자연 속에서 새 삶을 찾다

위험천만한 상황에서 끝내 간이식 수술을 거부했다는 김완철 씨. 그리고 그는 짐을 꾸려서 자연으로 들어갔다. 그 곳에서 그는 다른 방법을 모색했다. 자연 속에서 살며 새로운 삶을 시작한 김완철씨. 그런 그가 걸으며 서

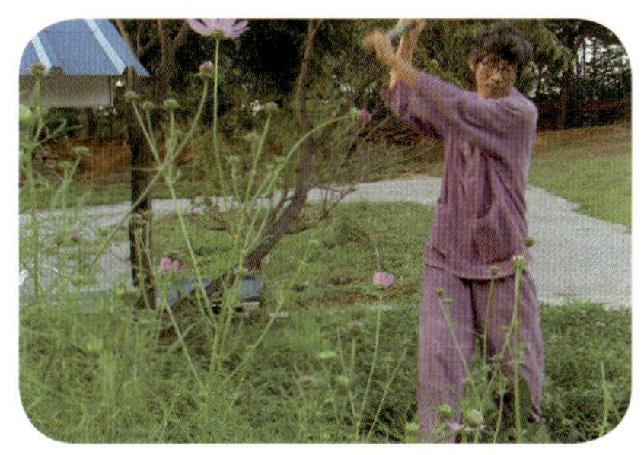

| 낫질하는 모습

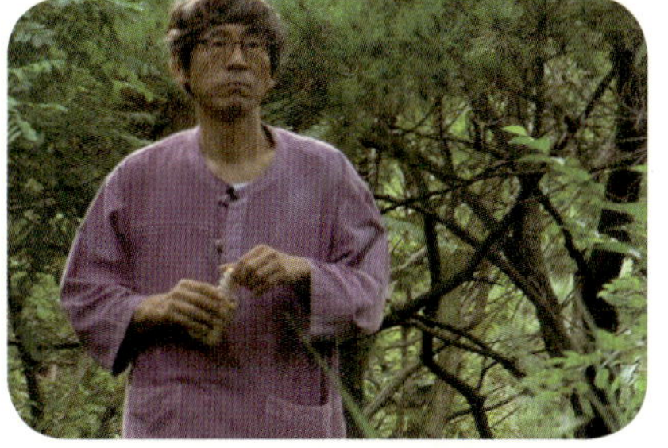

| 걸어가는 주인공

며 수시로 먹고 있는 것이 하나 있었다.

"이게 바로 죽음의 문턱까지 갔을 때 절 살려준 특별한 곡물입니다."
튀밥처럼 생긴 이것이 그를 살린 아주 특별한 곡물이라니?

"과자같이 생겼죠? 구수하기도 하고. 이게 바로 볶은 곡식입니다."

# 볶아서 만든 곡식이 사람을 살리다!

간경화가 심각했을 당시, 김완철씨가 더 괴로웠던 것은 그 어떤 음식도 넘어가지 않는다는 것이었다.

"간경화 판정 받고 나서 소화기

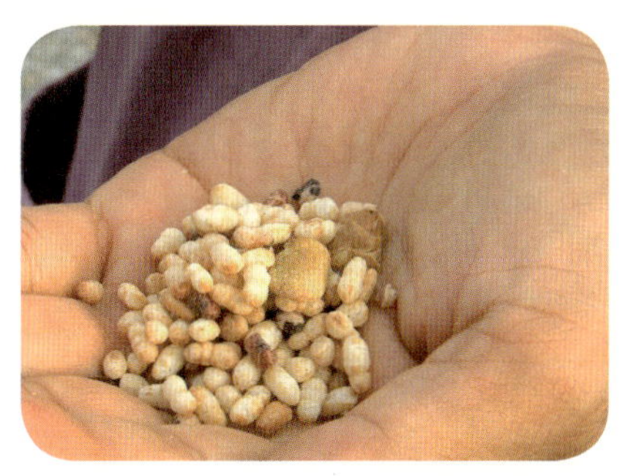

| 손 안에 볶은 곡식

관이 마비가 왔어요. 먹을 수 없었고. 식사를 못하고 영양섭취를 못하니 빈혈, 어지럼증이 계속 됐었죠. 그때, 볶은 곡식을 처음 접하고 그걸 먹음으로써 삼킬 수 있었고, 그리고 기력 회복이 됐던 거죠."

실제 우리 몸은 단백질이 결핍되거나 제대로 음식을 먹지 못하는 상태가 지속되면 간 단백질이 줄어들어 간에서 나오는 효소의 효능이 저하되고 간의 기능도 저하되게 된다. 때문에 영양분을 제대로 섭취하는 게 무엇보다 간 건강에 중요한 역할을 하는 것이다. 그러나 김완철씨의 경우, 간 기능 저하로 음식을 제대로 먹지 못하니 간이 더욱 나빠지고 간이 더 나빠지니 음식을 더 먹지 못하고 이런 악순환이 계속 될 수 밖에 없었다.

그때 그가 선택한 것이 바로 볶은 곡식이었다. 볶은 곡식만이 그가 삼킬 수 있는 유일한 음식이었다.

## 중요한 건 통 곡식이다!

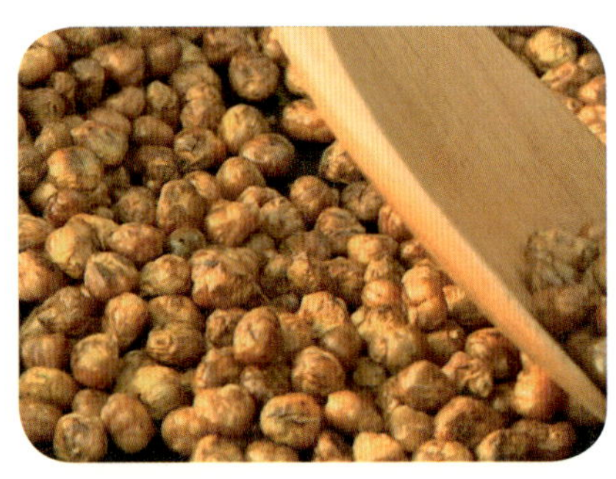

| 볶은 통 곡식

그렇다면 그는 어떤 곡식을 볶아 먹을까? 볶은 곡식의 재료는 다양한 종류의 통 곡식이다. 그리고 그는 제각기 다른 영양을 품은 곡식들을 골고루 사용한다.

"이 곡식들 보면, 흑미도 있고 수



볶은 곡식

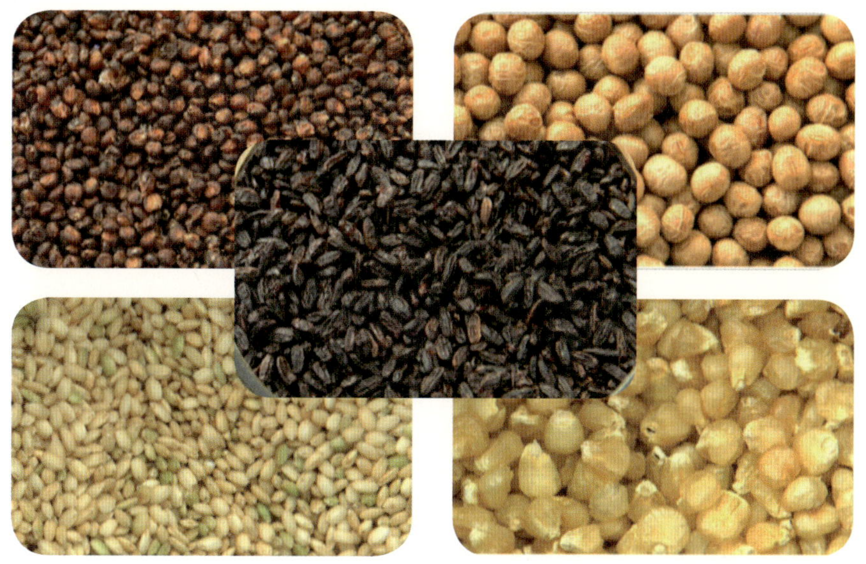

| 통 곡식들 (수수,콩,옥수수,현미,흑미)

수, 콩, 옥수수라든지 다양한 곡물이 있어요. 특별히 정해진 건 없고, 통 곡류면 다 됩니다."

그렇다면 볶은 곡식의 원재료인 이 통 곡물들은 김완철씨의 간에 어떤 도움을 준 것일까? 김완철씨는 소화촉진은 물론 항암효과에도 좋다고 알려진 타닌 성분의 수수, 항산화 작용을 하는 안토시아닌이 풍부한 흑미를 비롯해 레시틴 성분의 콩, 비타민 E가 풍부한 옥수수, 옥타코사놀이 많은 현미 등을 섭취하고 있었다.

"곡류에는 우리 몸에 필요한 영양성분을 함유하고 있습니다. 특히 간세포 활성화에 도움이 되는 셀레늄과 에너지 대사에 필수적인 비타민B도 간기능을 회복시키는데 도움을 주기 때문에 꾸준히 섭취할 경

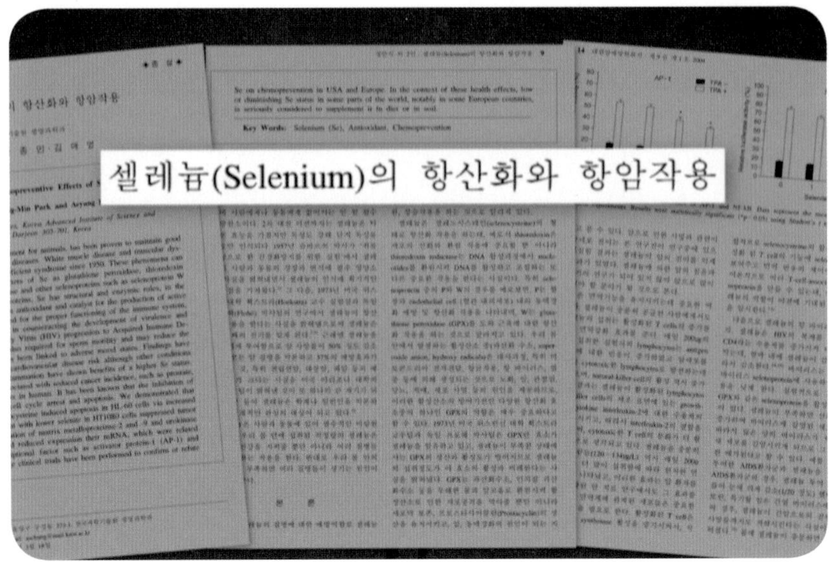

| 곡물 속 셀레늄, 항산화 논문



우 간 건강을 지키는데 도움을 줄 수 있습니다."

**심경원 교수 / 가정의학과 전문의**

도정되지 않은 곡물에 많이 포함되어 있는, 강력한 항산화제로 알려진 셀레늄! 김완철씨가 사용하고 있는 다양한 통 곡물은 셀레늄이 풍부한 것들이었다.

그렇다면 통 곡물을 그냥 생식으로 섭취하는 것이 더 이로운 게 아닐까? 생 곡식과, 찌고 말리고 볶는 과정을 거친 곡식에는 어떤 차이가 있는지, 실험을 통해 알아보았다. 그 결과, 우리는 생 곡식과 볶은 곡식의 특별한 차이를 확인할 수 있었다!

"볶는 과정에서 물이 수증기로 변하면서 부피가 팽창되기 때문에 이



볶은 곡식

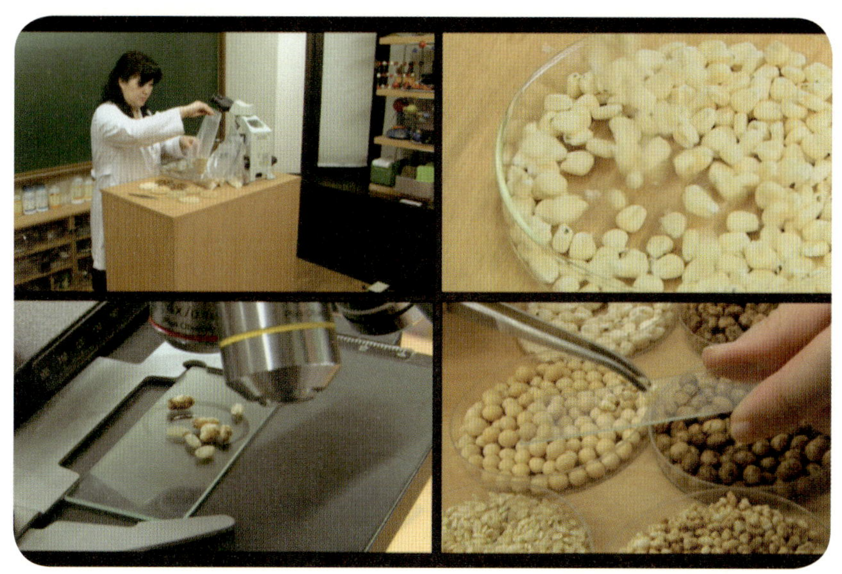



때 빠져나간 구멍이 생기게 되는데, 곡식의 껍질도 터져있고 미세한 틈이 존재해요. 여기에 소화 효소들이 잘 접촉할 수 있기 때문에 더욱 소화가 잘 되는 장점이 있겠습니다."

**최은정 교수 / 이화여대 과학교육과**

조직이 치밀한 생 곡식에 비해 열을 가하면서 미세한 틈이 생긴 볶은 곡식의 경우, 소화흡수를 더 용이하게 도울 수 있다는 것이다. 그렇기에 음식을 전혀 먹을 수 없었던 김완철씨에게도 볶은 곡식은 통한 것이다.

그런데 우리는 볶는 과정에

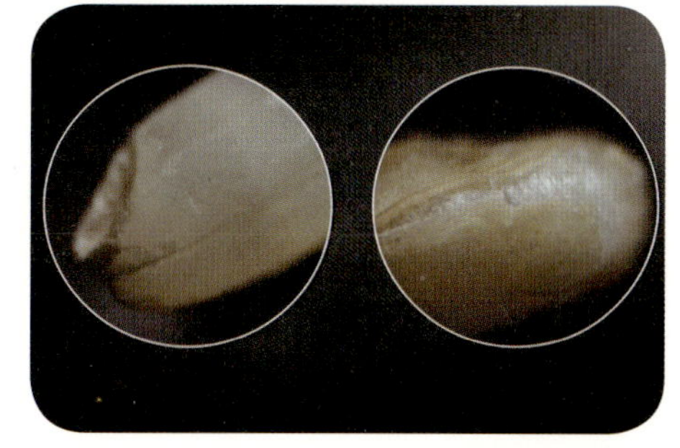



39

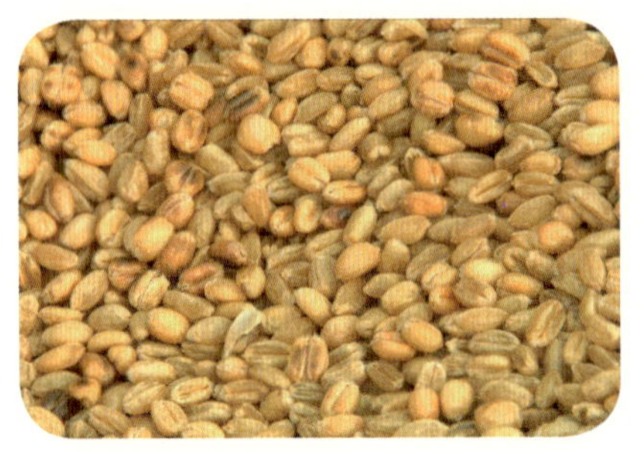


서 곡식의 색깔이 변하는 것을 확인할 수 있었다. 혹시 이것이 영양에 어떤 변화를 가져오지는 않을까?

"곡식을 높은 온도에서 볶는 과정에서 누룽지처럼 갈색으로 변하는 걸 볼 수 있는데요, 이때 건강에 이로운 물질 생성될 수 있어요. 곡식에 들어있는 아미노산과 탄수화물이 결합을 해서 프로닐나이신이라는 강력한 항산화물질이 형성되는데요, 이 물질은 면역력증진, 암 예방효과도 있어 건강에 도움 될 수 있습니다."

**최은정 교수 / 이화여대 과학교육과**

# 김완철씨의 볶은 곡식 섭취 비법 공개

그는 이 영양가 많은 볶은 곡식을 하루도 거르는 법 없이, 마치 밥처럼 늘 챙겨 먹는다. 그런데 김완철씨는 이 통 곡식을 그냥 바로 볶아서 먹는 것일까?

"바로 볶는 건 아니고, 처음엔 밥 하듯이 찌고, 충분히 건조한 후에 다시 볶습니다."

바로 볶게 될 경우 딱딱해서 먹기 힘들기 때문에 이런 과정이 필요하다. 이렇게 볶으면 맛과 향, 부드러운 식감도 생긴다고 한다.

"볶을 때는 기름 같은 거 전혀 안 넣고 곡식만 볶아서, 타지 않게 중간 불로 오랜 시간 볶으면 됩니다."

세지 않는 불에서 약 15분 정도 볶아주면 그가 말하는 '볶은 곡식'이 완성된다.

"냄새가 구수하고 좋아요. 이 맛에 볶아서 먹고 있습니다. 냄새 좋고, 누룽지처럼 구수한 맛이 있고 향기롭고 좋습니다."

## 김완철씨의 볶은 곡식 만드는 방법

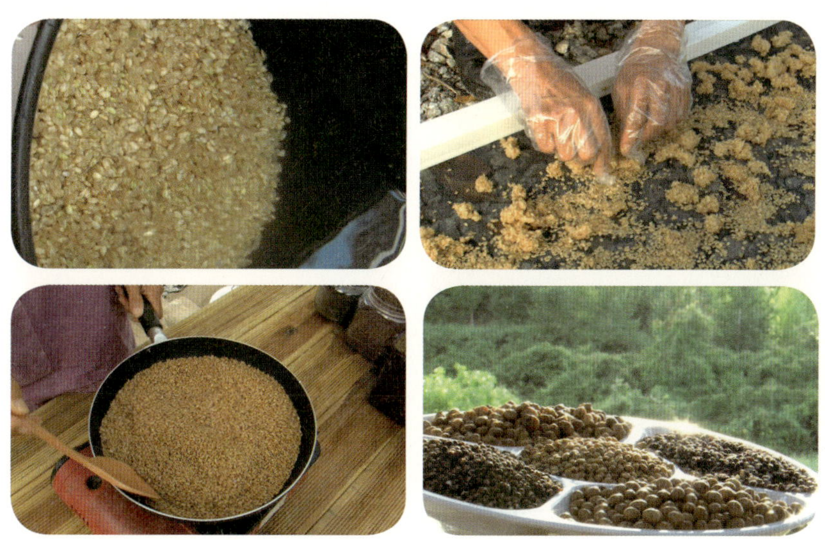

- 먼저 깨끗이 씻은 곡물을 밥솥에 넣고 고두밥 짓듯이 찐다.

- 서늘한 그늘에서 하루 이상 곡물이 서로 엉겨 붙지 않게 말려준다.

- 잘 건조시킨 곡물을 제각각 중 불에서 기름 없이 15분 정도 볶는다.

뿐만 아니라 김완철씨에게는 '볶은 곡식'을 만드는 비법뿐 아니라 섭취하는 특별한 방법도 있었는데 그것은 바로 '100번 씹기'이다.

"정말 한 100번 정도 씹는 거 같아요. 한참을 오래오래 씹죠."

볶은 곡식을 오래오래 꼭꼭 씹다 보면 침이 많이 분비되게 되는데, 이 또한 소화흡수를 원활하게 도왔다는 것이다.


# 정성으로 나은 병

그렇다면, 김완철씨의 현재 건강상태는 어떨까? 우리는 병원에서 채혈검사와 간CT를 통해 김완철씨의 간 건강 상태를 알아보았다. 그런데 그 결과가 놀라웠다.

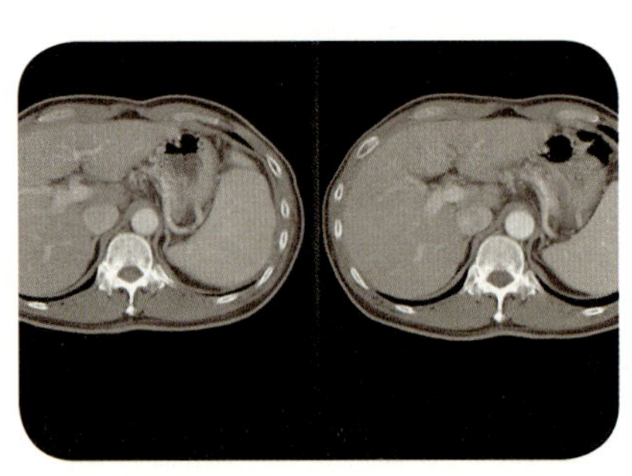

| CT 사진 비교

"6~7년이면 많이 진행했을 가능성 많죠. 그런데 오늘 보면 관리를 참 잘했고 간경화진행이 잘 억제됐다고 볼 수 있는 사진이에요."

**조성훈 외과 전문의 / 당시 주치의**



볶은 곡식

간암으로 발전이 쉽고, 한 번 굳어버린 간은 되돌릴 수 없어 진행이 멈추는 것만으로도 대단한 변화인 간경화! 실제 그의 간경화는 더 이상의 진행이 멈춘 상태였다. 김완철씨는 오늘도 볶은 곡식을 정성 들여 100번 넘게 꼭꼭 씹으며 하루 하루를 살아가고 있다. 오랜 시간과 정성으로 만들어내는 볶은 곡식. 이것이 죽음의 문턱에서 허덕이고 있을 당시, 그를 일으켜준 생명의 음식이라고 그는 믿고 있는 것이다.

## 볶은 곡식에 대한 연구

실제로 곡물에 열을 가하여 찌거나 볶았을 때 생 곡물에 비해 유용한 성분들이 생성될 뿐만 아니라, 이러한 열처리가 인체에 유해한 질산염 감소에도 효과적이라는 연구결과가 발표된 바 있다.

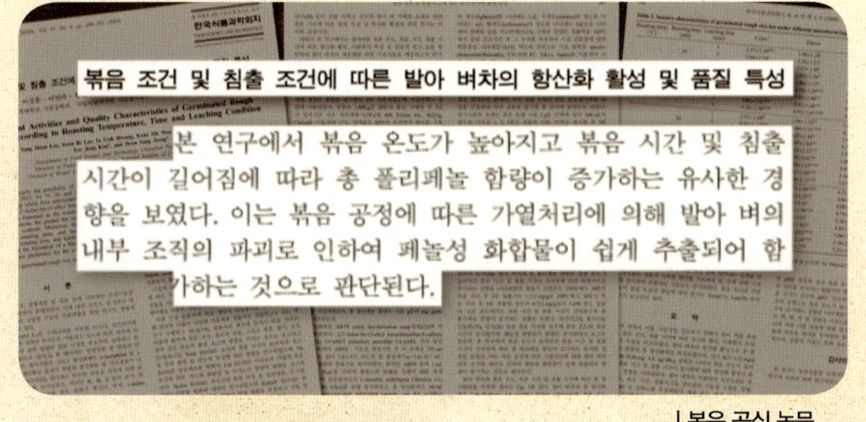


| 볶은 곡식 논문

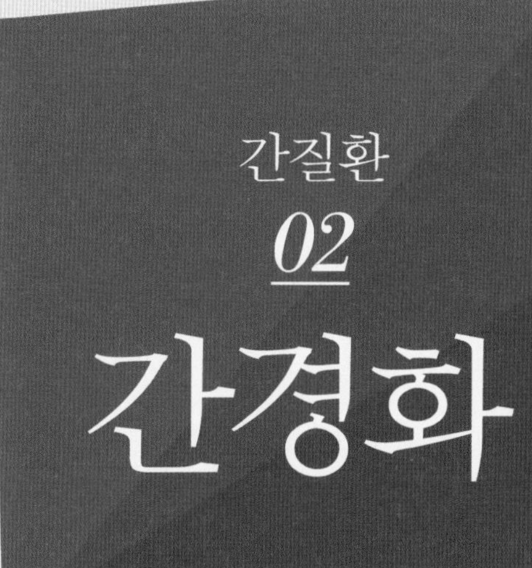
간질환
02
간경화

# 복령

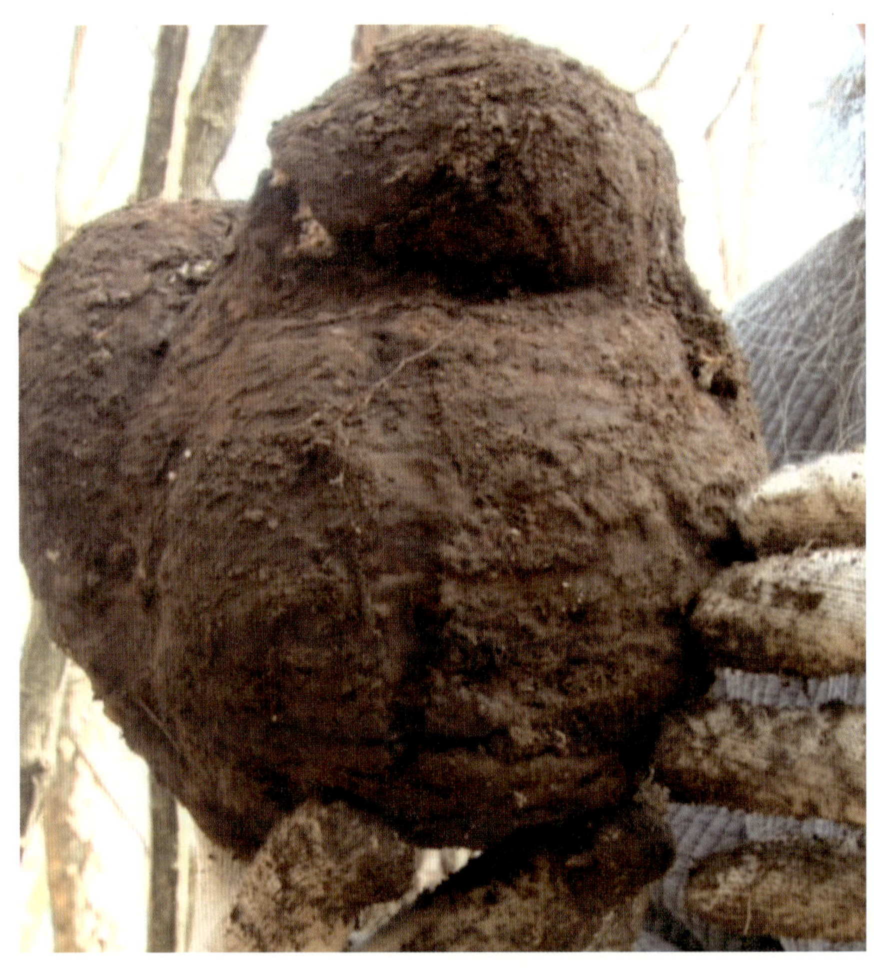

# 회춘의 묘약,
# 복령

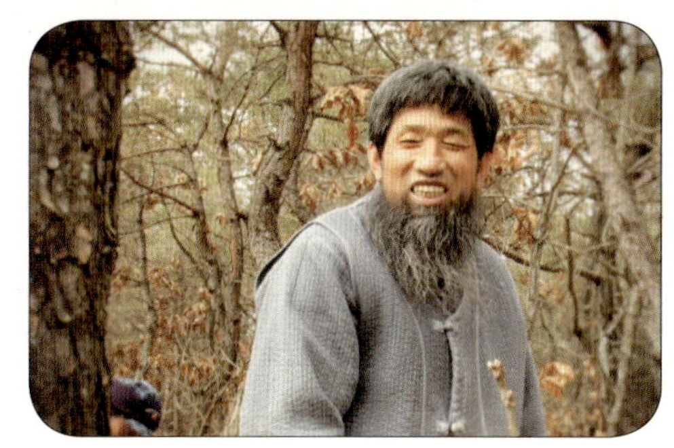

푸른 소나무의 고장. 경북 청송, 이곳에 신선들이 즐겨 먹었다는 명약이 있다고 한다. 그런데 전설 속의 약재를 찾아 가 보니 한 남자가 끊임없이 땅 속을 쑤시고 있었다. 이 남자는 대체 뭘 하고 있는 것일까?

"젊어지는 묘약을 찾고 있어요."

## 땅 속에서 회춘의 묘약을 찾는다?

30년 째 약초를 찾아 산야를 누비고 있는 약초 꾼, 남관수씨. 그는 회춘의 묘약을 찾아 한겨울에도 산행을 나선다. 그런 그가 반갑게 달려가는 곳이 바로 죽은 소나무가 있는

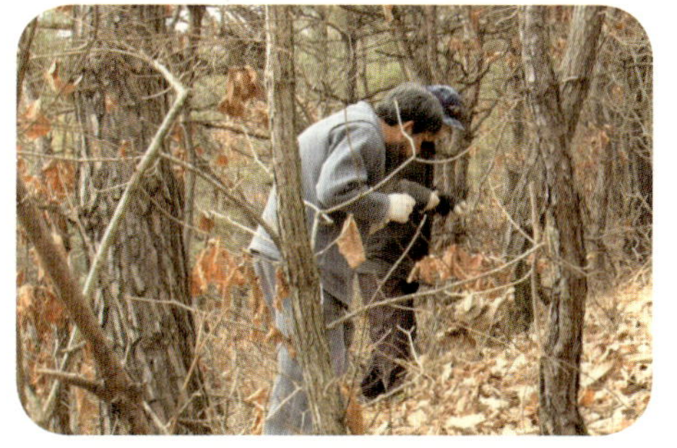

| 땅 속 쑤시는 모습

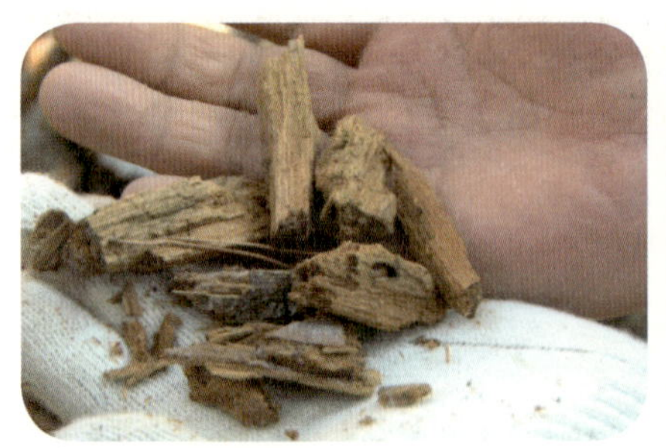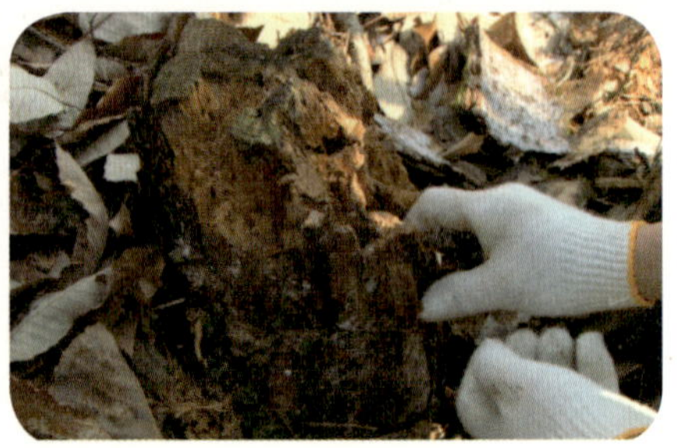

| 끌 vs 죽은 소나무

곳이다. 그런데 죽은 소나무를 발견한 그의 행동이 이상하다. 죽은 소나무의 그루터기를 연신 쳐대는 것이다. 그가 이 죽은 소나무를 두드려대 찾고자 하는 것은 무엇일까?

"이건 끌이요. 끌. 사람을 끈다고 해서 끌. 일반 소나무는 그냥 썩어 나가는데 이건 두드리면 결로 툭툭 이렇게 떨어져요."

죽은 소나무 그루터기에서만 찾을 수 있다는 남관수씨의 젊음의 묘약. 그런데 끌을 발견하자마자 이번에는 주변 땅속을 샅샅이 수색하며 쑤셔대기 시작한다. 돌덩이보다 딱딱하게 언 땅을 쑤셔대는 건 생각보다 쉽지 않은 일, 베테랑 약초 꾼도 서서히 지쳐갈 무렵, 뭔가를 발견했다!

"진이 나왔어! 복령이다!"

하얀 진이 묻어 나온 그 자리가 바로, 전설의 약재, 복령이 숨어있는 곳이라는데. 흙을 파자 깊은 땅속에서 드디어 돌덩이 같은 복령의 실체가 그 모습을 드러냈다. 남관수씨가 산삼보다 더 귀하게 여긴다는 복령은 소나무 뿌리에 기생하는 균체로 주로 말려서 약재로 쓰이는데 〈동의보감〉에 보면 노폐물 배출과 신진대사 촉진에 탁월하다고 알려져 있다.



복령

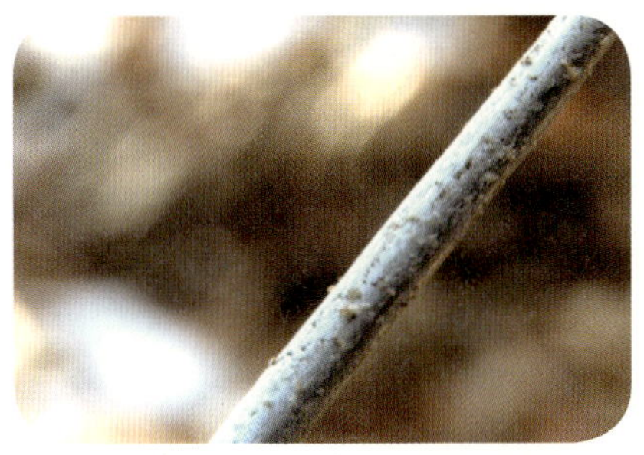
| 창에 묻은 진

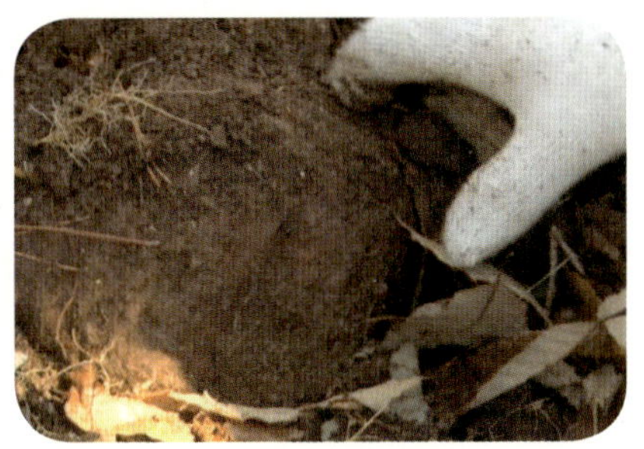
| 흙 파자 복령이 보인다.

"복령은 소나무가 주는 겨울철 최고 보약이죠, 나무가 주는 보약. 복령. 호랑이는 죽어서 가죽을 남기고 소나무는 죽어서 복령을 남긴다."

예로부터 약초 꾼들은 살아있는 소나무를 신령스러운 기운을 간직한 나무로 여겼는데 죽은 소나무의 뿌리에서 자라나는 복령은 더 없이 좋은 약이 된다고 믿고 있었다. 복령은 소나무를 벌채한지 3년에서 10년이 지난 뒤 뿌리에서 기생하는데 소나무가 완전히 말라 죽고 난 후에는 복령도 말라 버린다고 한다.

그런데 남관수씨는 왜 그렇게 복령을 찾아 헤매는 것일까?

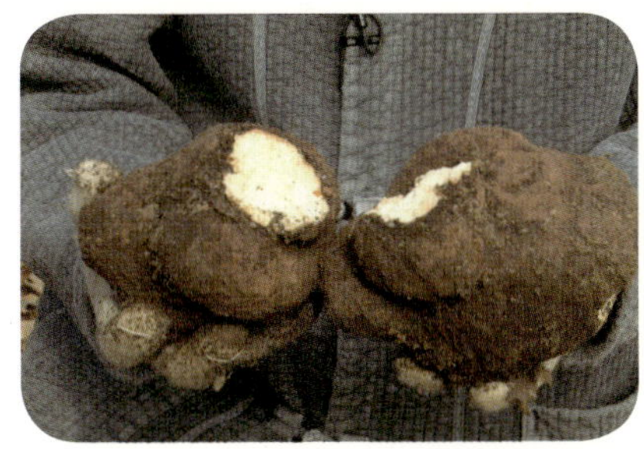
| 반으로 쪼개는 복령

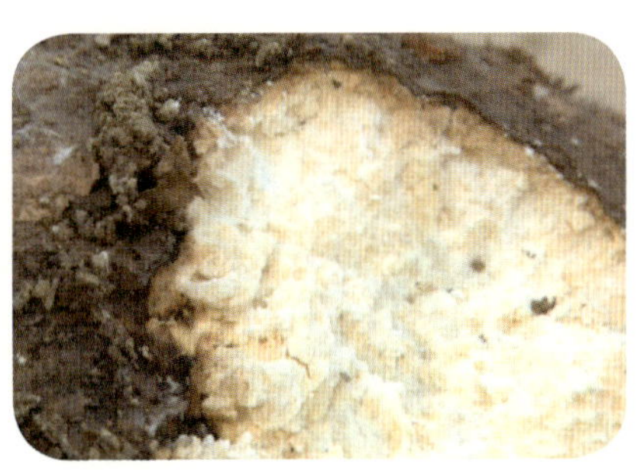
| 복령 속살

# 복령의 효과를 몸으로 체험하다!

5년 전, 간경화 진단을 받았다는 남관수씨. 그는 몸에 좋은 약초를 찾아 다니던 중, 간 기능 개선에 효과가 있다는 복령을 접하게 됐다. 그리고 그 효과를 몸소 체험했다.

"간경화가 오면서 피부가 검게 변했어요. 지금은 피부가 맑아지고 원색으로 돌아오고 있죠. 간이 나빠지면 피로가 빨리 와요. 그런데 이걸 먹고부터는 피로감이 없어졌어요. 일을 아무리 해도 피로하다는 걸 못 느껴요."

놀라운 건 그뿐만이 아니었다. 간 기능 개선과 함께 젊음까지 되찾았다는 남관수씨.

"먹다 보니까 머리카락이 보면 알겠지만 이 머리카락이 검어졌어요. 언제부턴가 이 뒤통수머리카락이 검게 올라오기 시작했어요. 머리카락이 검어지니까 내가 젊어지나 보다. 그러니까 몸에 힘이 나고요."

정말 백발이 무성한 윗부분과는 달리 그의 머리카락 뒷부분은 검은 머리카락이 수북했다.

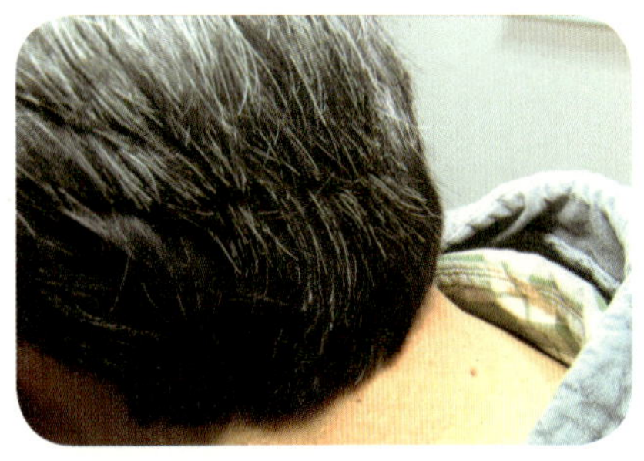

| 남관수 뒤통수

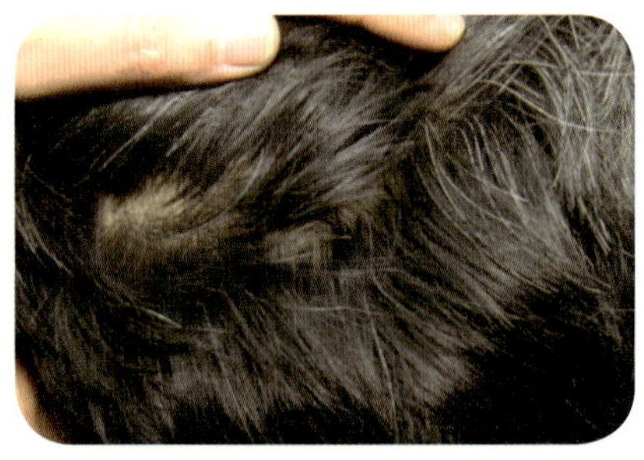

| 수북해진 검은 머리카락

# 복령은 이렇게 먹는 것!

간 때문에 복령을 먹다가 회춘까지 했다는 남관수씨. 그렇다면 그는 복령을 어떻게 먹고 있을까?

"저는 복령고를 만들어 먹었을 때 효과를 가장 많이 봤어요."

복령고! 복령고는 남관수씨가 직접 만든 건강식으로 복령가루와 하수오, 지황즙, 꿀을 넣어 꼬박 5일을 달인 것이다.

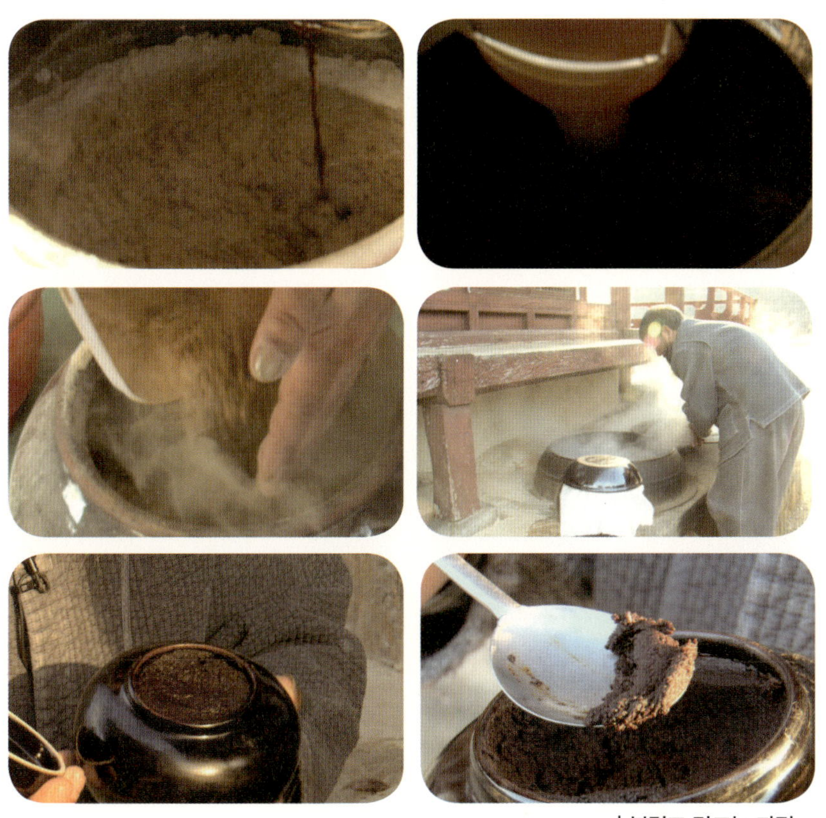

| 복령고 만드는 과정

"이렇게 총 5일 동안 달여서 나온 게 이겁니다. 복령고라고 그럽니다."

이 복령고는 기를 채워주는 보약으로 알려진 경옥고와 만드는 방법이 비슷했다. 〈동의보감〉에 따르면 경옥고는 모발을 검게 하고 치아를 나게 하며, 백 가지 병을 치유한다고 한다. 남관수씨는 이 복령고를 보약을 먹듯 매일 아침, 저녁으로 한 수저씩 꾸준히 섭취했다. 그에게 복령고는 간경화를 극복하게 해주고 젊음을 되찾아준 특별한 보약이었다.

"썩은 나무의 뿌리 밑에서 생명의 솟구침이 있잖아요. 그 솟구침이 나한테 옮겨 오는 거거든요. 그런 게 오죠."

그런데 복령고의 놀라운 약효를 경험한 건 남관수씨뿐이 아니었다.

"나, 검은 머리 난 거 별 거 아니에요. 이 친구는 여기가 대머리였는데 다 났잖아요."

남관수씨의 친구, 53세의 김진호씨는 2년간 꾸준히 복령고를 먹자 빠진 머리카락이 다시 나기 시작했다고 했다.

"가운데가 다 없었어요. 뻥 뚫렸어요. 이쪽 옆머리로 덮어도 보고 짧게도 깎아 보고 했는데 좀 많이 힘들었죠 그게."

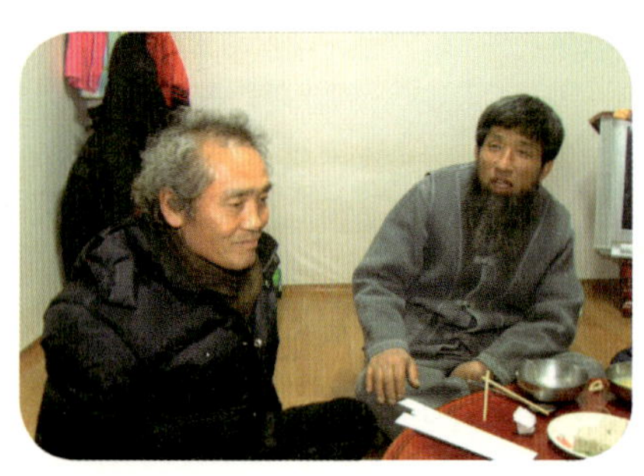

| 남관수씨와 친구

흰 머리카락이 검게 나오고 대머리에서 머리카락이 자란다? 그들의 말을 확인하기 위해 한의사

를 찾아가 두 사람의 머리카락 상태를 확인해 보았다.

"노폐물을 소변으로 배출시키고 마음을 안정시키고 이런 효과를 내는 좋은 약재라고 볼 수 있겠는데요. 머리가 검어졌다. 라고 말하는 효능들은 실제로 복령의 효능만이라기 보다 〈동의보감〉에 나오는 경옥고라는 약을 변형시켜서 먹고 있는 것 같은데 여러 가지 약재들이 같이 작용을 하면서 지속적으로 복용을 하니까 이런 효과들을 보실 수 있지 않았나 추측 됩니다."

**이정환 한의사**

간경화로 잃어가던 건강을 되찾아준 복령고. 그 고마운 약이 젊음까지 되돌려 주고 있다니 남관수씨에게는 최고의 명약이 아닐 수 없다.

# 복령의 효과

복령은 달착지근한 맛에 약간의 점액성을 가지고 있다. 모양은 영지버섯을 뭉개놓은 것 같다. 그러나 생김새에 비해 그 효능은 참으로 다양하고 놀랍다.

### 이뇨작용

달이거나 가루로 만들어 먹으면 몸의 붓기를 빼주고 소변을 잘 볼 수 있도록 도와줄 뿐만 아니라, 신장염이나 방광염에도 도움이 된다고 한다.

### 심신안정

심신의 안정이 필요하거나 신경이 쇠약해 졌을 때 달이거나 가루를 내어 복용하면 좋다. 또한 건망증, 불면증, 어지럼증, 초조, 자주 식은땀을 흘리는 경우에도 도움이 된다고 한다.

### 피부미용

복령을 가루로 만들어 꿀과 섞어서 팩으로 꾸준히 사용하면 피부가 고와지고 기미와 주근깨를 없애는 등의 피부미용에 도움이 된다고 한다.

**당뇨개선**

혈당을 낮추어주는 효능이 있다고 한다. 다만, 복령을 복용하는 초기에는 혈당이 조금 올라갈 수 있으나 차츰 시간이 지나면서 혈당이 감소하게 된다고 하는데 복령과 마를 함께 달인 후 그 물을 꾸준히 복용해주면 좋다고 한다. 그 외에도 산후 풍, 위장질환, 기관지 질환, 장염 등에도 효과를 볼 수 있다고 한다.

# 헛개나무 열매

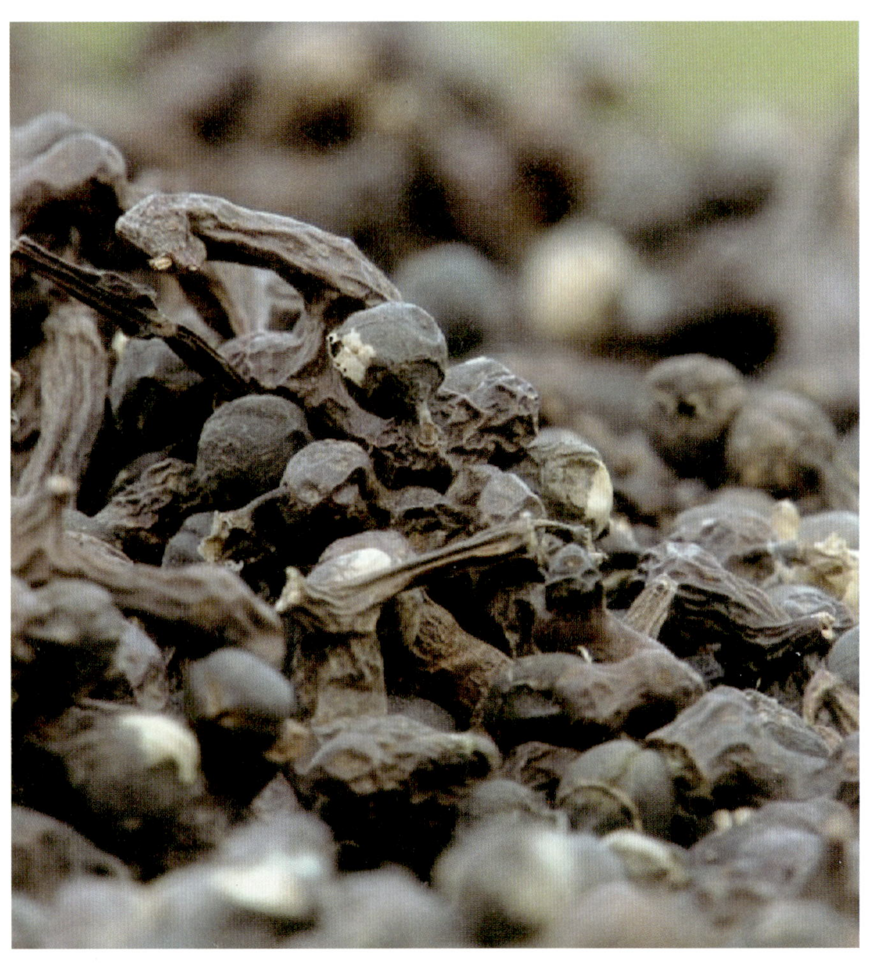

# 헛개열매로
# 되찾은 건강

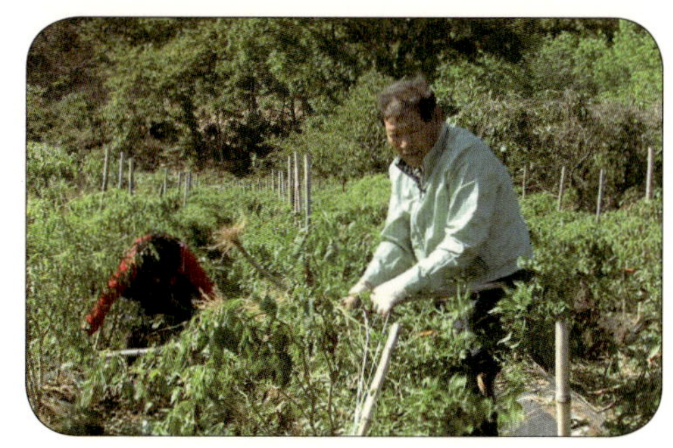

전남 장흥의 한 시골 마을. 이곳에 가을이 준 특별한 열매로 건강을 되찾았다는 김영택씨가 살고 있다. 힘든 농사일을 거뜬히 해 내고 있는 68세 할아버지 김영택씨. 그러나 불과 몇 년 전만 해도 생사를 넘나들 만큼 건강이 좋지 않았다고 한다.

"얼굴에 황달이 오고 하니 자식들이 이상하다, 이상하다, 하는 거예요. 나는 괜찮은데 자꾸 이상하다고 해서 병원 가서 검사를 해보니까 간이 완전히 안 좋게 돼서 엄청 고생했어요."

5년 전, 그는 자식들의 권유로 종합검진을 받았다. 대수롭지 않게 생각하며 받은 검사의 결과는 충격적이었다. 간수치가 정상 수치를 크게 웃돌며 특히 알코올에 의한 간 손상이 심각했다. 이미 간경화와 지방간으로까지 진행된 상태였다는데 당장 입원치료가 불가피 했다.

"내가 술을 많이 먹어서 그런가 보다 했어요. 내가 술을 무지 많이 먹었어요. 막 자고 일어나서 술 먹고 들에 나가고, 밥 안 먹고 술만 먹고 일하고, 그 때 당시에는 일이 고되고 하니 술만 계속 먹었죠"

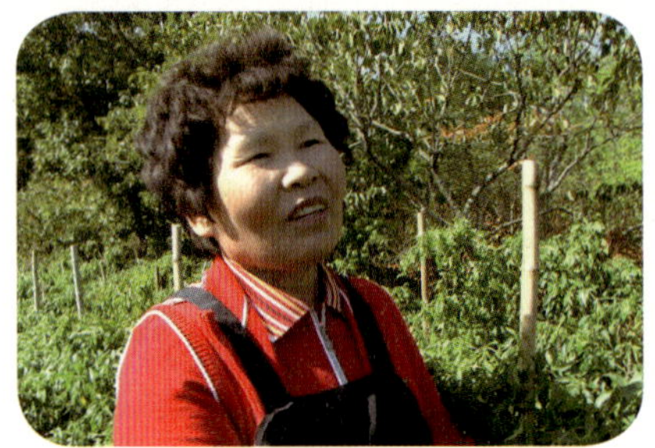
| 부인 사진

4남매의 아버지로 자식들을 키우기 위해 누구보다 바쁘게 살아왔다는 김영택씨. 100여 마지기가 땅을 홀로 일구는 동안 끼니를 거르는 것은 예사였고, 지친 몸을 술로 달래는 일이 허다했다. 그런데 그것이 화근이었다.

"간경화가 심해지면 암이 된다고 하더라고요. 청천벽력 같았죠. 진짜 남편이 죽을 줄만 알았어요. 완전히 삐삐 마르고. 병원에 입원한 후에 제가 시장에 가거나 하면 '저 사람 남편은 죽었다'는 이야기가 있을 만큼 건강이 안 좋았어요. 사실 간경화면 옛날에는 다 죽었거든요. 실제로 죽을 줄 알고. 그때 생각하면 눈물이 나고, 진짜 죽을 줄 알았어요!"

간의 상태가 하도 심각해 간암으로 이어질 위험이 높다는 진단에 부인은 물론 온 가족의 걱정은 이루 말 할 수 없었다. 그런 그가 퇴원 후, 집으로 돌아와 지금의 건강을 되찾기까지 큰 도움이 된 것이 바로 헛개나무 열매였다.

## 5년간 함께 한, 헛개나무 열매 달인 물

김영택씨의 아내 황영애씨는 헛개나무 열매가 간 회복에 도움이 된다



헛개나무 열매

는 말을 들었다. 그래서 병원에서 남편이 퇴원하자 마자 헛개나무 열매를 달여 먹이기 시작했다. 그렇게 5년, 한시도 거르지 않고 챙겼다.

"간이 쉬어야 몸도 활발하니 움직이고 하는데 헛개나무 열매를 먹으면 간의 피로 회복에 좋다고 하더라고요."

황영애씨는 헛개나무 열매와 가지를 넣고 30분간 팔팔 끓인 후, 다시 1시간 정도 우려낸다고 하는데. 너무 진하게 달이면 오히려 간에 무리가 갈 수도 있어 가급적 연하게 달여 아침 저녁으로 마시게 했다. 그 후로 남편의 건강이 점차 좋아지는 걸 느낄 수 있었다고 한다.

"내 경험상은 그거 먹고 몸이 가볍고 지금까지 간 수치가 안 올라가고 지방간도 많이 내려오고 간이 좋아지니 몸이 가볍다 나는 그렇게 생각해요."

# 간 피로야, 물렀거라, 지구자가 나가신다!

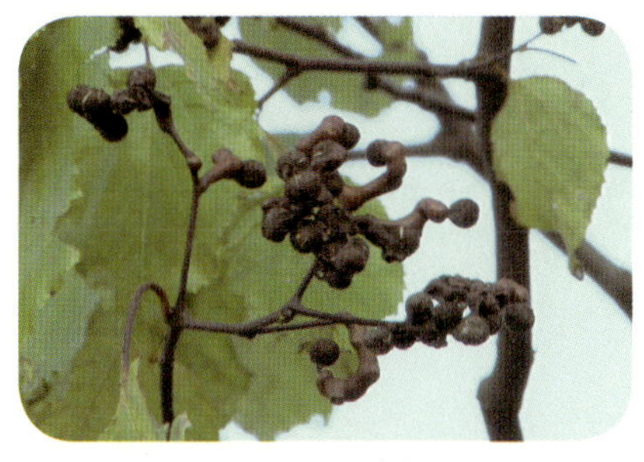

| 헛개나무 열매

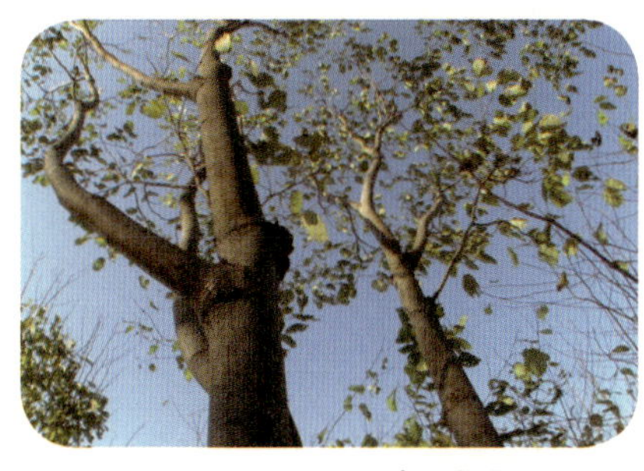

| 높은 헛개나무

딱 보기에도 사람 키를 훌쩍 넘기는 우람한 크기의 나무! 그 위를 자세히 살펴보면 언뜻 보기엔 산호초 모양을 닮은 열매가 있다.

"이것이 바로 간에 좋은 것! 지구자!!!"

이름도 생소한 지구자. 모양 또한 여타 열매들과는 전혀 다른 생김새.

"닭발 처럼 생긴 이것! 이것만 먹어요. 이것이 진짜여 씨앗은 빼고 맛은 달디 달어요. 단맛이 많이 들어있어요."

열매 맛이 달다고 해서 꿀이라는 뜻으로 '목밀'이라고도 불리는 지구자! 흔히 '술'을 '물'로 만든다고 전해질 만큼 숙취 해소에 좋기로 이름난 헛개나무의 열매이다. 헛개나무는 주로 잔가지와 열매를 사용하는데 열매인 지구자는 그 양이 많지가 않다.

"열매가 많이 귀합니다. 헛개나무를 심기 시작해서 10년 이상 자라야 열매가 열리고 열기 시작해서 3년 정도 해갈이를 하거든요. 열매가 열리면 3년 후에 열리고 또 3년 후에 열리는 거죠."

**김대일 / 아들**

그야말로 산중에 보물이라는 헛개나무의 열매 지구자. 김영택씨는 지금은 산에 심어둔 헛개나무가 열매를 맺어 비교적 쉽게 구하고 있지만, 그 역시 몇 년 전만 해도 지인을 통해 열매를 어렵게 구해 겨우 물로 끓여 먹을 수 있었다고 한다.

"우리집에 있는 나무에서 열매가 열리기 시작한지는 얼마 안됐어요.



헛개나무 열매

이 나무가 10년이 돼서 작년부터 열매가 열리기 시작했죠. 그 전에도 좋다는 소리를 들어서 계속 먹고 있는데요. 한 5년 전부터 먹었죠. 그 때는 열매가 귀해서 어린 가지도 좋다고 해서 열매보다 가지로 많이 먹었어요. 지금은 열매가 퍼지고 그러니까 열매를 그렇게 흔하게 먹지 옛날에는 없었어요.”


## 다양한 지구자 활용법

김영택씨의 아내 황영애씨는 늦가을에 채취한 지구자를 잘 말려서 냉장보관 한 후에 1년 동안 꾸준히 먹는데, 달인 물을 밥물로 사용해 그 안에 지구자 몇 알을 넣어주면 밥맛이 더 좋다고 한다.

“씹었을 때는 단 맛이 있어요. 곶감처럼. 그런데 밥을 해 놓으면 단물이 다 빠지는지 싱거워요. 그래서 밥으로 단맛이 간 게 밥이 좀 달더라고

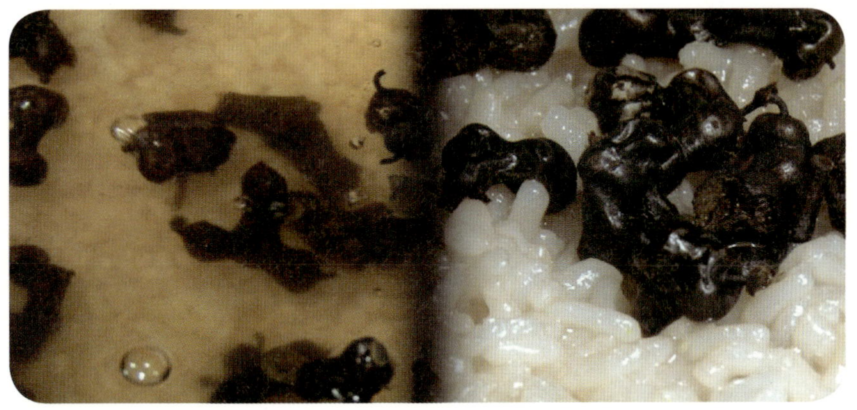

| 열매 씻어 밥을 한다.

요. 맛있어요."

또한 국과 같이 물이 필요한 음식을 할 때면, 틈틈이 지구자 달인 물을 넣어 남편의 간 회복을 위한 건강 밥상을 차렸다. 김영택씨는 이렇게 지구자를 꾸준히 먹으면서 술도 끊고 규칙적인 생활을 하며 빠르게 건강을 회복할 수 있었다.

"지구자 먹고는 거뜬하게 일어 나지고 간이 좋아지니까 확실히 피곤한 게 없더라고요. 그래서 이제 알았지, 쭉 먹어야겠다고요. 다른 약 지어 준다고 해도 잘 안 먹어요. 지어다 놓고도 안 먹고. 그리고 들에 나갈 때도 좀 담아가지고 나가고 병에다. 그래서 다른 물 안 먹고 이것만 먹고 있어요"

# 지구자, 알고 먹어야 한다!

지금 이렇게 가족들과 행복한 시간을 보낼 수 있는 것이 모두 지구자 덕분이라는 김영택씨! 정말 헛개나무 열매인 지구자가 그의 간 회복에 도움이 됐을까? 우리는 현재 그의 건강 상태를 알아보기로 했다!

검사 결과, 아직 지방간이 남아있어 치료가 필요하나, 전반적으로 간 수치가 많이 떨어졌고, 특히 알코올성 간질환이 많이 호전돼 이전에 비해



헛개나무 열매

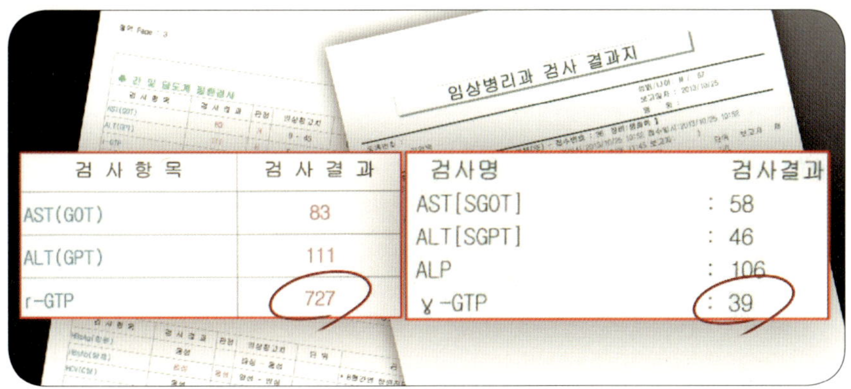

| 초음파 수치

간이 많이 안정된 상태라고 했다. 사실 헛개나무 열매인 지구자는 예로 부터 술독을 풀어주는 약재로 쓰였다. 또한 최근 연구를 통해 간 기능 개선에 도움이 되는 것으로 밝혀졌다!

"헛개나무 열매의 주요 성분인 폴리사카라이드 즉 이 다당체라고 불리는 물질인데요, 이 다당체가 알코올을 섭취 했을 때 알코올이 대사되는 과정에 우리 몸에 해를 끼치는 아세트알데히드 또 간염에서 주

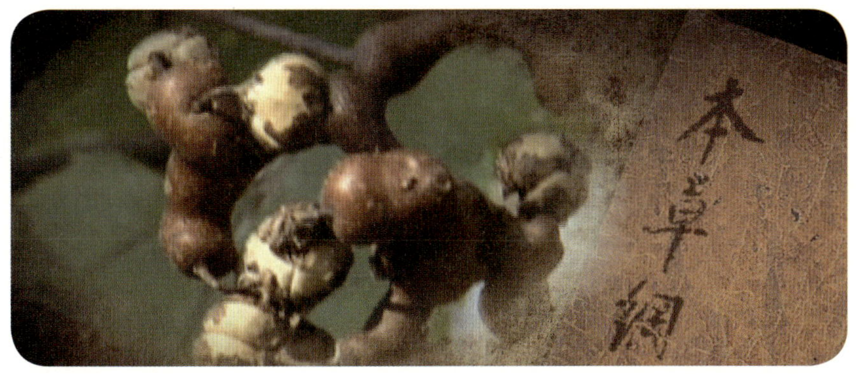

| 지구자 〈본초강목〉

는 독성물질 이런 것들을 아주 제거 하는 효능이 우수한 것으로 나타
났고요, 간기능 저하자, 간염 간경변까지 예방과 치료에 도움을 줄 수
있는 것으로 나타났습니다.

나천수 교수 / 전남대학교 농업생명과학대학

임상실험에서도, 알코올성 간 손상이 호전되는 것을 볼 수 있었으며 다
른 요인으로 간 기능이 저하된 사람에게도 효과가 있다는 결과가 나왔다.
그리고 또 하나 흥미로운 연구결과는 간 보호 효과는 헛개나무 기둥엔 거
의 없고, 잔가지와 열매에 있는데, 특히 열매가 가장 효과가 높다는 것이
었다. 간 손상에 도움이 되는 헛개열매 지구자! 그러나 전문가들의 우려
의 목소리도 높았다.

"헛개나무 열매 만으로 그것을 믿고 계속 술을 끊지 않고 있는다든
지 하는 그런 문제점도 우리가 많이 보는 데 알코올성 간질환은 가장
중요 한 것은 술을 끊고 술을 안 드시는 것이 가장 간에 좋은 치료법
이고요, 간 기능을 개선 시킨다는 그런 가능성에 대한 연구는 있지만
치료제는 될 수 없습니다. 따라서 알코올성 간질환 환자들은 금주가
가장 중요하고 선행되어야 될 일입니다."

김영민 내과전문의

또한, 다른 약재와 함부로 섞어 복용하거나 너무 많은 양을 섭취할 경
우, 오히려 간에 무리를 줄 수 있어 더욱 주의가 필요하다고 한다.

 헛개나무 열매

"헛개나무 열매를 가지고 치료를 하시려고 하는 이런 분들이 가끔 보이는데 그건 절대로 해서는 안 될 일입니다. 실제로 예를 들자면 간을 보호하겠다고 기존에 간질환이 없던 분이 헛개나무 열매를 장복하고 급성 독성간염에 걸린 사례도 분명 있습니다. 어떤 간질환이든지 간에 원인 치료를 하는 것이 가장 먼저 급선무고 그 후에 이런 간에 좋다고 하는 것들은 보조적인 것으로 하는 것이 바람직하겠습니다."

**김영민 내과전문의**


헛개나무 열매, 지구자로 간 건강에 큰 도움을 받은 김영택씨. 그러나 김영택씨는 지구자를 꾸준히 먹으면서 술을 끊고 규칙적인 생활을 했다는 것을 우리는 기억해야 할 것이다.

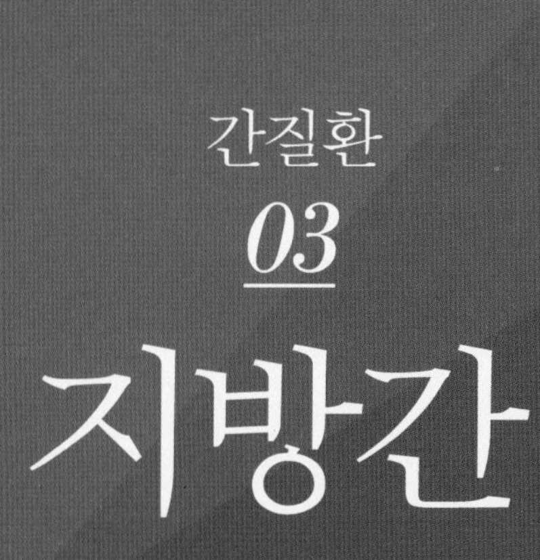
간질환
03
지방간

# 돌 찜질

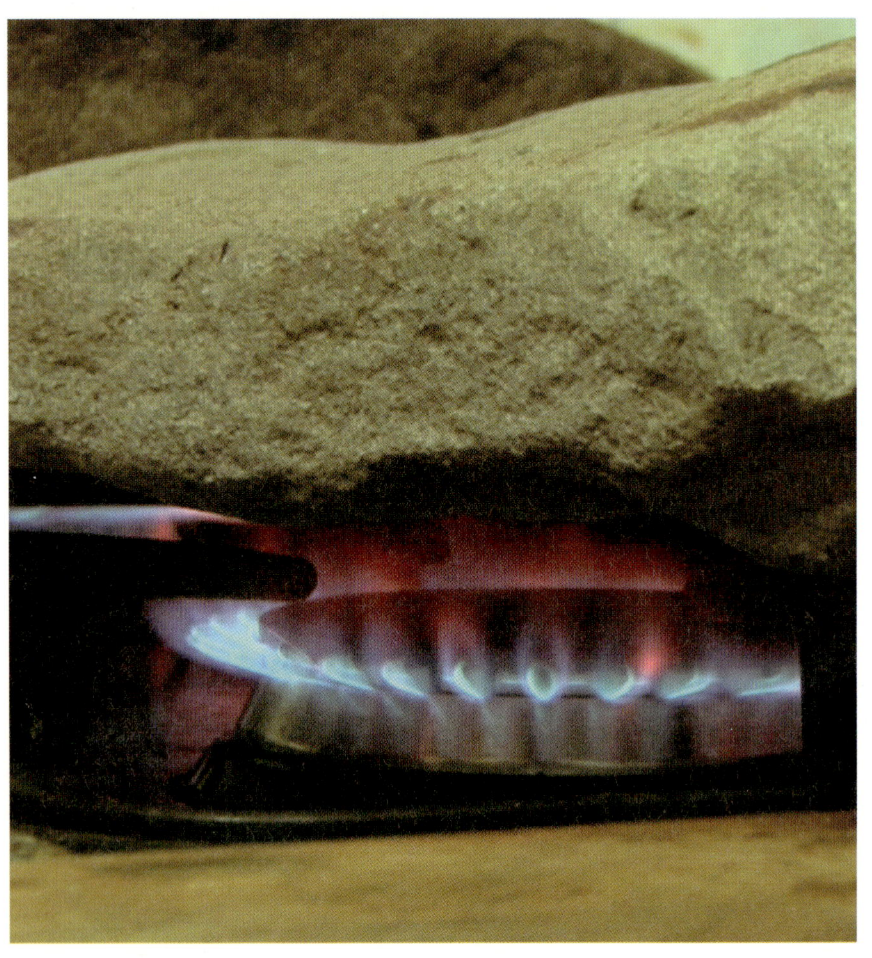

# 돌 찜질로
# 건강을 되찾다

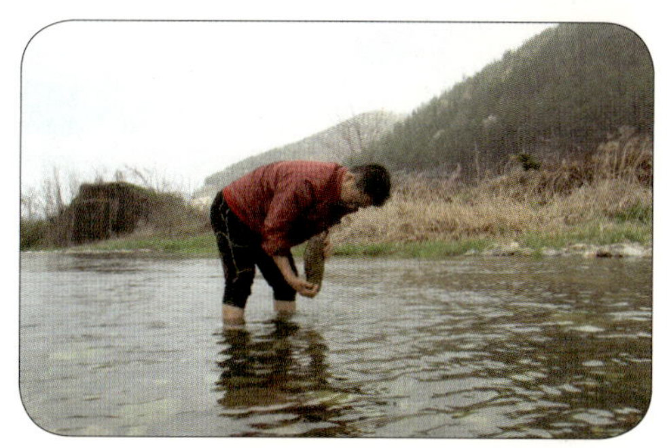

전주의 한 강가, 주요 성인병 중 하나인 간질환을 돌 찜질로 이겨낸 사람이 있다. 유용혁씨. 그는 차가운 물 속에 발을 담근 채 무언가를 열심히 찾고 있다.

"청석 돌이요. 청석 돌은 색깔이 푸른빛이 나요. 일반 돌은 하얗고 돌의 강도가 약해서 내가 쓰고자 하는 용도에 맞지가 않아요."

돌 찜질이 그의 건강 비법이기에 사용하는 돌의 조건 역시 까다롭다.

그의 집에 가 보니 아랫목에 이불이 깔려 있다. 켜켜이 쌓인 담요와 옷가지들을 걷어내니 그 속에 떡 하니 자리 잡은 돌이 있다.

"이렇게 돌을 깔고 있으면 옛날 황토 집 아랫목에 누워 있을 때의 느낌이 나요. 편안함이 느껴지지요."

그런데 그는 강가에서 주워온 돌로 어떻게 찜질을 할까?

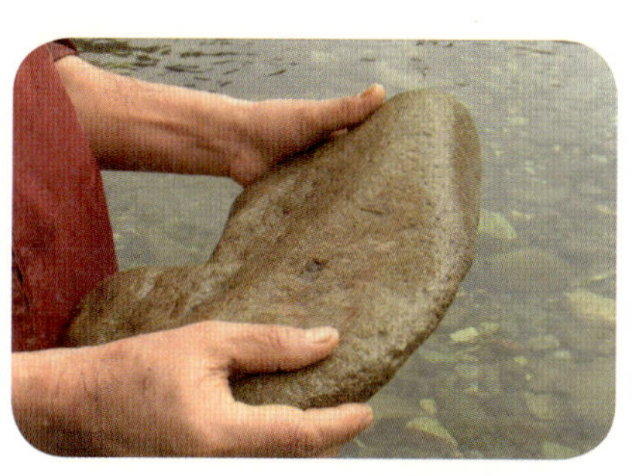

| 청석 돌 사진

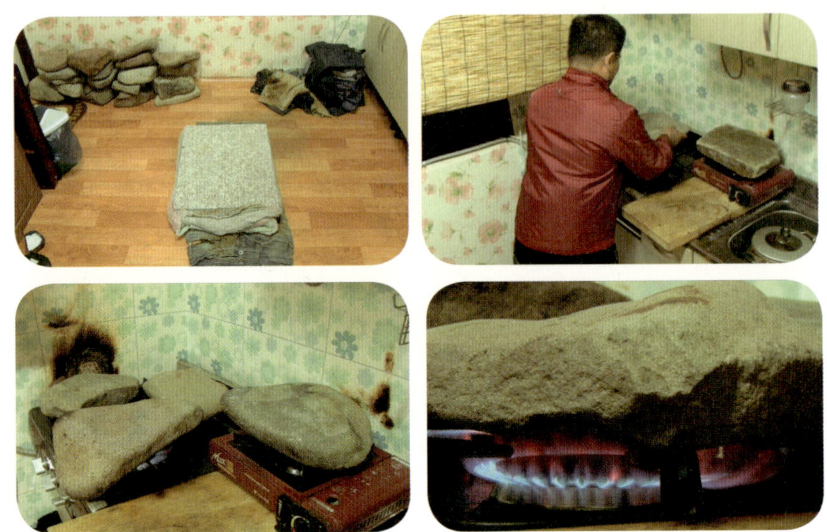

| 돌 찜질 준비과정

첫 번째 단계, 돌 달구기. 익숙한 손놀림으로 가스레인지 위에 네 개의 돌을 올리는 유용혁씨. 그리고 불을 켜서 돌을 달구기 시작한다.

"이게 보통 30~40분 달궈야 해요."

이렇게 아침저녁으로 하루 두 번에 걸쳐 돌 찜질을 해온 것이 어느덧 20여 년이다. 돌을 달구느라 가스비도 꽤 많이 썼을 듯 한데.

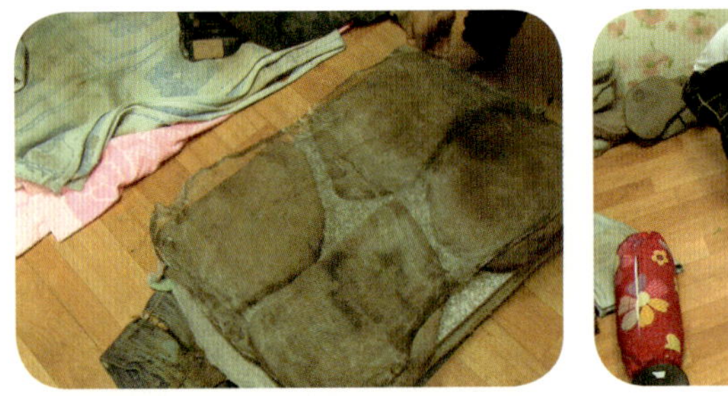
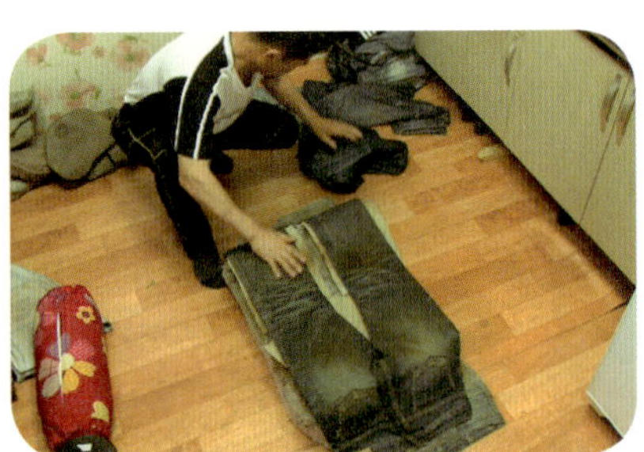

| 돌 찜질 자리 만들기



돌 찜질

"가스비 많이 나오지요. 그런데 병원 입원비 보다는 적게 나오죠. 그렇게 많이 안 나와요. 한 10만원?"

돌 찜질의 두 번째 중요한 단계는 바로 돌의 위치를 잡아주는 것! 네 개의 돌을 균형 있게 배치해야 몸에 열이 골고루 전달된다고 한다.

돌이 제자리를 찾자 그 위에 옷가지를 정성스럽게 올리는 유용혁씨. 마지막으로 이불까지 덮어 마무리하면 찜질준비 완료. 그 위에 눕는 유용혁씨. 그런데 꽤 뜨거울 듯 하다.

"뜨거워요. 그런데 누워 있으면 굉장히 편해요. 본인이 느껴요. 혈액순환이 활발히 되는 것을. 이렇게 하루에 한 시간 반을 누워 있습니다."

# 술로 잃은 건강,
# 돌로 되찾다

그가 이렇게 뜨거운 돌 찜질을 하게 된 사연은 무엇일까?

"제가 술을 많이 먹었어요. 하루에 소주 한 병 반에서 두 병 정도! 일주일 동안 내내 매일 같이 먹었어요."

그는 과거 잦은 음주와 무절제한 생활로 지방간 판정을 받았다.

"간 쪽의 통증도 상당히 심하게 오고 가만히 있어도 욱신욱신하게 통증이 올 정도로, 숨을 쉴 수가 없을 정도였지요."

그런 그가 새 삶을 시작할 수 있었던 것은 어렴풋이 남아있는 어린 시절 돌 찜질의 기억이다.

"내가 5~6살 때 속병을 조금 앓았었어요. 우리 할아버지가 그걸 아시고 납작한 돌을 가져다가 아궁이에 달궈서 천으로 싸가지고 내 배에 올려놔서 그 병을 다스린 적이 있어요."

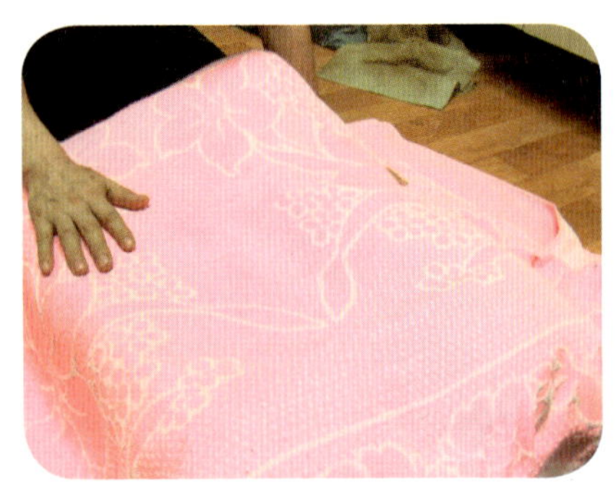

| 모서리 돌출

옛날 할아버지의 지혜가 알려주듯 돌 찜질이 혈액순환을 돕고 몸 안의 노폐물을 배출한다는 게 그의 생각이다. 뿐만 아니라 돌의 튀어나온 부분을 이용해 간을 자극한다는 유용혁씨.

"할 때는 통증이 와요. 하지만 하고 나면 시원해요. 땀을 엄청 흘리죠. 수건 하나가 다 젖어요."

그런데 상의를 벗어 보여주는 그의 몸에는 상처 자국이 가득했다.

"화상이죠. 하지만 우리가 정권 단련하면 주먹에 굳은살이 박히듯이 그런 것으로 보면 돼요."

그렇다면 그가 찜질을 하고 있는 돌은 과연 얼마나 뜨거운 걸까? 간단



돌 찜질

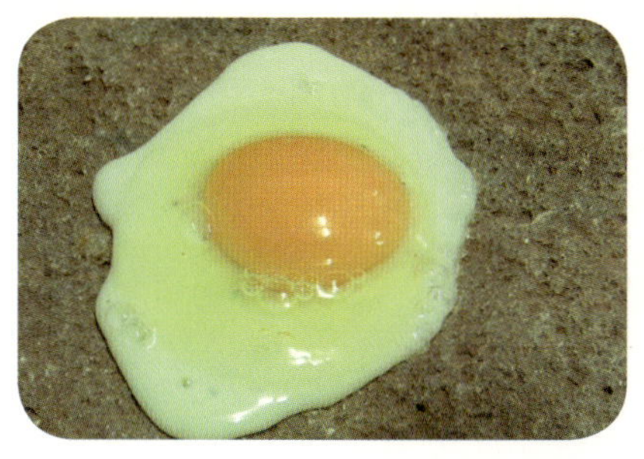

| 달걀 익는 장면

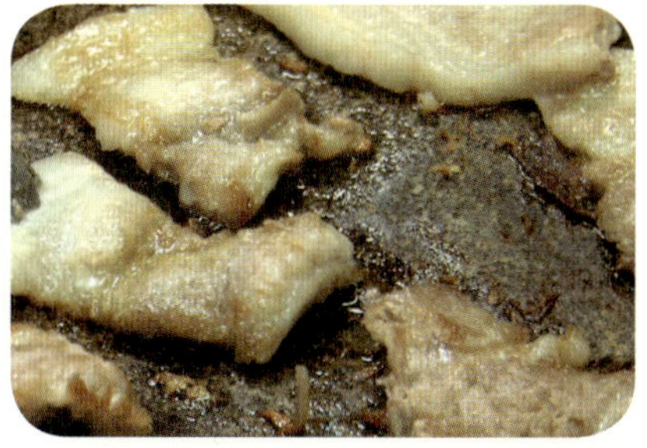

| 삼겹살 익는 장면

한 실험을 해보았다. 달걀과 삼겹살을 돌 위에 올려 본 것이다. 그랬더니 삼겹살이 돌에 닿자마자 지글지글 익기 시작했다. 달걀 역시 얼마 지나지 않아 익어버렸다. 불 판 대용으로도 손색이 없어 보였다. 그렇다면 삼겹살과 달걀까지 익게 만든 돌의 온도, 몇 도 일까?

그 수치가 무려 373도 실로 엄청난 온도였다. 그 돌 위에 한 시간이 넘게 누워 있으니 화상이 안 날 수는 없을 터. 그러나 화상의 상처를 영광의 훈장으로 인정하는 유용혁씨, 돌 찜질이 그에게 그렇게 소중한 걸까?

"이걸 하고 한 1년 정도 지나니까 통증이 사라지면서 피로도 없어지고 누적되는 것도 없고 내 나이가 지금 61세지만 아주 의욕적으로 일도 하고 있습니다."

| 373도 고온을 찍는 온도계

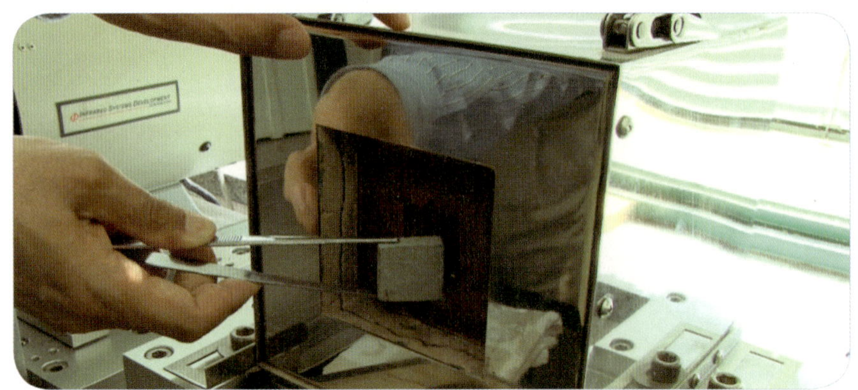

| 다양한 검사장면

## 청석의 놀라운 효과

유용혁 씨는 돌 찜질에 숨겨진 또 하나의 비밀을 공개했다.

"한 번 하고 나면 개운해요. 돌에서 받는 원적외선하고 열기로 몸 안에서부터 땀과 노폐물을 배출하기 때문에 사우나 하는 것 하고는 또 달라요."

돌에서 원적외선이 나와 간 질환에 도움이 된다는 유용혁씨. 과연 그의 말이 사실일지 전문가에게 전문가에게 검사를 의뢰했다.

"나라마다 이름이 다른데 우리나라에서는 청석이라고 부르는 것이 제일 적당하지 않을까 이렇게 봅니다. 돌에 자석이 붙는다는 것은 원적외선이 함유되어 있다. 이렇게 보면 틀림이 없습니다."

**김동섭소장 / 한국운석광물연구소**



돌 찜질

원적외선은 피부 깊숙이 침투해 혈액순환과 세포조직 생성을 돕고 각종 성인병을 예방한다. 그래서 의료산업이나 찜질방과 같은 다양한 분야에서 원적외선이 활용 되고 있다. 그렇다면 그의 찜질에 활용되는 돌에서 과연 원적외선이 나오는지, 나온다면 얼만큼의 양이 나오는지 알아보기 위해 전문 기관에 의뢰해 봤다. 그런데 검사 결과, 실제로 원적외선이 방출되는 것을 확인할 수 있었다.

"저희가 측정온도 200도에서 측정하였을 때 방사율이 0.909! 90.9%의 방사효율을 나타냈습니다. 이러한 수치는 상당한 원적외선 효율을 가지고 있다고 볼 수 있습니다. 많은 분들이 일반적으로 황토가 원적외선의 방사 효율이 높은 것으로 많이 알고 계시는 데요. 이번에 의뢰하신 샘플 같은 경우, 황토 보다 조금 높은 원적외선 방사 효율을 나타내고 있습니다."

**서승원팀장 / 한국원적외선협회 응용평가연구원**

그렇다면 20여 년 동안 돌 찜질을 해온 유용혁 씨의 건강은 어떨까? 혈액검사, CT촬영 등을 통해 간 질환 여부를 알아보았다.

"혈액 검사나 간 기능 수치 검사를 같이 비교해봤을 때, 간은 아주 건강한 상태라고 생각이 됩니다."

**김남수 내과전문의**

작은 낭종 외에 지방간과 같은 간 질환의 흔적은 찾아볼 수 없다는 전문의 소견은 참으로 놀라운 일이 아닐 수 없었다.


## 뜨거운 열과 인내로 극복한 병

이른 새벽, 돌 찜질을 끝낸 유용혁씨가 또 하나 빠지지 않고 하는 것이 있었다. 그것은 바로 마를 갈아 마시는 것이다.

"찜질하고 나서 항상 탈진을 방지하기 위해서 마를 갈아 먹어요."

돌 찜질을 해오는 동안 약처럼 먹어왔다는 마즙이다. 이런 변치 않은 정성이 그의 간질환을 다스린 또 다른 비결이 아니었을까?

"돌 찜질을 하고 나서부터 건강도 다시 찾고 피로감도 없어지고 또 간에서 오는 통증도 사라졌기 때문에 앞으로도 저는 이 돌 찜질을 계속할 겁니다."

유용혁 씨의 돌 찜질 사랑에는 화상의 흔적이 남는 만큼 각별한 주의가 필요하다.

"돌 찜질을 전신 온열요법의 한 형태로 보자면 간접적으로 치료에 도움을 줬을 것으로 보아 질 수는 있습니다. 하지만 우리가 치료하고자 하는 내부 장기의 온도를 올리는데 있어서 직접 열을 가하는 이런 치료법은 여러 가지 위험요소를 가지고 있기 때문에 모든 분들이 이 치료를 가지고 치료를 할 수 있다고 보여지지는 않습니다."

**윤성민 혈액종양내과 전문의**

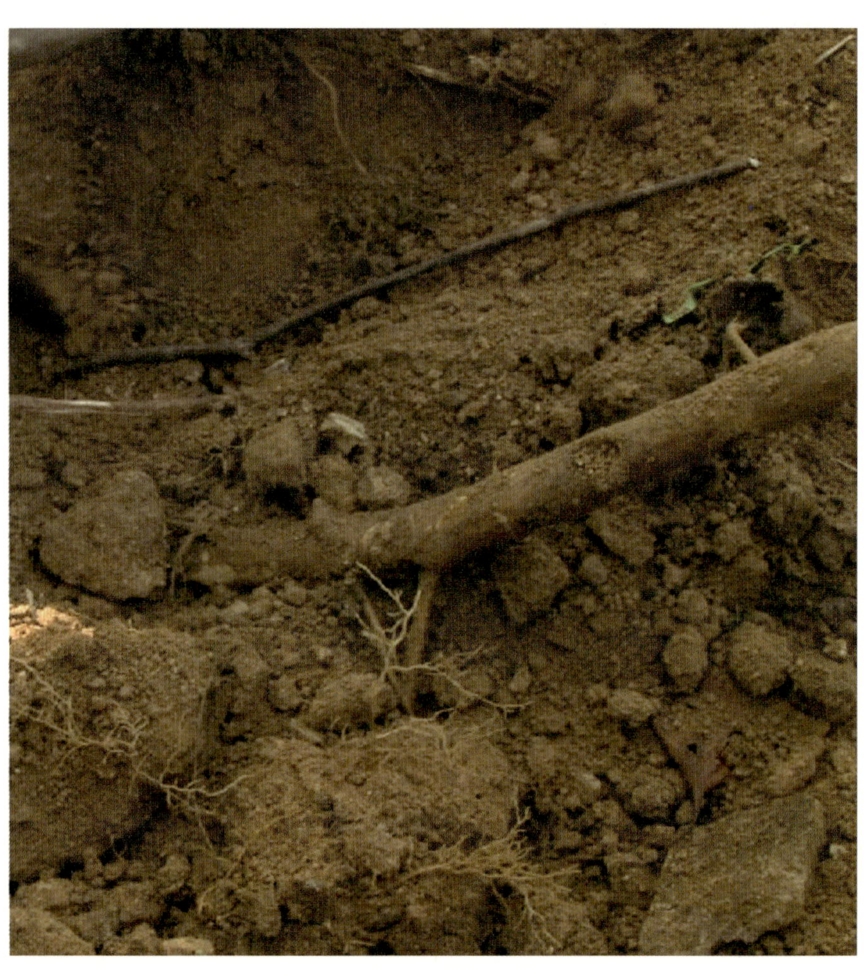

# 지방간을 극복하게
# 해준 칡 뿌리

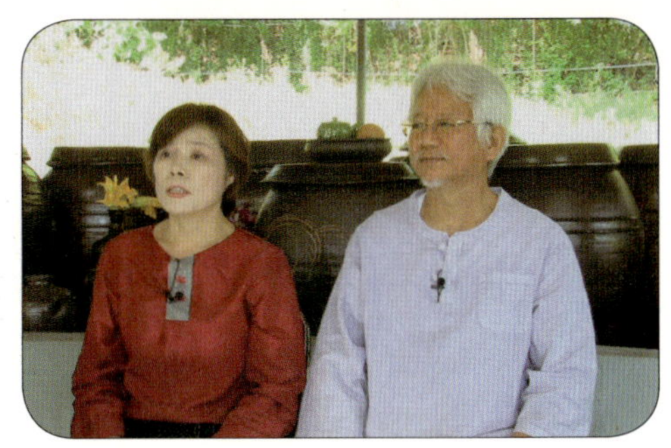

경기도의 한 시골마을, 이곳에 칡 뿌리로 간 건강을 되찾았다는 주인공이 있다. 30년간 운영하던 유치원을 접고 귀농생활을 시작한 김인호씨 부부. 30년 유치원을 접고 귀농을 하게 된 데는 이 부부에게 닥친 날벼락 같은 사건 때문이었다. 당시 상황을 아내 최혜숙씨는 이렇게 말한다.

"남편 친구 분들이 '야, 너는 임신 8개월 산달 배 같다. 애 언제 낳냐'고 할 만큼 남편의 배가 굉장히 불렀어요. 눈도 항상 충혈 돼 있었고요."

사람들과 어울리기를 좋아하는 김인호씨, 마을의 임원직을 도맡아 하기 시작하면서 술자리가 끊이지 않았다.

"생활습관이 운동 할 시간을 못 갖고 술 먹는 시간은 많고, 그러다 보니 제가 건강을 챙기지 못한 거죠. 의사선생님이 치료하지 않고 이대로 그냥 간다면 간경화로 가고 간경화가 간암으로 갈 수도 있다, 위험하다, 집중 치료하라고 건의를 할 정도였어요."

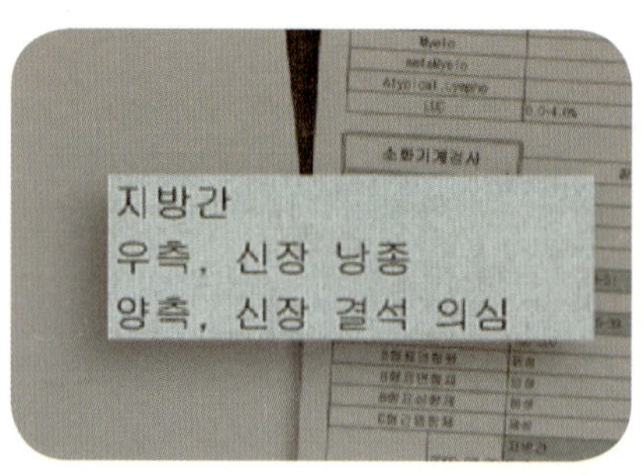

| 건강검진 기록

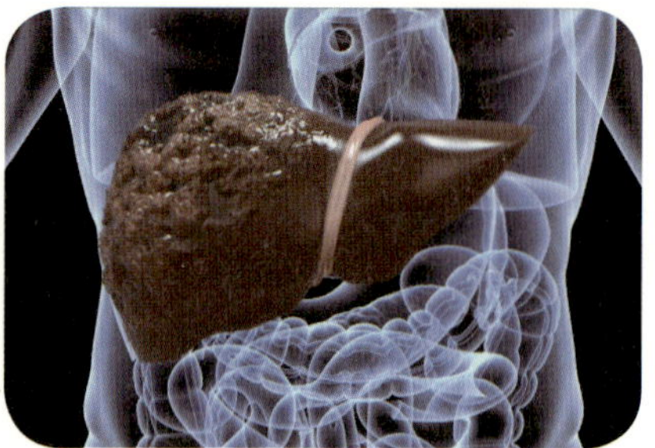
| 지방간으로 변한 모습

잦은 술자리에 피로까지 겹치면서 2009년 알코올성 지방간 판정을 받은 것이었다. 간에 과도한 지방세포가 쌓여 발병되는 지방간은, 간세포를 파괴시키고 염증을 일으키는 원인으로, 그대로 방치할 경우 간경화나 간암으로 발전될 수 있다.

"남편이 약물치료는 하고 싶지 않다고 해서 30년 하던 유치원도 접었죠. 그리고 농사짓고 열심히 운동하면 건강해 질 수 있다고 믿음을 갖자고 했어요."

김인호씨는 의사의 권유에도 불구하고 병원 치료를 포기한 채 자연으로 돌아와 자연 속에서 그 치유법을 찾았다.

"간이 진짜 많이 아팠는데 저를 살려준 뿌리가 바로 칡뿌리에요."

야산에 펼쳐진 수백 여 개의 항아리들. 그 안에 김영호씨의 간 건강을 되찾아 준 칡뿌리가 들어있었다.

"뿌리가 수분이 들어가면 떠서 눌러주지 않으면 부패할 수도 있어요. 그래서 돌덩이로 잘 눌러준 거죠."



칡

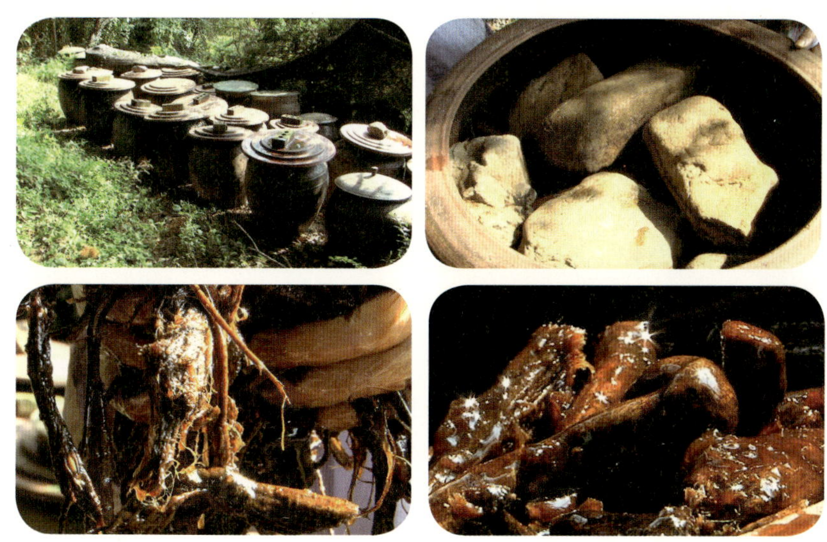



김인호 씨의 간 건강을 되찾아 주었다는 칡뿌리는 발효액 속에 푹 담가져 있었는데 뿌리의 진한 약효 때문인지 발효액의 색깔이 유독 진한 빛깔이었다.

## 칡뿌리 발효액 만드는 김인호씨만의 비법

그런데 김인호씨의 칡뿌리 발효액에는 그 만의 특별한 비법이 있었다.

"뿌리에는 전분이 많아서 그냥은 발효가 잘 안돼요. 그래서 발효를 잘 시키기 위해서 야생 배 발효액을 넣었습니다."

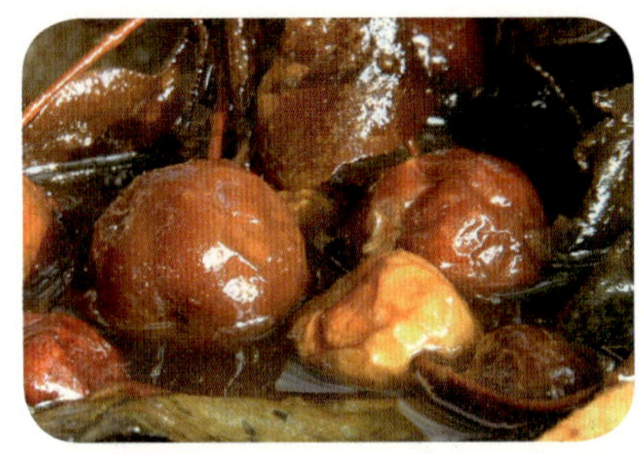

| 돌 배 사진

설탕 대신 야생 배 발효액을 넣어 만든다는 김인호씨의 칡뿌리 발효액. 그러나 사실, 그 첫 만남은 악연이었다.

"귀농 준비하면서 와보니까 산에 좋은 나무가 많은데 나무들이 다른 넝쿨에 괴로움을 당하고 죽기까지 하더라고요. 포크레인 빌려서 사람 열 명 사서 산을 긁다시피 했어요. 그 뿌리가 처음엔 미웠는데 알고 보니 숙취에 좋다고 하더라고요. 장기간 발효하면 약이 된다는 얘기에 미움이 사랑으로 변했어요. 즐겨먹기 시작했죠."

그때 캐낸 뿌리의 양만 1.5톤 한 트럭. 한 달에 걸쳐 발효액을 담고 숙성이 끝난 1년 후부터 지금까지 마시고 있다.

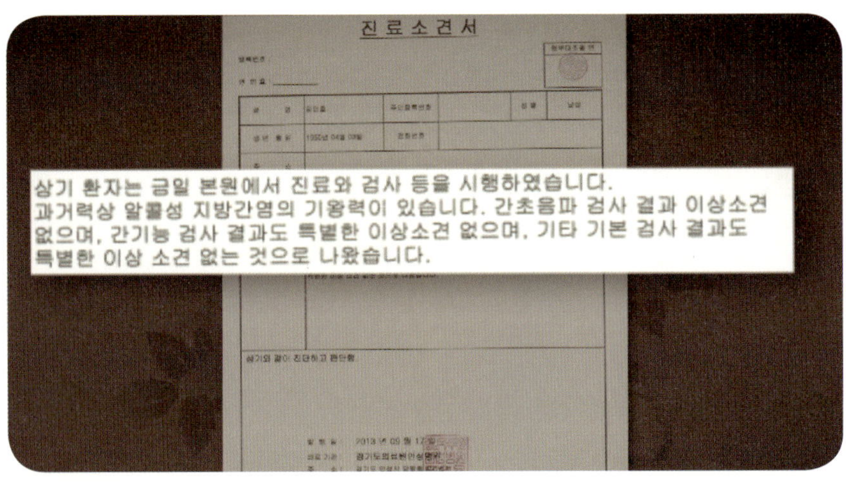



| 소견서

"그걸 먹고 기분도 좋아지고 해서 지금쯤 몸에 변화가 있을까 싶어
5~6개월 후에 다시 병원을 찾았죠. 그런데 의사선생님이 위험에서 벗어
났어요 하더라고요."

특별한 식이요법을 따로 하지 않고, 칡뿌리 발효 액만 마신지 6개월 만
에 정상으로 돌아왔다는 그의 간! 참으로 놀라운 일이 아닐 수 없다.

# 놀라운 칡의 정체

전봇대를 휘감아 올라간 칡! 넝쿨은 10미터는 족히 넘어 보이는 전봇
대의 꼭대기까지 닿아있었다.

"아무리 큰 나무도 그 뿌리의 줄기가 감아서 죽이는 일은 쉬운 일이에
요. 그렇게 힘이 강합니다."

겨울에도 얼어 죽지 않을 만큼 강한 생명력을 자랑한다는 칡 뿌리는 꽃
또한 약이 된다고 한다. 넝쿨을 따라 이어진 뿌리의 시작점을 곡괭이로

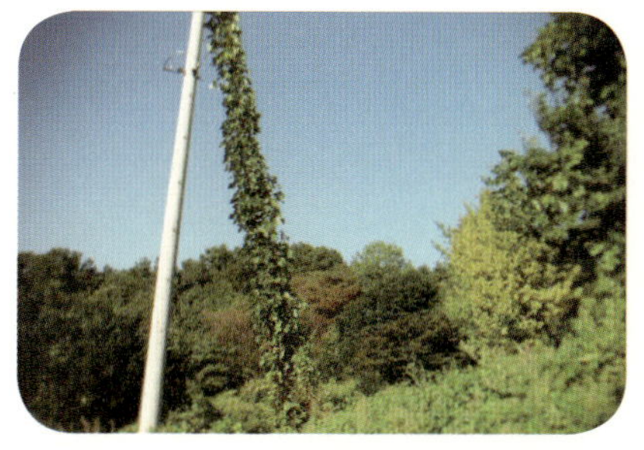

| 전봇대 타고 올라간 칡

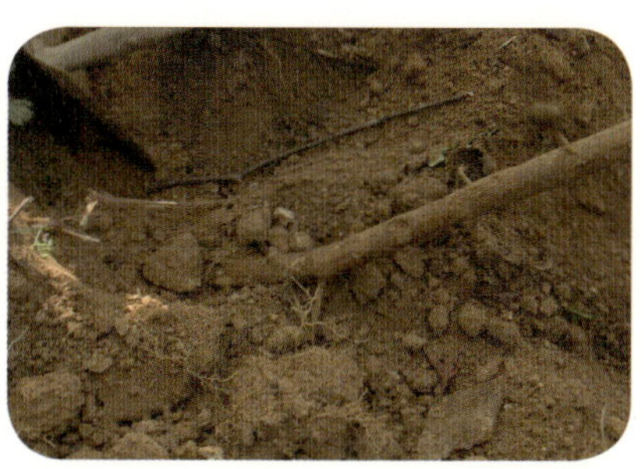

| 칡뿌리 부분

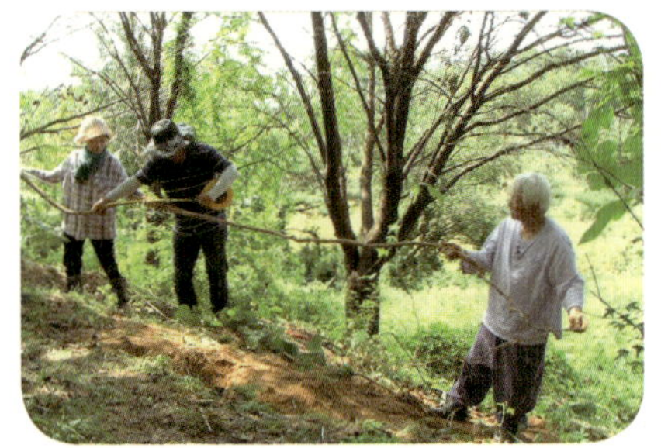
| 이어진 칡

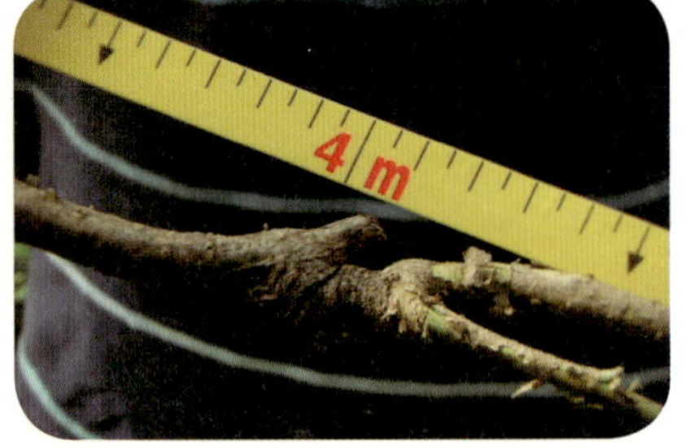
| 4미터가 넘는 칡

파기 시작하는 김인호씨. 하지만 혼자 힘으론 역부족이었다. 여러 사람이 힘을 합해 땅을 파기 시작한 지 30분이 지나자 드디어 그 모습을 드러내는 뿌리!

"한 10년 정도 되지 않았을까요? 땅속에서 강한 생명력이 있어서 퍼지죠."

길이를 재 보니 그 길이가 무려 4미터다. 김인호씨는 그 자리에서 칡뿌리의 껍질을 벗겨 빨아 먹고 씹어도 먹는다. 굶주리던 시절 구황작물이기도 했던 칡뿌리.

"목마를 때는 이게 오아시스 물이 되죠. 이게 그냥 나무가 아니고 저를 살려준 칡뿌리입니다."

〈동의보감〉에도 갈근이라 불리는 칡뿌리는 두통을 없애주고 인체의 수분을 보충해 숙취해소에 좋다고 기록돼 있다.



칡

# 다양한 칡뿌리 활용법

칡뿌리의 효능을 몸소 체험하면서 좀 더 다양하게 칡뿌리를 활용하게 됐다는 부부.

"이 칡은 발효시킨 칡인데 샐러드 먹고 칡 씹어먹으면 달고 맛있어요. 소화흡수도 잘되고요."

칡뿌리 발효액에 식초를 섞어 만든 천연 드레싱은 샐러드에 감칠맛을 내는데 사용하고 고기요리에 칡뿌리 발효액을 활용하면 달달 하면서도 쌉쌀한 맛이 입맛을 돋운다고 한다.

"뿌리 쪽은 뿌리 껍질 쪽에 영양분이 많이 가기 때문에 일단 껍질 쪽을 같이 먹을 수 있는 방법이 좋지요. 하지만 우리가 나무 그냥 먹으라고 하면 못 먹잖아요. 그래서 이걸 발효를 해서 뿌리 껍질 쪽에 있는 성분이 녹아 나와야 해요. 녹아 나온 그 발효액을 먹거나 우려서 나온 차를 먹거나 하면 그냥은 잘 흡수가 안된 것을 그냥 먹을 수 있기 때문에 발효를 거치는 것이 도움이 될 수 있습니다."

**서재걸 자연치유 전문의**

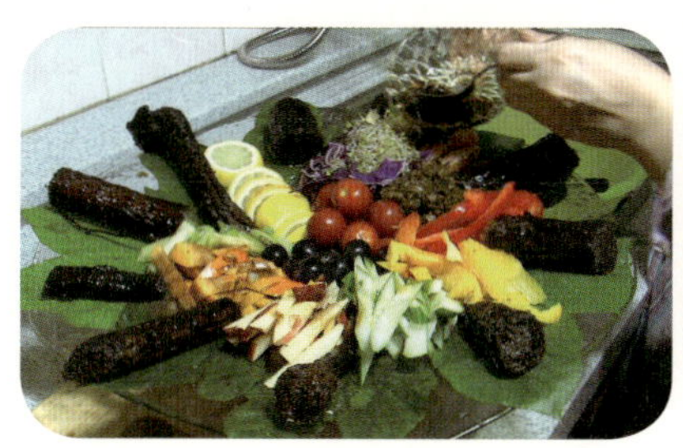

| 샐러드에 뿌리는 칡효소

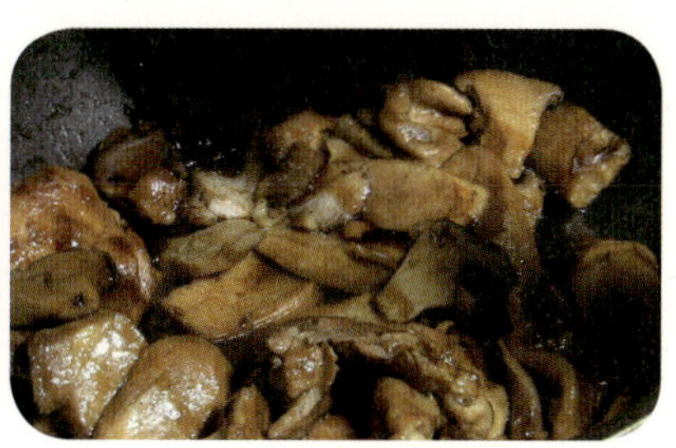

| 고기에 발효액 뿌리고 볶는 모습

칡뿌리 발효액으로 풍성하게 차려진 건강밥상은 아내까지 즐겨먹게 되었다. 김인호 씨에게 건강을 돌려준 칡뿌리는 이제 이들 부부의 식탁에서 빠질 수 없는 존재라고 한다.

"좋은 자연에서 생활한 것도 있지만 귀농해서 칡뿌리를 처음 만나서 꾸준히 복용을 했어요. 칡뿌리가 제 간을 소생시킨 원인이다 생각합니다."

정말 그의 믿음처럼 칡뿌리가 간 건강에 효능이 있을까?

"칡뿌리에는 카테킨이라고 하는 강력한 항산화 성분이 있는데요, 카테킨 성분에 혈중 콜레스테롤을 낮추는 역할을 하고요 알코올의 분해 대사 과정에 있는 아세트알데이하이드의 분해를 도와주기 때문에 지방간을 만드는데도 예방을 해줄 수 있습니다."

**조애경 가정의학과 전문의**

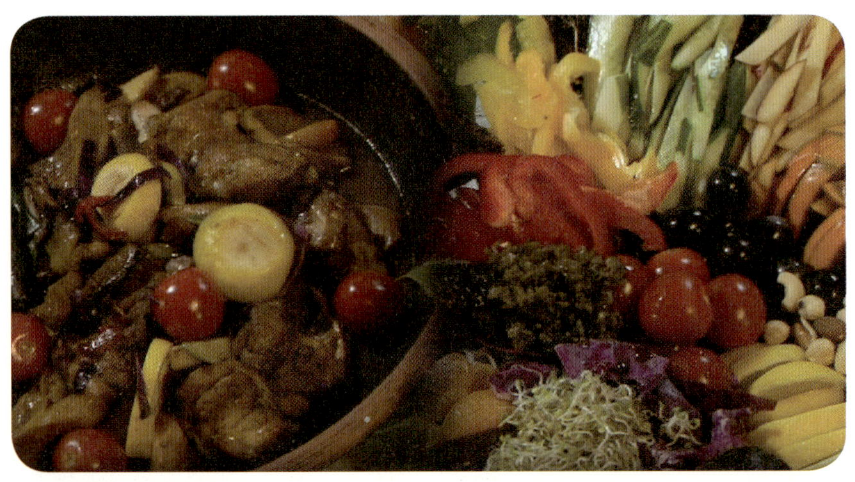

| 칡효소가 첨부된 밥상



칡

실제로 한 연구 결과, 알코올성 간 손상이 된 흰쥐에 칡뿌리 추출물을 5주간 투여한 결과 알코올로 증가됐던 지방간의 무게가 감소한 것을 확인할 수 있었다. 그러나 칡뿌리가 모든 사람에게 이로운 건 아니다.

"칡은 성질이 차기 때문에 소화기가 차거나 비위 기능이 약하신 분들 같은 경우는 소화기를 더욱 차게 하고 비위 기능을 떨어뜨리기 때문에 너무 과량을 한꺼번에 복용하신다거나 장복하실 때는 오히려 몸에 해가 될 수 있습니다."

**김현경 한의사**

김인호씨는 자연 속에서 건강을 위한 생활을 하면서 몸에 맞게 활용했기에 칡뿌리가 약이 되었던 것이다.

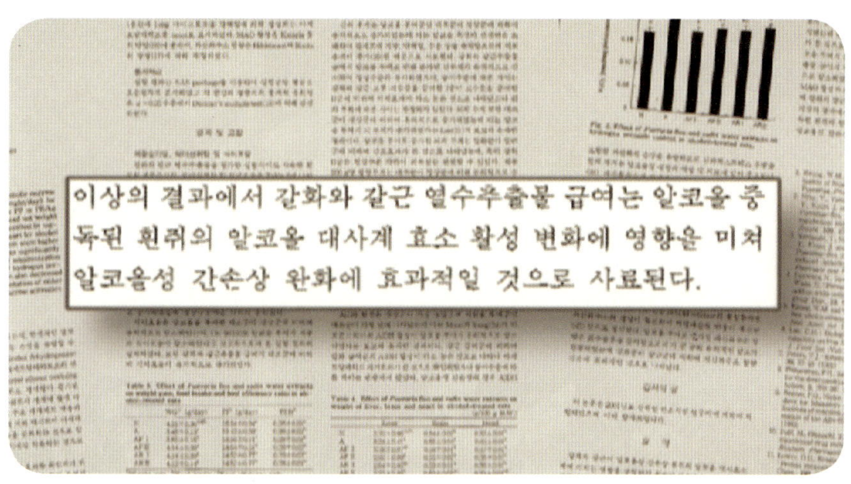


| 쥐 실험 논문

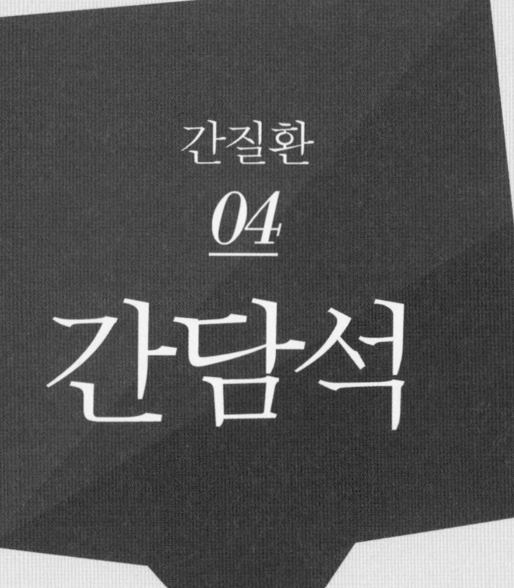


간질환
04
간담석

# 흰 봉선화

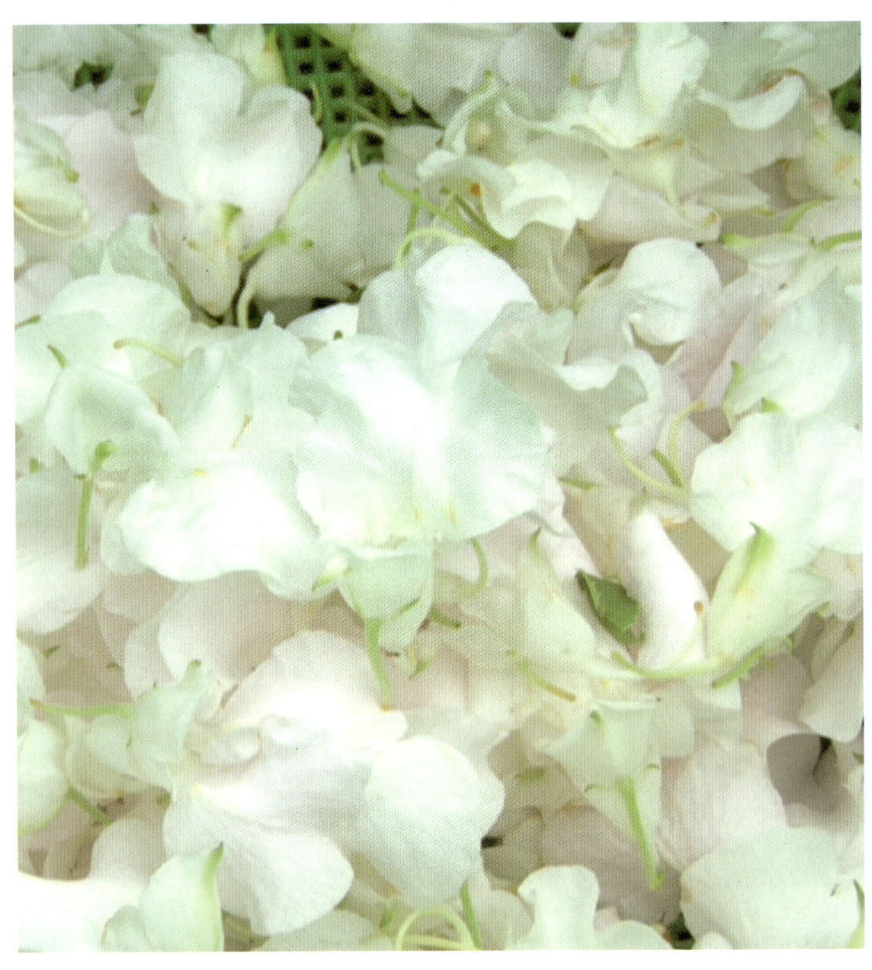

# 흰 봉선화로
# 건강을 되찾다

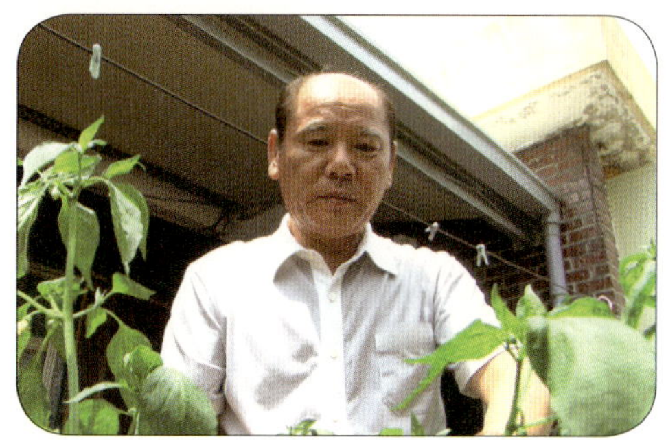

경상북도 포항시에 건장해 보이는 체구의 한성수씨. 그러나 얼마 전 까지는 수시로 쓰러지는 위험 환자였다.

"어휴 지금은 건강해 보여도 예전엔 장난 아니었어요, 여러 번 쓰러지고... 응급실에서 CT촬영한 결과, 간이 많이 괴사됐고 돌이 상당히 많이 들어있다 했어요."

떠올리기만 해도 끔찍하다는 당시 그의 건강상태.

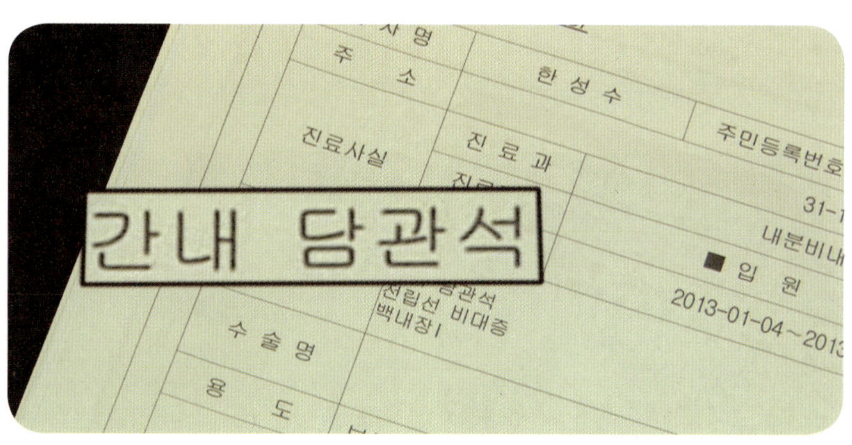

| 진단서 내용

6년 전, 그의 병명은 간 내 담관석이다 이것은 간에 돌이 쌓여 심각한 통증을 유발하는 것이었다.

"어렸을 때 옛날 어른들 말씀하시는 배앓이를 많이 했어요. 그래서 어렸을 때 뜸을 많이 떠서 배에 자국이 지금도 선명하게 있어요."

어린 시절부터 유난히 배앓이를 자주 했다는 한성수 씨. 그로 인해 사연도 많았다.

"사우디아라비아에서 근무하는 중에 복통이 와서 제가 말하는 위경련이 일어난 겁니다, 어느 한직원이 이대로 있다가는 도저히 안 된다 해서 맹장 같다고 애길 해서 병원에 가서 수술을 했지요."

늘 습관처럼 찾아오던 복통증상은 결국 낯선 외국 땅에서 맹장수술까지 했다. 그 후로도 여러 차례 복통이 찾아왔지만 바쁜 일 때문에 생기는 스트레스성 통증이겠거니 하고 매번 그냥 넘겼다는 한성수 씨. 그러던 어느 날 믿을 수 없는 일이 일어났다.

"간에 3분의 1일 돌이라는 거죠, 그래서 괴사돼서 썩었다는 거죠. 수술

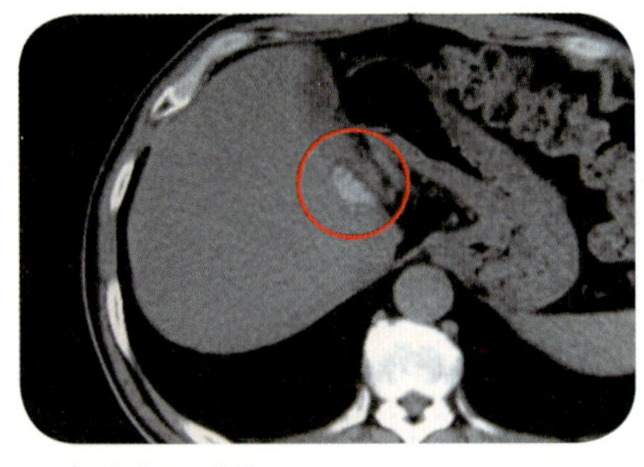

| 당시 CT사진

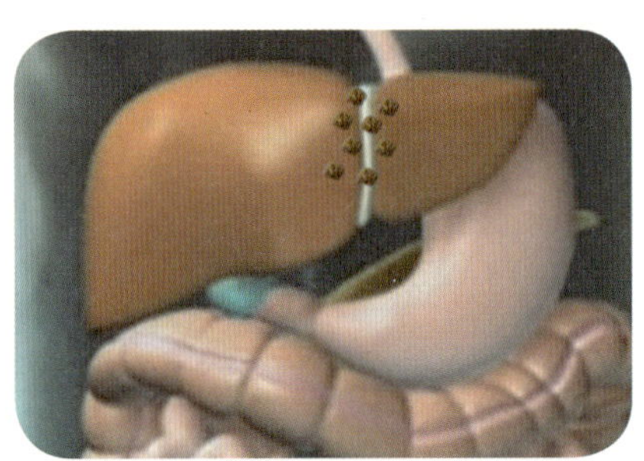

| 간담석 모습

을 해야 한다고 하죠."

갑자기 일터에서 쓰러져 응급실로 실려 간 한정수씨. 진단 결과는 충격적이었다. 간 속에 80여 개의 돌이 꽉 차 있었던 것이다. 당시 담당의사는 물론 본인 가족도 할 말을 잃었다. 담관의 역할은 간세포에서 만들어진 담즙을 십이지장까지 보내는 것인데 한성수씨의 경우 이 담관에 돌이 생겨 그 치료가 쉽지 않았다.

"이런 경우 피하, 피부로 관을 넣어서 직접 간내담관에 도달해서 꺼내는 방법이 있고, 그렇지 않으면 수술로써 간 절제술 해야 합니다. 방치했을 경우, 담관염, 폐혈증, 간경화 등에 어떤 위험에 빠질 수 있습니다."

**천상배 내과 전문의**

부부는 이런 충격적인 진단 결과를 받고도 수술을 망설였다. 위험한 수술에 대한 부담감이 컸기 때문이다. 그러나 잊을만하면 찾아오는 통증은 시간이 지날수록 더 극심해져 갔다.
"사람이 초 죽음이 돼서 얼굴 잿빛 되면서 이겨내려고 참는 순간에 땀이, 빗방울 떨어지는 건 아무것도 아닐 정도로 땀이 엄청 흘렸습니다."

예고도 없이 통증이 찾아올 때, 임시방편으로나마 그를 버틸 수 있게 해 준 것은 바로 독한 진통제였다.

"약국에서 파는 진통제가 아니에요, 병원에서 쓰는 초특급진통제예요. 마약이 들어있는 진통제인데, 병원에서만 쓰는 거예요."

이따금씩 찾아오는 통증 때문에 일터에서 몇 차례나 쓰러졌다는 한성수씨. 결국 부부는 30년 서울 생활을 접고 연고도 없는 지방으로 내려와 다른 방법을 찾기 시작했다.

"너무 힘들어 수술할 생각도 했지요. 하지만 먼저 민간요법 뭐가 좋은가를 온 식구가 계속 찾고 그렇게 공부했어요."

수술만은 피하고 싶었다는 부부. 그렇다면 그들이 찾은 건강법은 과연 무엇일까?

## 건강을 되찾아 준 하얀 꽃

"이게 우리 남편 건강 지켜준 꽃이에요. 흰 봉선화요."

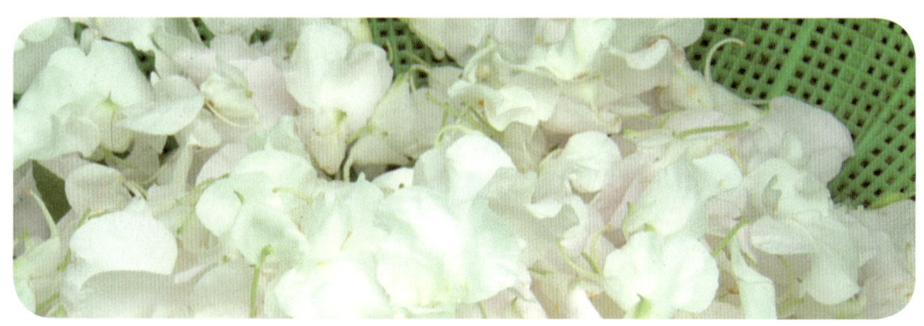

| 흰 봉선화



흰 봉선화

6월 이후, 흰 색 꽃망울을 터뜨린다는 흰 봉선화. 우리가 흔히 알고 있는 붉은색 봉선화와 달리 다소 낯설어 보인다. 예로부터 봉선화는 손톱에 물을 들이거나 장독 주변에 심어 잡귀를 쫓아내는데 사용했다고 하는데, 봉선화는 꽃 색깔에 따라 남다른 의미가 깃들어 있다고 한다.

"붉은 꽃을 피우는 식물들 중에 간혹 흰 꽃을 피우는 개체들이 나타납니다. 그런데 우리 선조들은 흰 꽃을 피우는 개체들은 약 성이 높다고 생각해 왔거든요, 그래서 흰 민들레, 흰 접시꽃, 흰 봉선화의 경우 약재로 귀하게 여겨왔습니다."

**신창호 연구관 / 국립수목원 전시교육과**

다른 색깔의 봉선화에 비해 약 성이 높다고 알려진 흰 봉선화. 그렇다면 한성수씨는 이 흰 봉선화를 어떻게 사용한 것일까?

"흰 봉선화 건초를 사용해요. 꽃은 말리는 과정에서 자연스럽게 떨어졌고요, 효능은 뿌리나 잎이나 줄기, 꽃 똑같대요. 그래서 저희는 건초로 말려서 끓여 마시고 있어요."

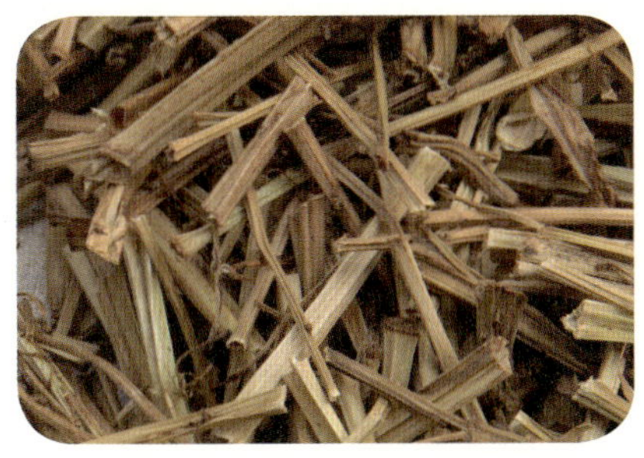

| 흰 봉선화 건초 사진

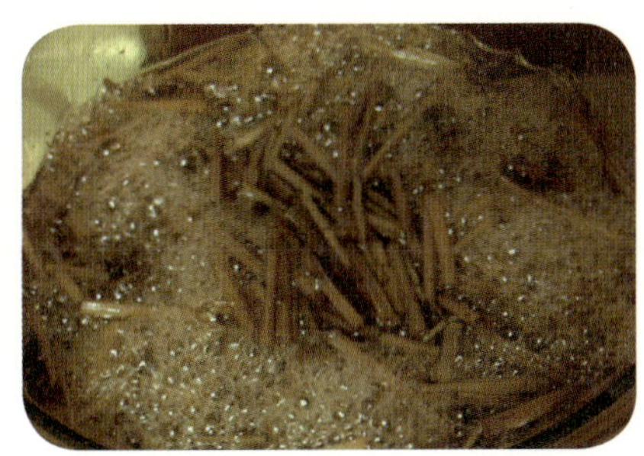

| 달인 물

잘 말린 흰 봉선화 건초 약 40g에 물 1.5리터를 넣고 30분을 팔팔 끓인 후, 약한 불에 2시간 가량 더 끓여준다. 이렇게 완성된 흰 봉선화 끓인 물은 섭취법이 중요하다. 우선 흰 봉선화의 강한 약성 때문에 한 달 미만으로 복용을 해야 한다.

"20일 정도 이상 먹으면 골밀도가 낮아져서 골다공증 올 수 있다 해서, 우리 남편은 30일, 딱 한 달 먹었습니다."

두 번째, 그냥 물 마시듯이 꿀꺽꿀꺽 마시면 안 된다.

"빨대 꽂은 다음에 구부러지는 이걸 거의 목젖에 두고 쪽 빨면 입안에 안 고이고 바로 넘어가게 해야 합니다. 봉선화가 독해서 치아를 녹일 수 있다는 애길 들어서 안전하게 마시려고 이렇게 마셔요."

"흰 봉선화는 문헌에 독 있다고 나와 있고, 투골초라고 뼈 녹이는 작용 있어요. 그래서 예전엔 생선의 뼈가 목에 걸릴 때 이 즙 먹기도 했는데, 주의할 점은 치아에 닿는 것. 치아에 닿으면 치아를 손상시킬 우려 있어요."

**이병삼 한의학 박사**

순백의 빛깔과는 달리 강한 독성을 지니고 있다는 흰 봉선화, 한성수 씨는 치아를 녹일 만큼의 그 엄청난 독성이 자신의 병을 치유하는 열쇠가 된다고 믿고 있었다. 그래서 이렇게 빨대를 꽂아 한달 간, 하루 4차례씩 마셨다.

"한 열흘 정도 되니까 소변과 대변에 하얀 노폐물이 나오는 거 눈으로 확인했어요. 그게 혹시 돌이 녹은 건 아닌가 그런 생각 많이 했지요."

중국의 한방의학서인 〈중약대사전〉에 따르면, 흰 봉선화는 단단한 것, 즉 뭉친 혈을 풀어준다고 기록되어 있다.



**이병삼한의학박사**

흰 봉선화를 먹기 시작하면서부터 간의 통증이 사라졌다는 한성수씨. 과연 그의 말대로 간에 있던 담석들이 사라졌을까? CT촬영을 통해 확인해보았다. 그런데 검사 결과 그의 간에는 여전히 담석이 남아있었다.



**천상배 내과전문의**

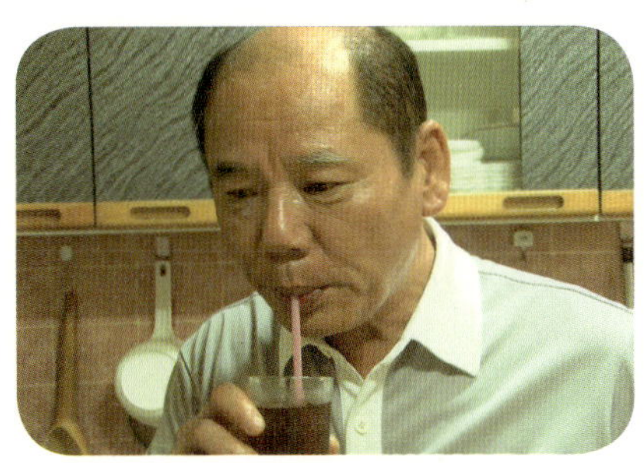

| 빨대 꽂아 마시는 모습

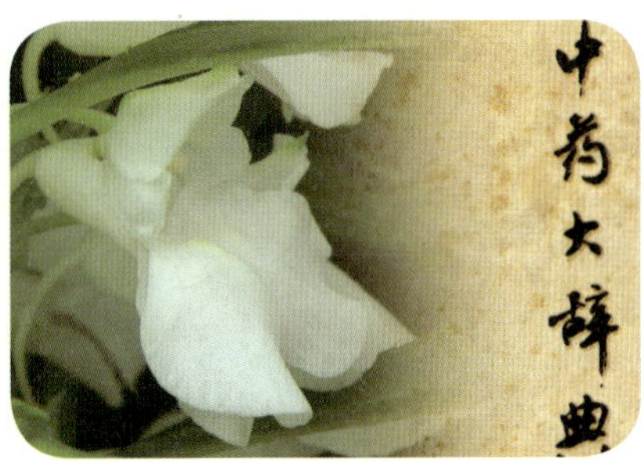

| 〈중약대사전〉 표지, 흰봉선화 사진

그렇다면 흰 봉선화는 한성수씨의 건강에 어떤 영향도 끼치지 못한 것일까?

"사진 결과가 중요한 게 아니고, 내 몸이 편하고 통증 없으니까 그게 살 것 같다는 얘기죠, 그게 흰봉선화 끓인 물을 복용한지 만 6개월 됐는데, 그 동안 한 번도 통증 없었고 먹을 당시 불안한 감도 있었는데, 전혀 통증 없는 게 신기할 정도죠."

그렇다면, 흰 봉선화가 그의 담석을 제거할 수는 없었지만 통증은 멎게 해 준 것일까?

"처음 응급실에 갔을 때 나타났던 염증소견, 담석 주변의 염증들은 현재 없어진 상태입니다."

**천상배 내과전문의**

실제로 한 논문에 의하면 봉선화가 신체 내 염증 생성을 억제하는데 도움을 준다고 보고된 바 있다. 그렇다면 흰 봉선화의 어떤 성분이 염증을 완화시키는데 도움이 된 걸까?

"흰 봉선화엔 다양한 성분들이 있습니다. 가장 대표적인 성분이 사포닌, 코세틴.캠페롤등 입니다. 특히 캠페롤 성분은 항염, 항균, 항암 작용이 뛰어난 것으로 알려져 있습니다."

**염창환 가정의학과 전문의**

통증으로 괴로웠던 한성수씨의 하루 하루를 흰 봉선화 꽃이 견딜 수 있게 도와 준 것은 맞다. 그러나 지금까지 살펴보았듯이 함부로 먹으면 위험성이 있는 식물이니 섭취를 생각할 때는 반드시 주의가 필요하다.

# 발효액&올리브 오일

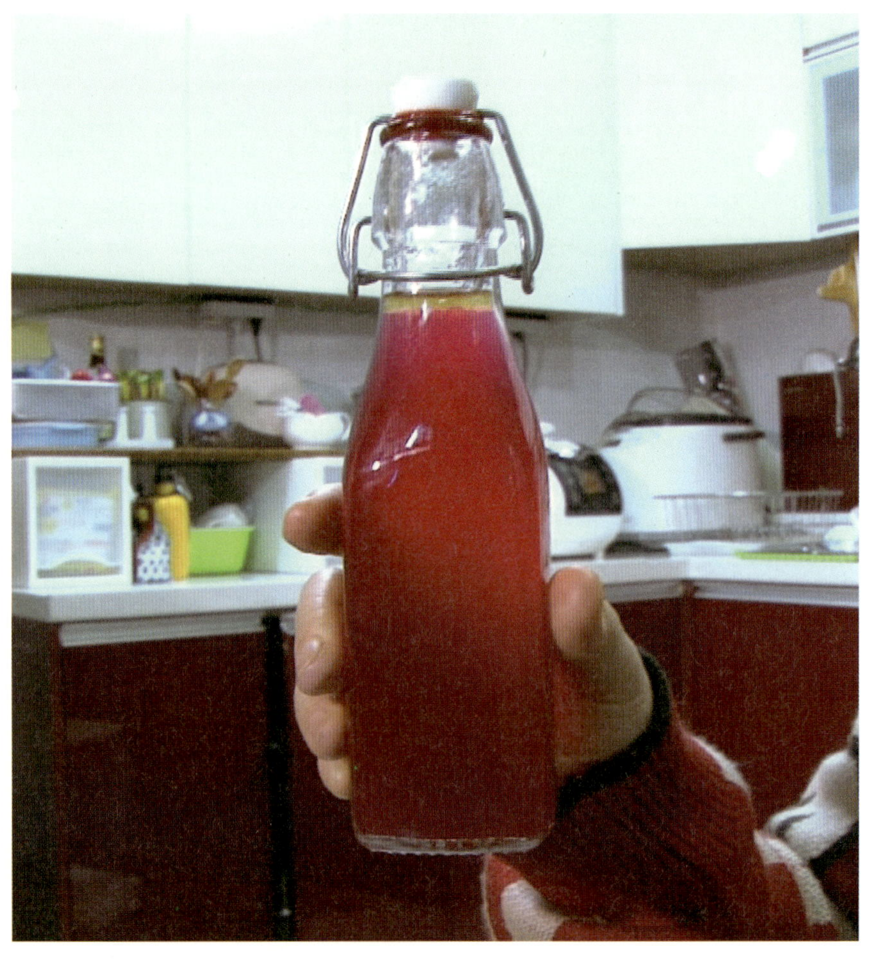

# 발효액과
# 올리브 오일로
# 간을 청소한다

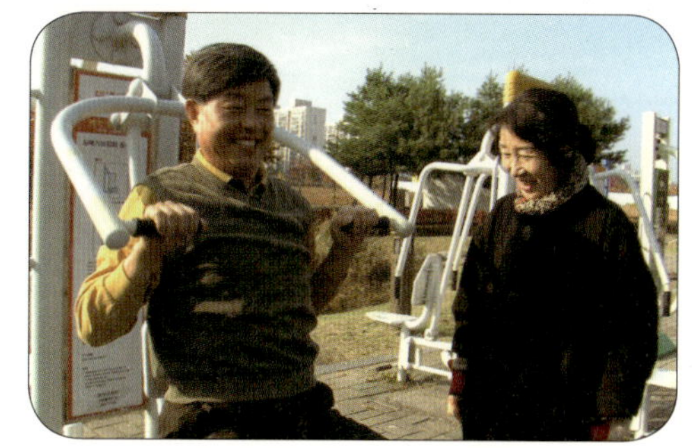

안산의 한 공원에서 매일 매일 운동 삼매경에 빠져 있는 박성배, 천용심 씨 부부가 있다. 이들 부부는 운동뿐 아니라 식이요법등 건강에 특별히 신경을 쓰고 있었는데 거기에는 남다른 사연이 있다.

"저희들이 사실 건강이 안 좋은 부부입니다. 저는 13년 전에 설암 수술을 했고, 제 아내 역시 모습은 건강해 보이지만 신장이 기형인 건강 상태로 살아왔습니다."

어렸을 때부터 선천적 신장 기형으로 몸이 약했다는 아내, 그리고 건강했던 남편 역시 지난 2000년, 전체 암 중 2%에도 못 미치는 희귀병인, '설암'에 걸린 것이다. 이들 부부는 그 뒤로 민간요법을 공부하기 시작했고, 그 때 '해독'에 관심을 갖게 됐다.

"제가 1차 2차 암세포가 전이가 된 이후에 민간요법인 해독요법을 하게 됐습니다. 해독하면서 건강이 좋아지는 걸 알았고, 저 뿐만 아니라 집

101

사람이 해독에 대한 효과를 많이 본 사람입니다."

암 환자인 남편보다 해독 요법을 더 열심히 실천하는 것은 다름 아닌 아내 천용심씨였다.

"오십견 수술하러 갔더니 초음파 검사를 하더라고요. 간 초음파 검사를 했더니 쓸개에 돌이 20~30개 있다고 해서 내과를 가라고 했는데 그 뒤로 굉장히 힘들었어요."

쓸개에 돌이 생기는 질병으로 알려진 '담석증'. 당시 찍었던 초음파를 살펴보면 육안으로도 여러 개의 담석을 확인할 수 있다. 담석증은 콜레스테롤이 분해되지 않고, 비정상적으로 축적돼 담석이 생기는 병으로, 초기에는 증상이 없지만, 뒤늦게 발견되면 이미 쓸개 등의 장기에 염증이 생겨, 간 질환까지 유발하고 뿐만 아니라 엄청난 통증이 따른다고 한다.

딱 총으로 가슴을 쏴버린 것 같은 느낌으로 온 몸으로 그 아픔이 퍼져나가더라고요. 시간이 지날수록 끔찍한 복통을 겪었다는 천용심씨. 진통제를 맞으며 하루하루를 버텼다. 그렇게 고통스러워하는 아내를 보며 남

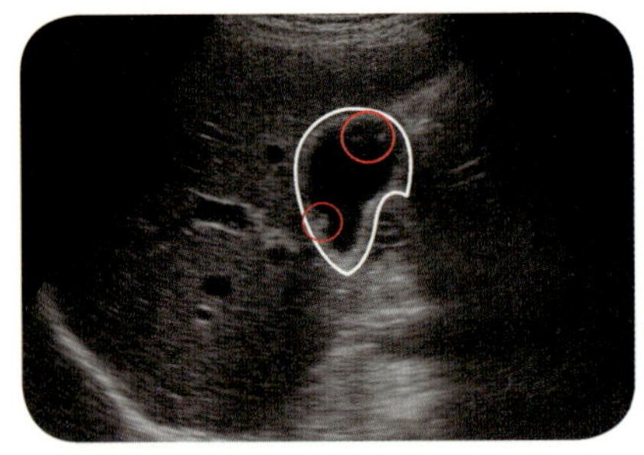

| 초음파

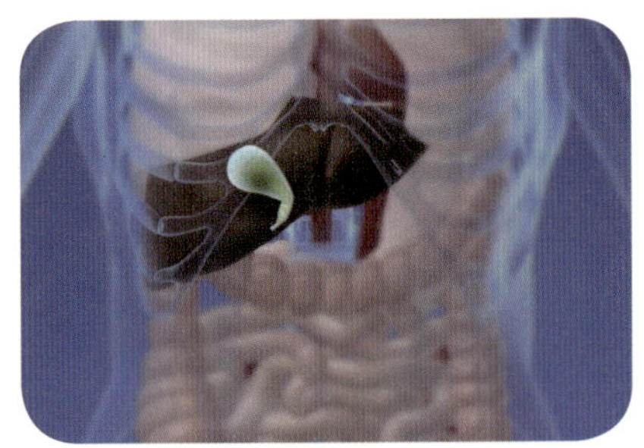

| 담석증



발효액&올리브 오일

편 또한 괴로운 나날을 보냈다.

"집사람이 건강에 좋다고 하는 걸 다 했고, 최선을 다 했는데 이런 일이 생기니 이제 회복이 불가능한 건 아닌지 하는 굉장한 공포감이 있었습니다. 안타까웠고요. 더군다나 건강한 사람이라면 좋은데 건강하지 못한 아내였기 때문에 더 큰 걱정이 됐어요."

상태가 심해지자 천용심씨는 결국, 쓸개를 제거해야 한다는 진단을 받았다. 하지만 신장이 기형이어서 평생 불편함을 겪었던 그녀는 몸 속 장기를 없애는 것에 대한 두려움이 컸다.

그때 천용심씨는 간 청소에 대해 알게 되었다고 한다.

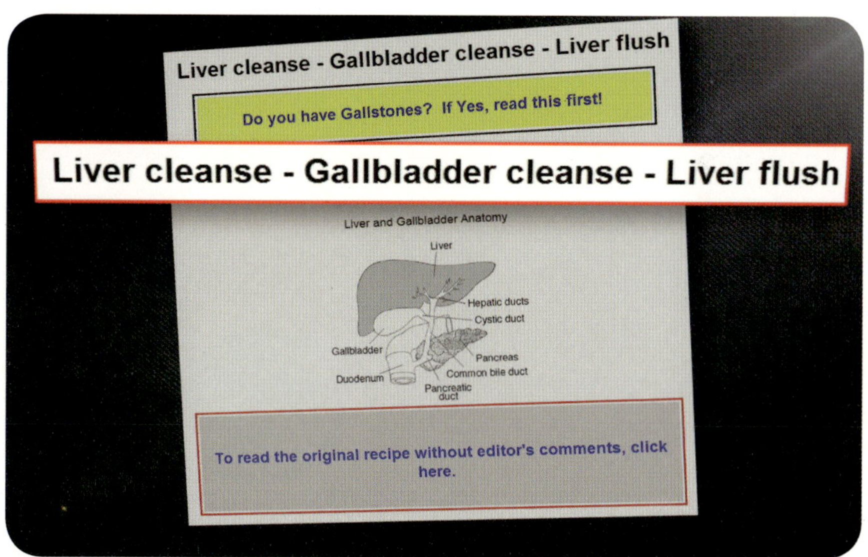

# 한 잔의 음료로 간을 청소한다?

"아팠으니까 병원에 갔는데 쓸개를 떼어내는 수술을 하지 않으면 다른 방법이 없대요. 그러다가 지인한테 간 청소를 한 번 하면 좋아질 수도 있다는 소개를 받게 됐어요."

이름도 생소한 '간 청소'. 우리 몸에서 75% 이상의 해독 작용을 담당하고 있는 중요한 장기, 간! 그런데, 이 간을 청소하는 방법이 있다? 그게 과연 가능한 일일까?

그런데 뜻밖에도 해외의 한 의학 잡지에서 간 청소를 소개하고 있었다. '간 정화요법', '간 세척' 등 다양한 용어로 불리고 있지만, 보통은 '간 청소'라 통용되고 있다고 한다.

그럼 도대체 간 청소란 어떻게 하는 것일까? 천용심씨가 그 비법을 알려주겠다며 보여준 것은 한 잔의 음료이다.

"우리 부부 몸을 정화시켜주는 비결이에요. 이걸 그냥 먹기만 하면 돼요."

이 정체불명의 음료를 마시기만 하면 간이 청소된다? 이것이 간 건강을 되찾아준 그녀만의 해독 요법이라는데. 이들 부부는 벌써 3년 째, 주기적으로 이 음료를 마셔왔다고 한다. 맛은 어떨까?

"아주 느글느글 거립니다. 효과를 인정하기 때문에 먹는 것이지 건강식품으로 먹기는 힘듭니다."

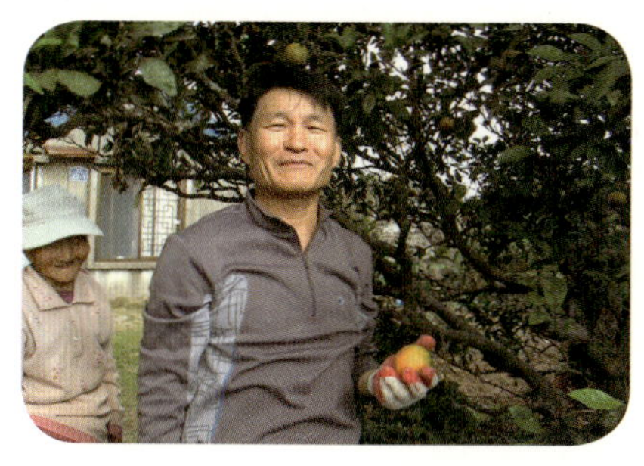

| 장흥선씨 사진

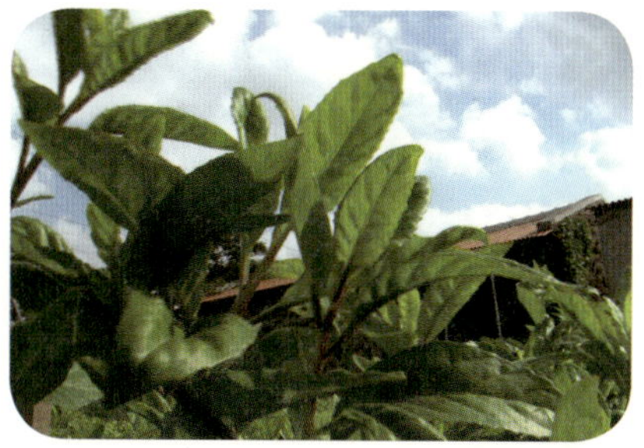

| 명월초

색은 고와도 이상한 맛 때문에 먹기가 불편하다는 음료. 대체 그 정체가 무엇일까?

"이걸 전해주신 분이 제주도에 계시는데 거기 가서 물어보시면 자세히 알 수 있습니다."

# 제주도의 해독초

간을 청소하는 음료의 비밀을 알고 있다는 제주도. 이곳에서 직접 간 청소 음료를 만든다는 장흥선씨를 만났다.

"이것이 몸을 정화해주는 해독초입니다."

겉으로 보기에는 녹차 잎이나, 고추 잎을 닮았는데, '해독초'의 정체는 무엇일까?

"이게 우리 몸을 정화하고 피를 맑게 해 주는 명월초에요."

잎의 정체는 다름 아닌, 명월초! 동남아의 더운 지방이 원산지기 때문에 제주도에서 잘 자란다고 한다. 특히 일본에서는 암 환자 치유제로 연구되면서 생명을 구한다 하여 '구명초'로도 불린다.

"내가 10년 넘게 몸을 정화시켜주는 요법을 하고 있어요. 혈액을 맑게 해준다든지, 그러다 보니까 이 명월초가 거기에 좋은 재료가 돼요. 그래서 명월초를 사용하고 있어요."

지난해, 제주도로 이사까지 와서 명월초를 키우고 있다는 장홍선씨. 바로 간 청소 음료를 만드는 가장 중요한 재료 중 하나가 명월초이기 때문이라고 한다. 하지만 간 청소 음료의 재료에는 한 가지만 들어가는 게 아니라고 한다.

"이것도 내 몸을 정화해주는 다른 재료인 백년초라는 열매입니다."

제주도의 대표적 특산물인 손바닥 선인장이라고도 불리는 백년초. 제주도에서는 예로부터 위의 통증과 해열제로 쓰이던 식물이다.

"백년초에는 보이지 않는 가시가 있어서 위험해서 가시를 제거한 다음 즙을 짜서 명월초와 같이 사용하고 있어요."

간 청소 음료의 재료로 쓰인다는 백년초는 보라색의 항산화 물질인 안

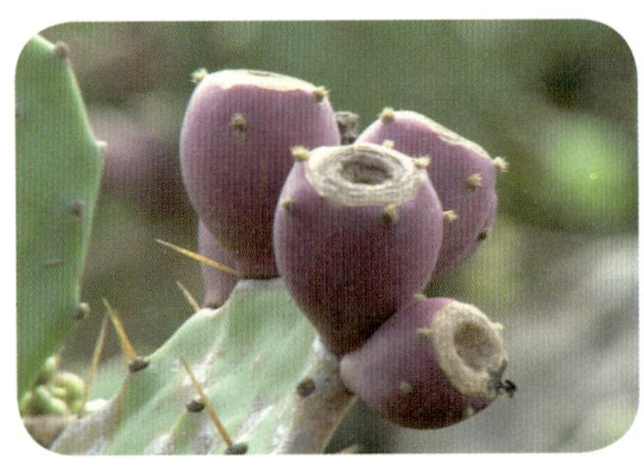

| 백년초

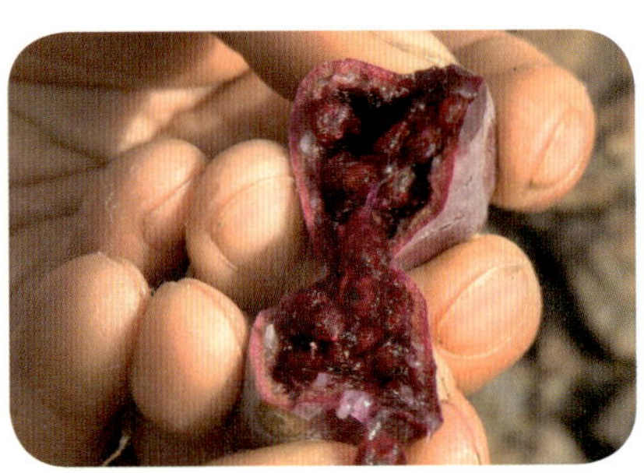

| 레드비트



발효액&올리브 오일

토시아닌이 풍부하다.

간 청소에 사용되는 특별한 또 한 가지가 있다. 역시 제주도의 특산물이자, 항산화 물질이 풍부하다는 비트가 바로 간 청소를 위한 마지막 재료라고 한다.

"베타시아닌이라는 항산화 성분이 풍부한 레드비트, 안토시아닌이 풍부한 백년초, 게르마늄과 유황 성분이 많은 명월초는 대표적인 '힐링 3인방 채소' 라고 볼 수 있습니다 이 세 가지가 모여서 천연해독작용이 강화돼 혈액을 정화하고 인체에 있는 노폐물 배출을 원활하게 하는 효과가 배가 될 수 있습니다."

**김소형 한의사**

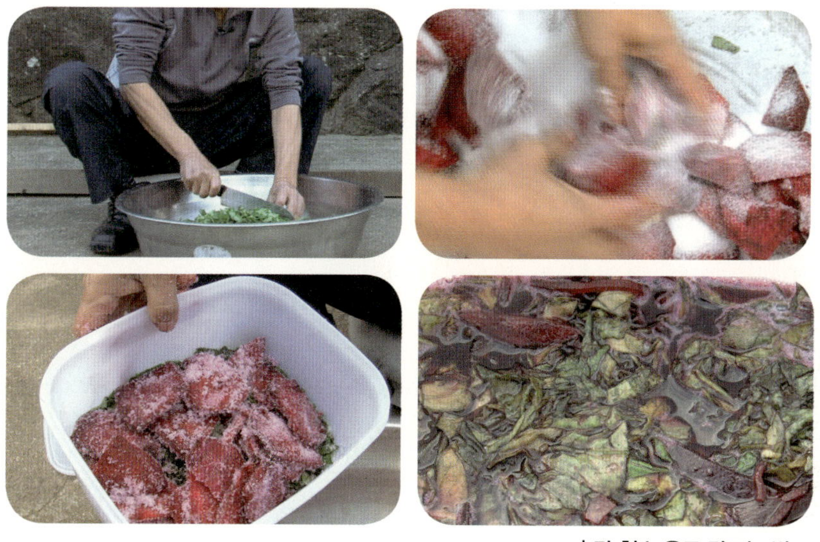

| 간 청소 음료 만드는 법

힐링 3인방 채소로 만든다는 장홍선씨의 간 청소 음료의 비밀. 우선, 명월초와 비트는 잘 썰어서 설탕과 1:1 비율로 섞어 발효액을 담근다. 여기서 중요한 것이 두 가지 재료를 따로 담지 않고 한 통에 담아 3개월 숙성하는 게 첫 번째 비법. 그리고 숙성이 끝난 명월초와 비트 발효액을 걸러내 섞은 후, 여기에 백년초 즙을 넣고, 물과 1:1로 희석시킨다!

그리고 여기에 두 번째 비법, 중요한 것이 또 들어간다.
"이게 마지막 재료입니다."
마지막으로 공개되는 노란 빛깔의 액체! 이것이 들어가야 간 청소 음료가 비로소 완성된다는데.
"올리브유에요. 이게 간 청소에 꼭 들어가는 필수 재료 중 하나입니다."

간 청소 음료의 마지막 재료는 다름 아닌 건강에 좋다는 올리브유이다. 올리브유는 열매를 그대로 착즙해 기름을 만들기 때문에 영양소가 더욱 풍부하다고 한다.

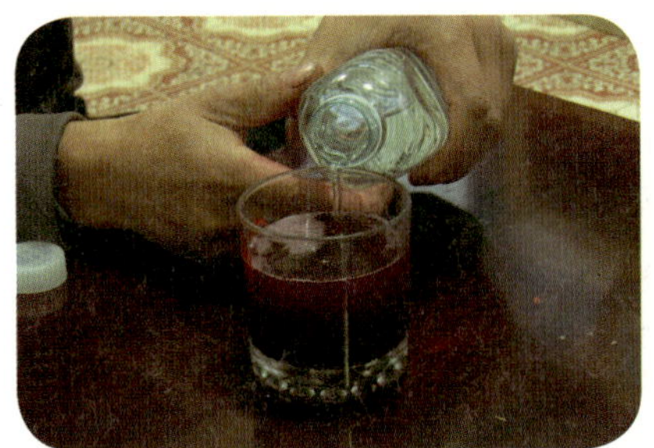

| 백년초 넣고 생수를 넣는다.

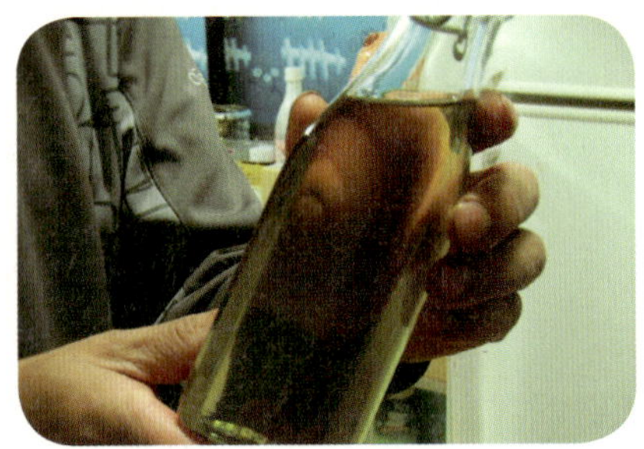

| 올리브 기름

     발효액&올리브 오일

"올리브유에 함유된 스쿠알렌이나 식물성스테롤, 토코페롤은 우리 몸에서 항산화 면역 기능 증강 향균작용을 하면서 혈액이나 장기에 쌓여있는 노폐물을 해독시켜 줍니다."

**이건순 국립 한국농수산대학 가정학박사**

명월초와 비트의 발효액과 백년초 즙을 섞은 후 올리브유를 3분의 1 정도 컵에 따라 섞으면 드디어 간 청소를 위한 음료가 완성된다. 장홍선씨는 10년 동안 이 음료를 주기적으로 먹어왔다는데, 나름의 법칙도 있다고 한다.

"200mg을 만들어서 한 달에 한 2번, 그러니까 하루는 저녁을 먹지 말고 공복에 2시간 간격으로 먹는 게 좋습니다."

사실 그가 간 청소 음료를 마시기 시작한 것은 10년 전 두통과 눈이 피로한 증상 때문이었다. 병원에 가도 뚜렷한 병명이 없었던 그는 민간요법에 의지해 간 청소를 해봤다고 한다.

"제가 13년 전에 눈이 너무 아프고 사물이 2개씩 보이고 어깨가 결리고 심장병도 좀 있었고 그래서 건강에 관심이 많았는데 어느 지인이 간 청소라는 것을 알려주더라고요. 그래서 해보니까 눈 아픈 것도 없어지고 어깨 결린 것도 없어지고 혈액순환이 잘 되니까 심장도 많이 좋아진 것 같아요. 그래서 제가 간 청소를 알게 됐습니다."

실제로 간 청소의 유례는 1년에 2번씩 올리브 기름을 마시는 인디언들의 의식에서 시작됐다. 현대에 와서 미국의 의학박사들이 인디언들의 간 청소를 연구하면서 민간요법으로 전파되기 시작했다. 특히 온라인을 통해 알려진 간 청소 방법을 살펴보면, 장홍선씨처럼 발효액이나, 레몬즙, 과일주스를 준비한 뒤 기름에 섞어 먹는 방식이었는데. 여기서 중요한 것은, 음료의 재료는 달라도 올리브유와 같은 식물성 기름은 공통적으로 들어가는 것이다. 특별한 이유라도 있는 걸까?

"간 해독을 할 때 필수적으로 먹게 되는 게 기름성분 인데요, 기름을 먹게 되면 담즙이 분비되게 돼 있습니다. 그런데 다량의 기름을 먹게 되면 소화 작용에 의해서 모아져 있던 담즙이 한꺼번에 쏟아지게 되는 거죠. 그 때 담관에 막혀있던 독소들, 찌꺼기들이 몸 밖으로 빠져 나가는 그런 원리입니다."

**박준상 한의사**

우리 몸은 기름 성분을 먹게 되면 이를 분해하고 소화시키기 위해 간에서 담즙을 분비한다. 간 해독은 이러한 담즙의 역할을 이용한 것인데, 다

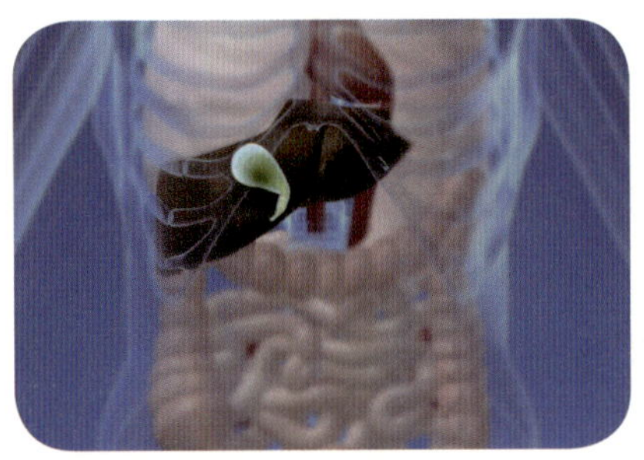

| 담즙

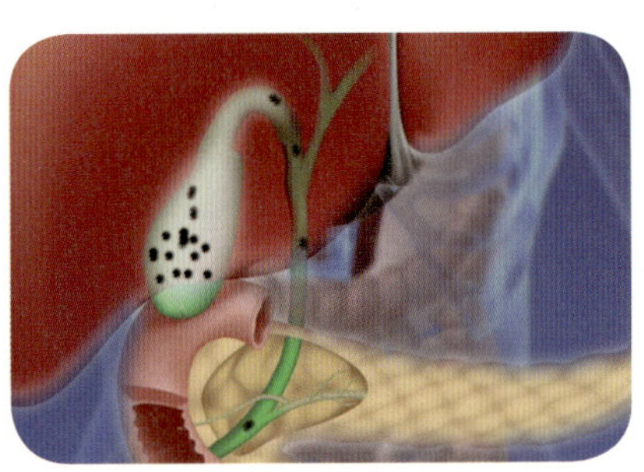

| 간 해독 원리



발효액&올리브 오일

량의 기름이 흡수되면 간에서 많은 양의 담즙이 일시에 쏟아져 나오고, 이때 간의 노폐물이 함께 쓸려 나오는 현상이 발생한다는 것이다.



**김진목 통합의학센터 교수**

간 청소는 민간요법이기에 저마다의 여러 방법들이 알려져 있는데 보통은 공복 상태에서, 거부감 없이 기름을 먹기 위해 발효액이나 레몬즙 등을 섞어 먹는다고 한다. 하지만 아직까지 의학적으로 연구된 내용은 없다는데. 그렇다면, 간 청소를 하고 나면 몸에 어떤 변화가 있을까?

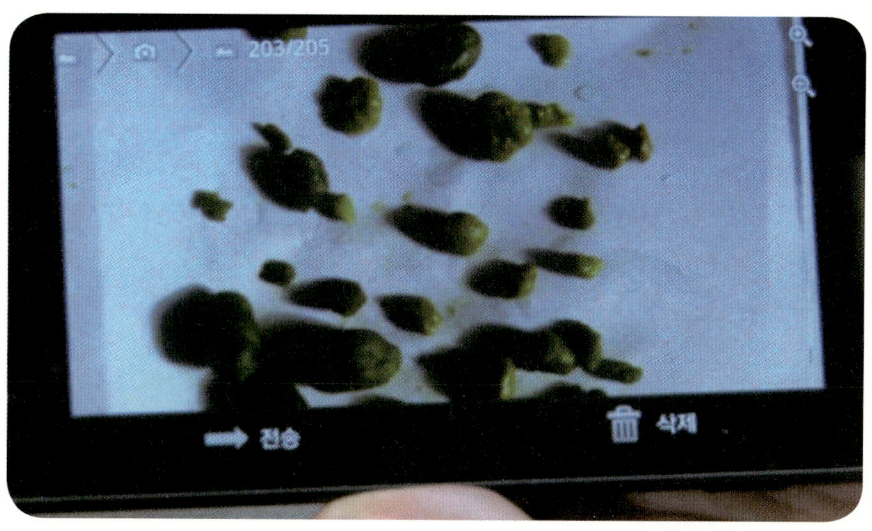

| 노폐물이 빠져나온 사진

"이게 제가 간 청소하고 다음 날 몸에서 빠져 나온 것들입니다. 보통 변은 가라앉고 콜레스테롤 같은 노폐물들은 위에 뜹니다."

이것이 간 청소 음료를 마시고, 다음날 대변을 봤을 때 장홍선씨의 몸에서 나온 것이다. 그렇다면 장홍선씨로부터 간 청소 음료를 소개받았던 천용심씨도 정체불명의 녹색 덩어리가 배출됐을까?

놀랍게도 그녀 역시 대변을 통해 딱딱한 뭔가가 나왔다고 했다. 놀라운 것은 이뿐만이 아니었다.
"초음파 검사를 했더니 콜레스테롤 담석이 없어졌대요. 변으로 다 나온 거예요."

간 청소를 하니 몸에 있던
콜레스테롤 담석이 사라졌다?

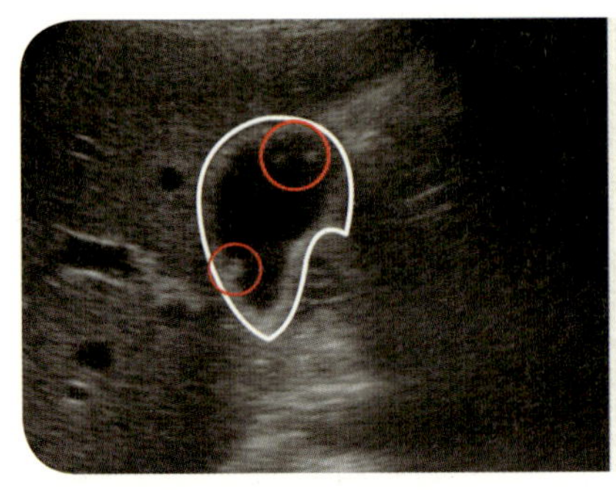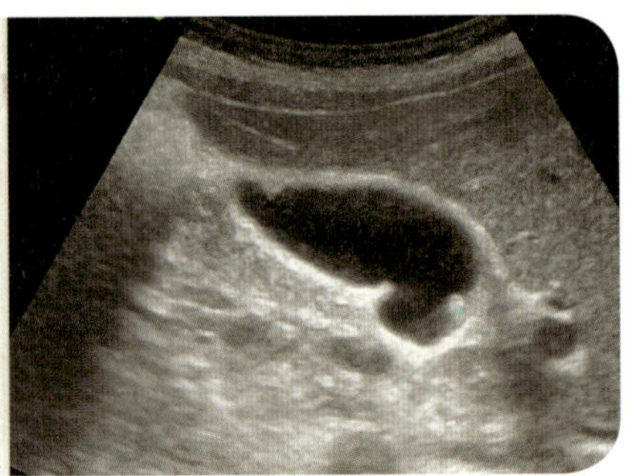

| 초음파 검사 사진 전후 비교



발효액&올리브 오일

　실제로 그녀의 초음파 사진을 살펴보니, 몸에 있던 담석이 간 청소를 하고 난 며칠 뒤 사라진 것을 확인할 수 있었다.  그 후부터 3개월마다 간 청소 요법을 꾸준히 실천해오고 있다는 천용심씨.

　"피곤함도 없어지고요, 얼굴에 여드름이 많아서 땀구멍마다 염증이 생겼었는데 그것도 깨끗해졌고요. 굉장히 뭐랄까, 활기차다고 해야 할까? 염증이 없으니까 약도 안 먹고 병원을 안 가게 됐어요."

　그런데 간 청소를 하고 난 뒤, 대변을 통해 뭔가의 물질이 나왔다고 주장하는 사람들은 이들 뿐만이 아니었다. 여러 인터넷 민간요법 카페에서도 그 사실을 확인할 수 있었다. 그렇다면 도대체 간 청소 후 대변으로 배출되는 정체불명의 물질은 무엇일까?

　"간에서 박혀 있었던 콜레스테롤 덩어리입니다. 자는 동안 혈액을 타고 모든 독소가 간에 모이게 되는데 간의 기능이 떨어지면서 해독 능력이 떨어지면 거기에 독소가 쌓입니다. 그것이 해독요법을 통해서 배출되는데 녹색 콜레스테롤 덩어리로 나타나게 됩니다."

박준상 한의사

# 간 해독으로 녹색 콜레스테롤 덩어리가 배출된다?!

"간 해독을 하고 나서 변기를 보면 지방이 둥둥둥 뜹니다. 간혹 어떤 환자들은 굉장히 딱딱한 덩어리가 나와요. 그런 것은 담석이라고 볼 수밖에 없겠죠."

**김진목 통합의학센터 교수**

간 청소로 담석이 배출될 수 있다? 하지만 아직은 간 청소가 의학적으로 검증된 치료법이 아니라는 의견이 분분하다.

"우리가 좋은 음식을 먹게 되면 간을 해독하는 효과가 있습니다. 독소를 제거하기 때문에 그렇지만, 우리가 어떤 음식을 먹었다고 해서 이미 생긴 담석을 배출하거나 없애는 것은 없습니다. 현실적으로 간 정화요법을 통해서 담석을 정화한다는 것은 현대 의학적으로 설명될 수 없습니다."

**염창환 가정의학과 전문의**

간 청소 후 나오는 것이 담석이라는 증거가 없다? 그렇다면 천용심씨의 쓸개에 있던 담석들이 간 청소 후 사라진 것은 어떻게 설명할 수 있는 것일까?

"담석은 성분에 따라 여러 종류가 있는데요, 순수하게 콜레스테롤로

　　발효액&올리브 오일

구성된 담석의 경우에 아주 드물게 지방의 분해과정을 거쳐 제거될 수도 있지만 매우 희박하며 대부분의 담석은 배출되거나 소멸하기가 어렵습니다."

**변정수 가정의학과 전문의**

하지만 오히려 의학계에서는 이러한 무분별한 간 청소에 우려의 목소리가 높다.

"올리브 오일이 반 컵 정도 들어간다면 열량이 거의 1000kcal가 넘습니다. 그러면 지방간을 악화시키거나 간에 무리가 훨씬 많이 갑니다. 그래서 간 정화가 아니라 오히려 간에 부담이 되는 요법이 될 수 있습니다."

**박민선 서울대학교 가정의학과 교수**

의학계에서도 의견이 분분한 간 해독요법, 일명 간 청소! 그래서 제작진은 직접, 그 효과를 알아보기 위해 실험을 진행해보았다. 실제로 현재 건강 상태가 안 좋거나, 이유 없이 몸이 아픈 사람들을 대상으로 간 청소

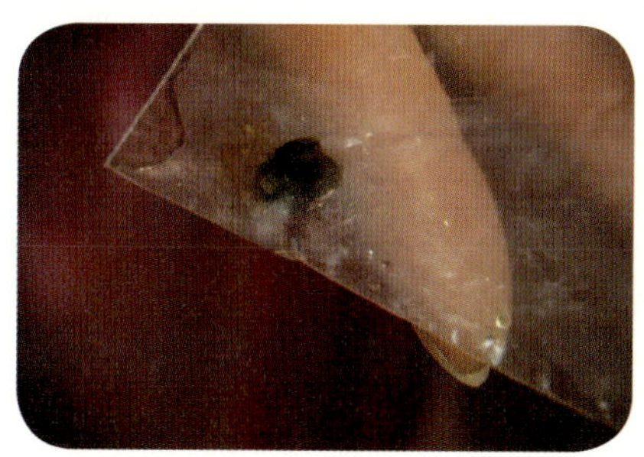 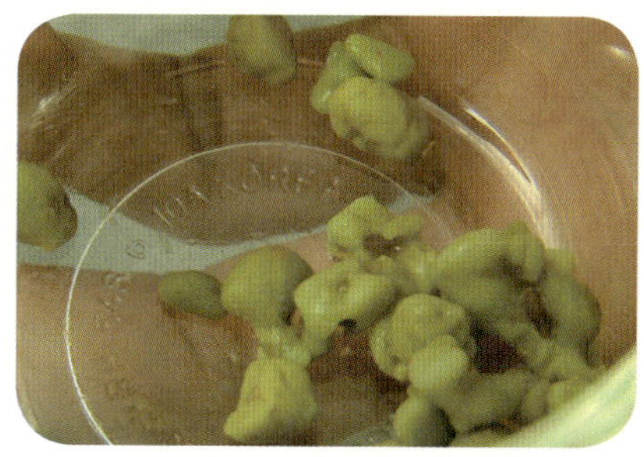

| 노폐물 덩어리들

에 대한 충분한 설명과 동의 하에 3명의 실험자를 선정했다.

**사례자 1** 작년 7월에 유방암 3기 진단을 받고 수술
항암을 하니까 몸에 독소가 많이 남아 있을거라 생각

**사례자 2** 술자리가 많은 편
간에 숙취 때문에 피로도 많이 가고 무리가 가는 편

**사례자3** 최근 고혈압, 동맥경화 진단
평소에 인스턴트나 안 좋은 식품을 많이 섭취

간 청소에 앞서, 먼저 실험에 참가한 사람들의 몸 상태를 점검하고, 수년 간 간 청소를 시행했다는 전문 한의사에게 간 청소의 방법에 대해 자세한 설명을 듣는 시간을 가졌다. 간 청소에 공통적으로 들어가는 식물성 기름과 사람 체질에 따른 재료를 처방 받은 뒤 1박 2일 동안 간 청소 음료를 마시게 했다. 과연 실험 참가자들에게는 어떤 변화가 있을까?

첫 번째 실험 참가자에게서는 덩어리가 나왔다. 두 번째 실험 참가자는 더 많은 양의 덩어리가 나왔지만 간 청소 기간 동안 매우 힘들었다고 했다.

"굉장히 힘들었어요. 마실 때도 힘들고 마시고 나서 머리 아프고 속도 더부룩하고 구토도 해서 힘들었는데, 이걸 마시고 나서 배출을 하고 나니까 굉장히 많은 게 뜨더라고요. 그 다음날 평소보다 가볍게 일어날 수 있었던 것 같아요."

 발효액&올리브 오일

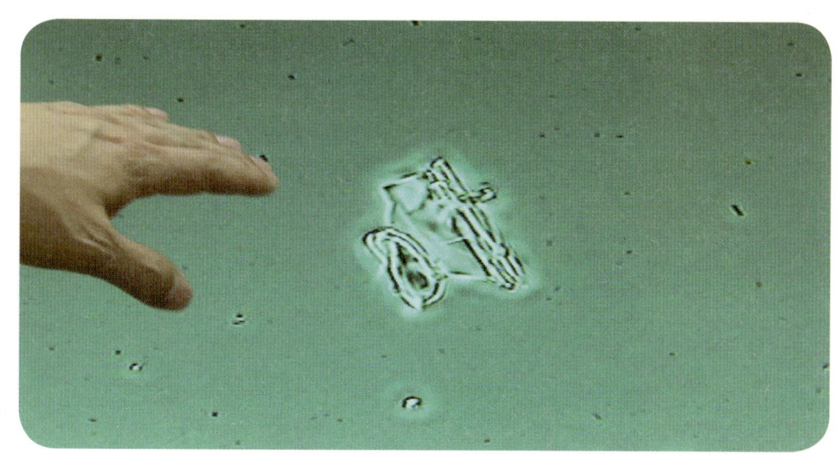



그러나 세 번째 참가자는 오히려 자신의 몸과 간 청소가 맞지 않았다는
데!

"오히려 몸이 힘들고 일상생활 하는데 피곤하고 걸어 다니는데 지치는
게 느껴져서 별로 저는 좋지 않았던 것 같아요."

참가자들 3명은 각기 다른 결과를 얻었다. 그렇다면, 참가자 2명의 몸
에서 나온 덩어리들의 실체는 무엇일까? 우리는 정밀 성분 검사를 해보
기로 했다. 과연 어떤 결과가 나왔을까?

"콜레스테롤이라든지 이런 지방 물질들이 혼재돼 있는 것이 덩어리
형태로 보여지고 있어요. 시료 속에는 다양한 박테리아균이 검출됐습
니다. 특히 크리스토리듐이라는 균과 황색포도상구균도 검출됐습니
다. 이런 균들은 면역력이 떨어졌을 때 염증으로 발전될 수 있는 균이

라 볼 수 있습니다."

**서범구박사 / 한국과학기술원 산하협력단**

그런데, 이런 다량의 균은 일반 대변에서도 발견될 수 있는 건 아닐까?

"아니죠. 건강한 사람들에게는 이런 균이 다량으로 보이기는 어렵고요, 염증이 유발되기 전 단계라든지 건강 상태가 면역력이 떨어져 있다든지 하는 이런 경우에는 이런 균들을 많이 볼 수 있습니다."

**서범구박사 / 한국과학기술원 산하협력단**

우리는 간 청소 실험에 앞서 참가자 3명의 건강상태를 점검해 봤는데 간 청소를 하고 난 다음, 다시 건강상태를 점검했을 때 변화가 있음을 확인할 수 있었다.

"공통적으로 좋아진 게 콜레스테롤이라고 볼 수 있는데 콜레스테롤이 정상보다 비교적 높았는데요, 약 15~20% 해당할 만큼 많은 양이 떨어졌어요. 확실히 그런 면에서는 효과가 있는 것 같고요. 면역력이나 간 기능에서는 큰 차이를 보이지 않았어요."

**조성연 스포츠 의학 전문의**

간 청소 전후의 건강 상태 결과에 따르면, 전체적으로 콜레스테롤 수치가 상당히 떨어진 것은 사실이지만, 간 기능에는 큰 차이를 보이지 않았다.



발효액&올리브 오일

자신의 몸속에서 배출된 정체불명의 덩어리가 독소의 흔적이라고 믿고 있는 사람들. 하지만 누구나에게나 효과가 있는 건 아니기 때문에 반드시 주의할 점이 있다.

"간 청소는 상당히 연구할 만한 가치가 있습니다. 몸의 증상이 개선되고 개운할 수 있습니다. 그런데 한 가지, 남이 한다고 해서 같이 하면 낭패를 볼 수 있어. 왜냐하면 인체의 독소량과 간 기능이 사람마다 다르기 때문에 미리 진단과 조사를 해서 시행하는 게 옳다고 봅니다."

**이왕림교수 / 통합의학센터**

그 효능에 대해 좀 더 과학적으로 규명이 되고, 또 내 몸에 맞게 할 수 있다면, 간 청소는 우리에게 큰 도움이 될 것이다.

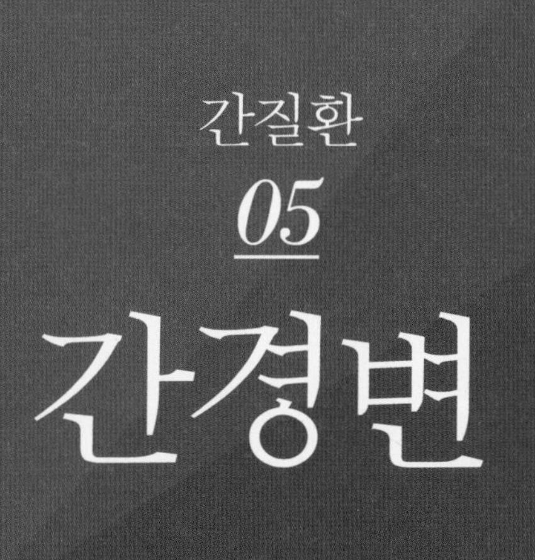

간질환
05
간경변

# 토마토 김치

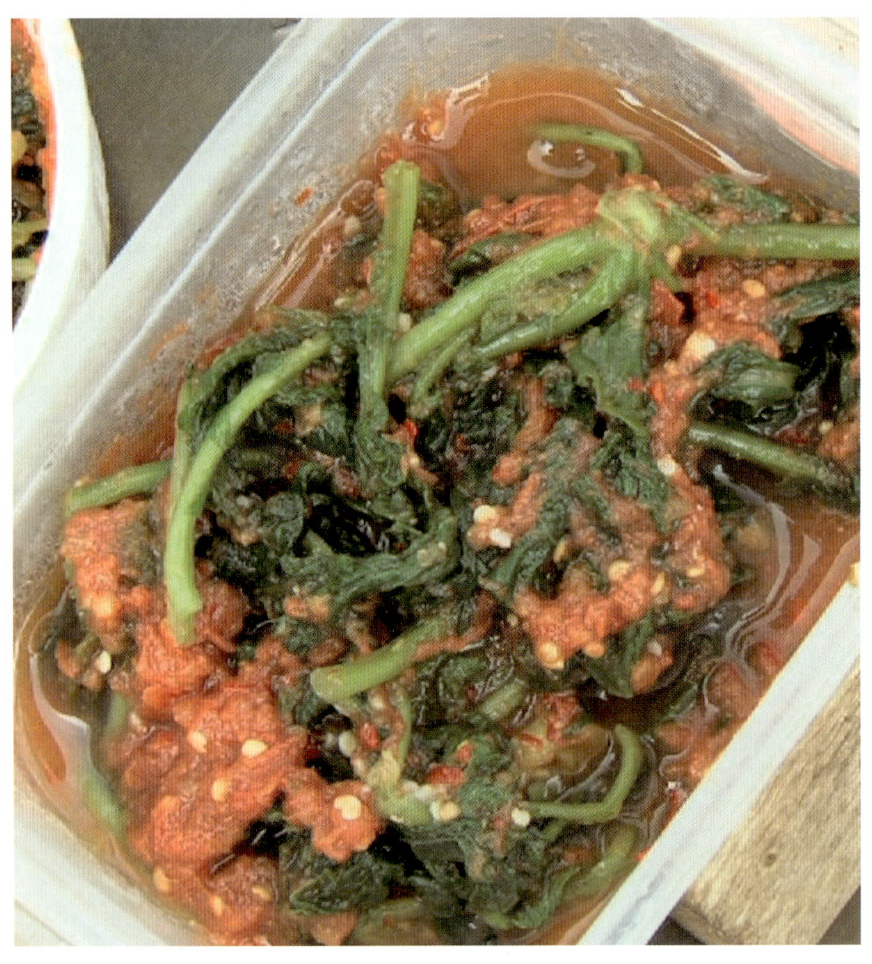

# 김치가 약이 된다?

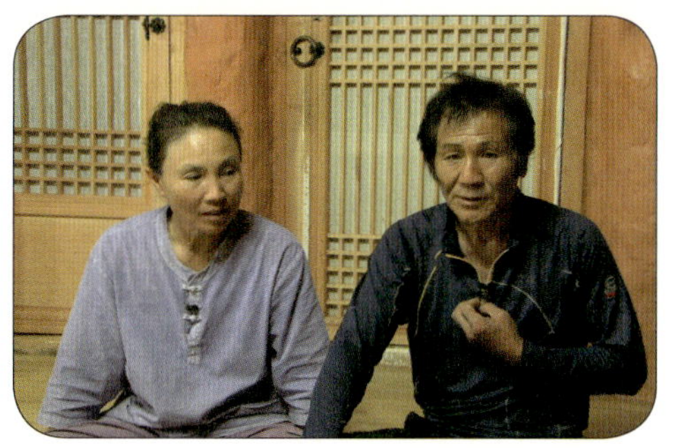

전라도 나주의 산골 마을에는 아주 특별한 김치를 담그는 임윤자씨가 있다. 붉은 빛깔은 우리가 알고 있는 김치가 맞는데 그 맛은 맵지가 않고 달다. 김치가 달다니, 도대체 무엇으로 담은 것일까?

"이게 우리 집의 특별한 김치에요. 토마토 김치."

토마토 김치? 어디서 생전 듣지도 보지도 못했던 그야말로 처음 보는 김치다. 임윤자씨가 빛깔은 강하지만 순한 맛을 내는 이 특별한 토마토 김치를 담기 시작한 것은 바로 남편의 건강 때문이었다.

"2002년도에 간경화가 왔어요. 사업에 실패하다 보니까 인생을 술로 버렸어요. 밥도 안 먹고 양주나 소주만 먹다 보니까 한 4년을 그런 생활하다 보니, 올 것이 와서 결국은 병원에 실려갔어요."

IMF로 인한 사업 실패 후 술에 빠져 살았던 남편, 결국 알코올성 간경변 진단을 받았다. 알코올성 간경변은 간에 염증이 지속되면서 조직이 섬유화 되고 굳어져  간암으로 진행 될 수 있는 무서운 병이다.

"의사가 피 주머니를 들고 달려 다니고 의사 일곱 여덟 명씩 와서 피 넣고 이사람 황달 왔다 이렇게 되면 죽을 것 같구나. 얼마나 심하면 의사들이 뛰어다닐까. 그래서 내가 입원한지 9일 만에 퇴원시켜 달라 그랬어요. 의사가 안 된다고 지금 간이 이상하다고. 너무 신기하게 생겼다고 안 된다고 그러더라고요. 그래도 퇴원시켜달라 그랬어요. 우리 병원에서 나와서 자연식 하자. 우리 원래 시골에 살았었으니까. 시골에 와서 자연식 하자 해서 계속적으로 자연식을 했죠."

병원에서 나와 자연으로 돌아가 자연식으로 병을 치료해 보자고 권한 것은 아내 임윤자씨였다.
"내가 더 이상 못사는구나 그랬는데 집사람은 무조건 퇴원하자고 하니까 그때는 말 할 수 없이 미웠죠."

남편을 살리기 위해 병원이 아닌 자연을 선택한 아내 임윤자씨. 그는 산골 생활을 하면서 직접 기른 채소와 과일로 건강한 자연식 식단을 차렸다. 그 중 가장 먼저 바꾼 것이 김치. 그것도 토마토김치였다.

매일 밥상에 빠지지 않는 것이 김치이기 때문에 더 자주 먹을 수 있었고 건강회복 또한 빨랐다.



토마토 김치

# 임윤자씨의 특별한 토마토 사랑

　임윤자씨는 1년 내내 토마토를 김치 양념으로 사용하기 위해 특별한 방법으로 보관을 하고 있었다. 우선 놀랍게도 토마토 김치를 위한 김치양념 저장창고까지 만들었다. 그 창고를 살짝 들여다보니 한 쪽 벽면을 가득 메우고 있는 붉은 빛깔의 병들이 눈에 띈다. 그 숫자만 무려 백 여 개가 넘었다.

　"토마토에요. 토마토는 그냥 놔두면 오래 먹을 수가 없으니 병에 담아 둔 거에요.오래 두고 언제든지 먹으려고요."

　미국 타임지의 '건강에 좋은 10대 식품' 중 첫 번째로 꼽히는 게 토마토이다. 한의학에서는 '번가'라고 하여 심장이 약한 사람에게 처방을 했다. 임윤자씨가 이러한 토마토의 효능을 알아본 것이다.

　"책을 보니 토마토가 생산 될 쯤이면 의사 얼굴이 빨개진다고 해요. 왜 그러는가 하면 토마토가 몸에 좋기 때문에 환자들이 병원에 찾아오는 일

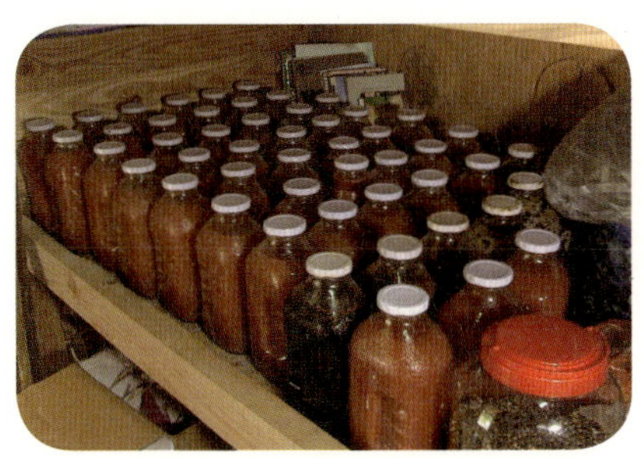

| 김치 양념 저장창고 사진

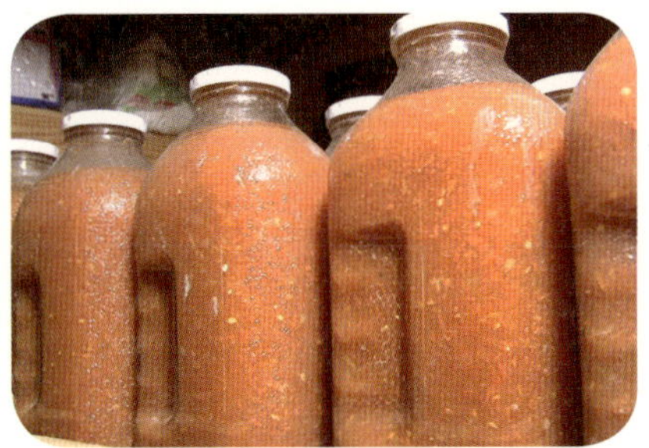

| 토마토 병

이 드물어지기 때문이죠. 토마토가 몸에 좋다는 기사도 있고, 그런데 처음에는 많이 안 먹었어요. 조금 먹고 주스 먹고. 토마토가 맛이 없어서 많이 못 먹었어요 억지로 먹었죠. 그런데 내가 심어서 먹으니까 맛이 있더라고요. 계속 먹다 보니까 토마토를 활용해서 이것저것 효소까지 여러 가지를 다 먹게 됐어요. 그런데 나중에는 이렇게 저렇게 김치 담그니까 더 맛있는 거예요. 김치도 하고 찌개도 하고 여러 가지 하죠."

그런데 김치양념 저장창고에 있는 저 토마토 병들은 어떻게 만들어진 것일까?

먼저 손질을 해서 먹기 좋게 자른 후, 주스형태로 갈아서 끓인다. 그리고 유리병을 소독한 후, 끓인 토마토를 넣어주면 진공상태로 저장돼 오랫동안 두고 먹을 수 있다고 한다.

그런데 토마토를 갈아서 반드시 끓여야 한다고 하는데 토마토를 가열하는 데는 특별한 이유가 있는 것일까?

"토마토에는 라이코펜, 베타카로틴 그리고 구연산등의 유기산이 들어 있습니다. 붉은 색을 띄는 생리활성물질인 라이코펜은 항산화 효능이 매우 높고요. 또 세포의 돌연변이를 지연시키고, 암세포 증식을 억제 하는 등 항암효과가 우수합니다 토마토는 가열 하면 라이코펜이 소화 흡수되기 쉬운 형태로 되면서 활성이 약 30% 정도 증가하고요, 또 지용성물질이기 때문에 토마토는 그냥 드시는 것 보다는 기름을

 

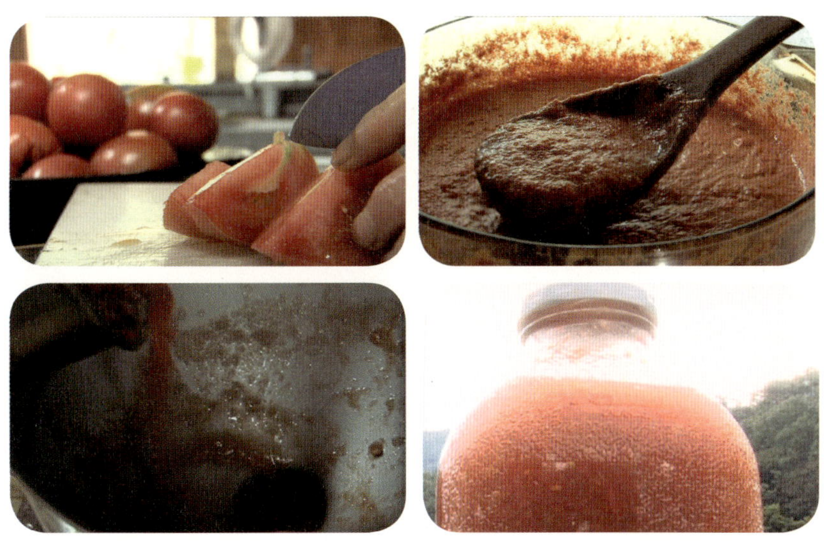

| 토마토 병 보관법



**임경숙 교수 / 수원대 식품영양학과**

가열한 토마토는 항암작용을 하는 라이코펜 성분이 높아져 생 토마토보다 건강에 더 많은 도움을 준다는 것이다.


## 토마토 김치 만들기 비법 공개

김치를 담그기 전 임윤자씨는 우선 현미 보리쌀로 밥을 짓는다. 김치에 넣기 위해서다. 이 현미 보리밥을 양파껍질과 다시마, 표고버섯으로 우려 낸 육수에 갈아 찹쌀 풀 대신 넣는다.

"찹쌀 풀은 백색이잖아요. 그걸 넣으면 영양이 부족하니까 보리쌀은 단맛이 나고 현미 쌀도 단맛이 나고 영양소 껍질도 들어가고 소화가 잘되라고 일부러 껍질 넣어서 담그는 거예요."

여기에 배, 양파를 갈아서 함께 섞어준다. 그리고 나서 윤자씨가 제일 중요하게 여기는 재료가 바로 고추 양념인 듯한 붉은 빛깔의 병에 담긴 그녀의 특별한 비법 토마토를 듬뿍 넣는 것이다.

"육수 절반, 토마토 절반 넣어요. 토마토를 더 넣고 싶으면 김치 넣을 때 더 넣어서 먹어요. 그리고 또 한가지 재료가 마지막으로 들어가요. 이렇게만 담으면 붉은 색 김치 색이 안 나니까 김치처럼 보이기 위한 재료이기도 하고, 맛이랑 영양도 더 할 수 있는 재료가 하나 더 들어가요."

맛깔스러운 김치를 위해 넣는 붉은 빛을 내는 마지막 재료는 마당에 널려 가을 햇살에 잘 마르고 있었다. 그것은 바로 피망이다. 태양초만큼 새빨갛지만 모양은 고추와는 사뭇 다르고 맵지는 않지만 붉은 빛을 내는 피망.

"김치 담글 때 색깔을 곱게 내고 피망의 영양소를 먹기 위해서 듬뿍 넣죠."

임윤자씨는 보기에는 일반 김치와 다를 바 없이 매콤하니 맛깔스러워 보이지만 실제는 맵지 않고 속이 편안한 김치를 담그기 위해서 수없이 고

                                    토마토 김치

민했다. 그러다 발견한 재료가 바로 피망이었다. 피망에는 클로로필, 터펜과 같은 항암성분 등이 있어서 보기에도 좋고 몸에도 좋은 김치를 만드는데 안성맞춤이라고 한다. 진짜 말린 피망 가루는 고춧가루와 거의 똑같아 보였다. 이렇게 남편의 간 건강을 되살리기 위해 그녀가 만든 정성 가득한 토마토 김치는 고춧가루 대신 토마토를 넣어 새콤달콤한 맛을 내는 것이 특징이다.

임윤자씨는 토마토로 만든 김치양념의 효능을 몸소 체험한 후부터는 고춧가루가 들어가는 모든 반찬에 토마토를 사용하기 시작했다. 배추 뿐 아니라 텃밭에서 재배한 곰보배추와 삼채도 겉절이로 먹어도 좋다고 한다. 남편의 건강을 위해 아내가 만든 세상에 하나 밖에 없는 김치, 이 김치는 과연 건강에 어떤 도움이 될까?

"김치 자체의 경우에는 비타민C 와 베타카로틴이라는 그런 비타민들이 들어 있기는 하지만 아주 소량입니다. 그래서 거기에 토마토를 넣으면서 라이코펜이라든지 베타카로틴이 추가 되었고요, 또 피망의 경우에는 베타카로틴 비타민C가 풍부합니다. 전체적인 영양은 업그레이드 된 샘이죠. 다만 함께 섞어 먹을 때 맛이 어떨지 그것은 책임지지 못 합니다."

임경숙 교수 / 수원대학교 식품영양학과

배추와 토마토의 좋은 효능들이 서로 버무려져 그야말로 간 건강을 지켜주는 최고의 밥상이 만들어진 셈이다. 하지만 임경숙 교수의 지적대로 처음에는 익숙하지 않은 김치 맛에 남편은 좋아하지 않았다고 한다. 하지만 차츰 건강이 회복되면서 이제는 토마토 김치 애호가가 됐다.

그런데 토마토 김치는 한 달을 넘기지 않고 먹는 것이 좋다고 한다. 그 이유는 오래 숙성할수록 몸에 좋은 유산균이 사라지기 때문이다. 따라서 임윤자씨는 토마토 김치를 조금씩 담가서 한 달을 넘기지 않고 먹는다고 한다.

# 생명의 음식 토마토김치

토마토 김치를 먹기 시작하면서 몸의 변화를 느꼈다는 남편 김영찬씨. 아침에 일어나는 것도 이제 가뿐하다.

"내가 건강을 찾은 건 토마토 때문이다. 그것이 나를 살려준 생명의 음

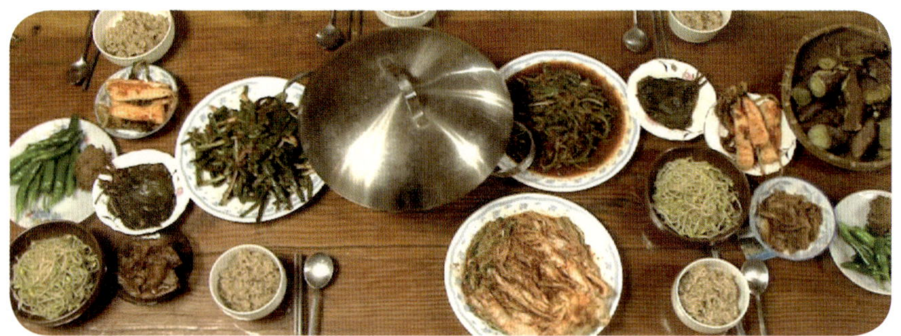

| 토마토 김치로 차린 밥상



토마토 김치

식이고 그래서 앞으로도 내가 제일 사랑 할 수 밖에 없죠."

그런데 정말 토마토 김치로 건강을 되찾았다고 믿고 있는 남편 김영찬 씨의 생각대로 그의 건강은 좋아졌을까?

"처음에 육안으로 봤을 때는 황달도 없고, 간과 비장이 커져 있다거나 간경변증이 나쁘다는 의심소견도 없고 전신 상태는 아주 좋았습니다. 간 초음파 소견은 간경변을 뒷받침 할 만한 간의 표면이 거친 부분이 없고 정상적인 소견입니다."

**김철호박사 / 내과 전문의**

참으로 놀라운 결과가 아닐 수 없다. 그렇다면 여기서 또 하나, 그럼 정말 10년 가까이 먹고 있는 토마토 김치가 간 건강에 도움이 된 걸까?

일본의 한 음료업체의 연구결과에 따르면, 술과 토마토를 같이 먹자 혈중 알코올 농도가 낮아지고 알코올 분해 시간도 단축되었다. 토마토를 먹으면, 술을 마실 때 간에서 발생하는 독성물질 아세트알데히드를 분해하는 효소가 활성화 된다는 것이다.

실제로 이탈리아에서는 숙취 해소를 위해 해산물과 토마토를 넣은 토마토 스프를 먹고, 영국에서는 해장술이라 불리는 '블러디메리'를 먹는데 이 역시 토마토를 넣어 만든 칵테일이라고 한다.

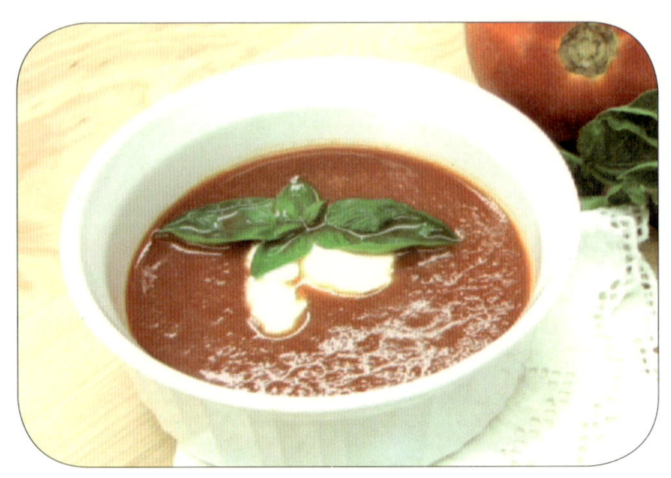

| 토마토 스프

이 뿐만 아니라 한국식품연구원의 연구 결과를 보면, 토마토에 풍부한 '라이코펜' 성분이 간에 종양이 생기는 것을 막아주는 것으로 나타났다.

"일반적으로 고칼로리 식품이나 알코올과 같은 약물이 간 건강을 위협하는 대표적인 성분 인데요, 토마토와 같은 채소류는 섬유질이 많고, 비타민 류가 많아서 이러한 성분을 제거 해 주는데 도움이 됩니다. 특히 토마토에 많이 들어 있는 비타민B는 신진 대사를 돕고 해독 작용을 도와주기 때문에 간의 부담을 낮춰주고 라이코펜과 같은 항산화 성분이 간의 기능을 유지 시켜 주는 데 도움이 될 수 있습니다."

**심경원 교수 / 가정의학과 전문의**

예로부터 약식동원이라는 말이 있다. 약으로 불리는 것과 먹는 음식은 그 근원이 같다는 뜻이다. 한국인의 밥상에 절대 빠지지 않는 김치!

　　　　　　　　　　　　　　　토마토 김치

김영찬씨의 경우, 약한 부분을 보강해 주는 아이디어가 몸을 살리는 약
이 되었다.

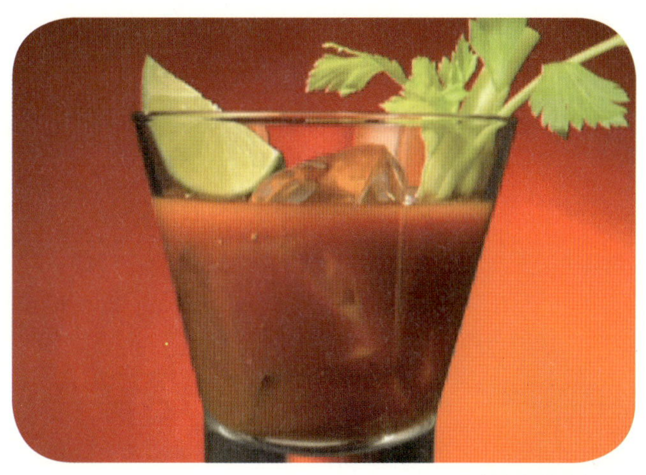

| 블러디메리

# 표고버섯

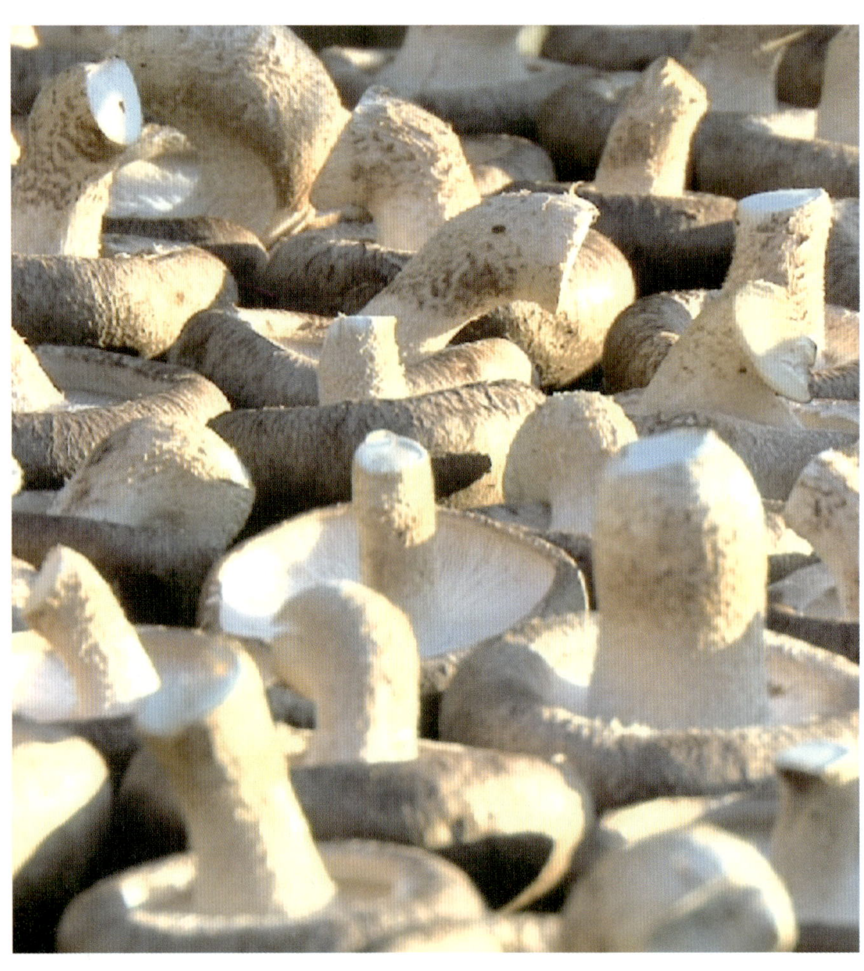

# 간 건강을 지켜준
# 말린 표고버섯

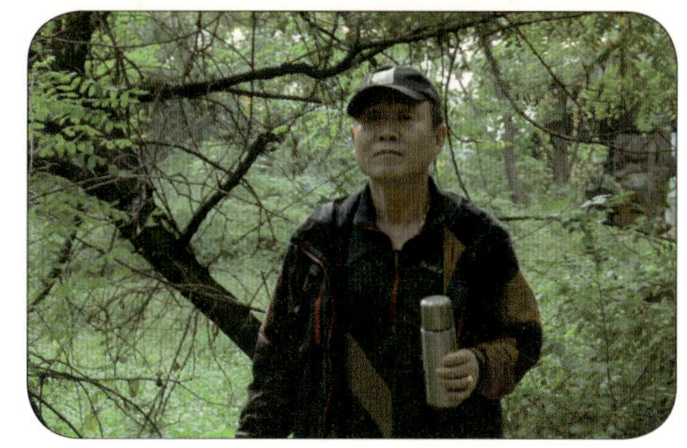

인천의 산 사나이 서영길씨가 있다. 그러나 그에겐 산행이 아니라 여유로운 산책조차 허락되지 않았던 시절이 있었다.

"뭐 독감이 유행이라고 그랬을 때 그게 걸렸는데 보름 동안 낫질 않는 거예요. 그래서 내과에서 정밀검사를 했더니 간이 하얗게 굳어가고 있다는 내용을 받았습니다. 당장 큰 병원 가서 치료를 해야 한다고 하더라고요."

간 건강이 나빠지면서 그는 매일 피곤함과 무기력함에 맞서 싸워야 했다. 그러나 그의 간수치는 날로 나빠져 갔고 급기야 간경변으로 위험한 상황에 까지 이르게 됐다. 직장에 양성 종양이 발견된 것이다.



| 진단서

135"

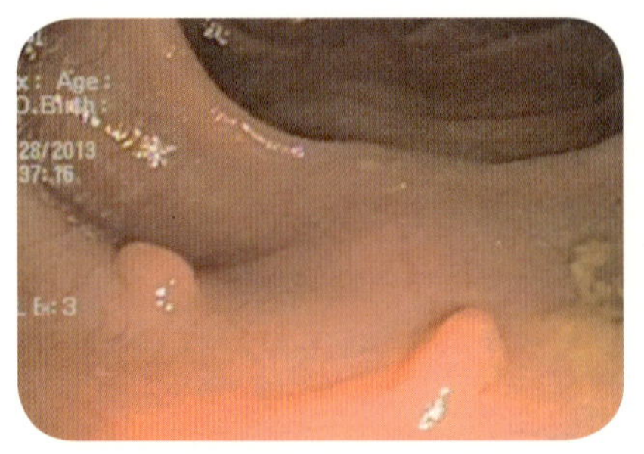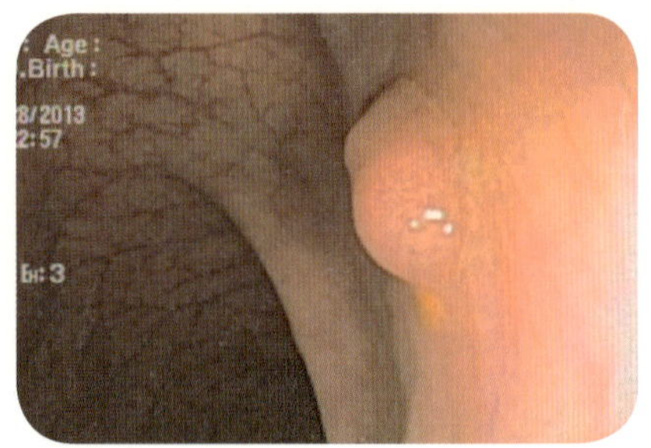

| 대장 내시경 사진

"어느 날 갑자기 장에 종양이 있다고 그러니까 내가 이제 세상 살만큼 산 거 아닌가. 한 가지도 아니고 두 가지씩 겹치니까."

그의 대장에서 십여 개의 용종이 자라고 있었는데 그 중에는 20mm에 달하는 양성 종양도 있었다. 그는 삶을 포기해야 했을까?

## 음식을 약으로 만드는 지혜

그러나 간에 이어 대장까지 두 번의 큰 고비를 모두 넘기고 지금은 건강을 되찾았다는 서영길 씨! 그런데 그가 매일 마시는 차에 그 비법이 숨

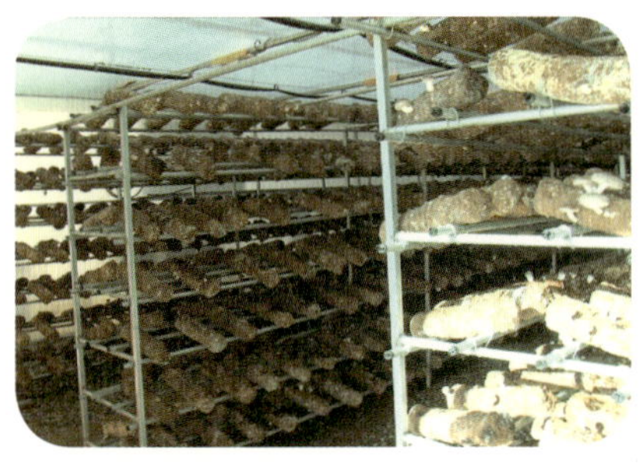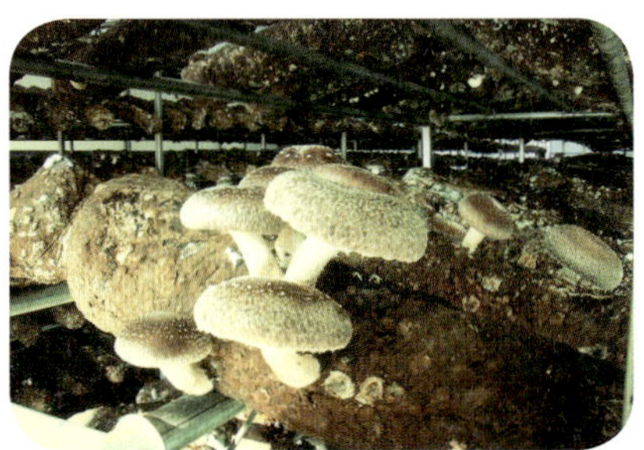

| 표고버섯의 포자인 참나무들이 정리되어 있다.

 표고버섯

어있다고 했다.

"건강에도 좋고 또 이게 몸에 맞는 것 같아서 열심히 먹고 있어요."

그것은 바로 표고버섯 차. 특유의 향과 쫄깃한 식감으로 우리의 식탁에도 자주 오르는 식재료인 표고버섯! 잡채는 물론 다양한 반찬 재료로도 쓰이는데 특히 최근엔 표고버섯의 풍부한 영양이 알려지면서 아이들 이유식 재료로도 자주 활용되고 있다. 또한 미국 식품의약국(FDA)에선 표고버섯을 10대 항암식품으로 선정하기도 했다. 서영길씨의 경우 동네에서 가족처럼 친하게 지내는 동생이 아픈 서영길씨를 위해 자신이 재배하고 있던 표고버섯을 건네주며 그 효능을 접하게 되었다.

"처음엔 얼굴도 하얗고 몸 상태가 안 좋으셔 병원가야 한다고 하시는데 마음이 아프더라고요. 제가 드릴 건 없으니까 제가 농장을 운영하면서 자신 있게 키운 거니까 드리게 됐습니다."

특히 가을은 표고버섯이 제철이라 이때 맛보는 표고버섯의 맛이 일품이라고 한다. 그런데 서영길씨는 생으로 먹는 표고버섯이 아니라 약이 되는 다른 방법을 추천했다.

"표고버섯은 생으로 먹어도 좋지만 건조를 시켜서 차로도 마시는 게 몸에 더 좋아요."

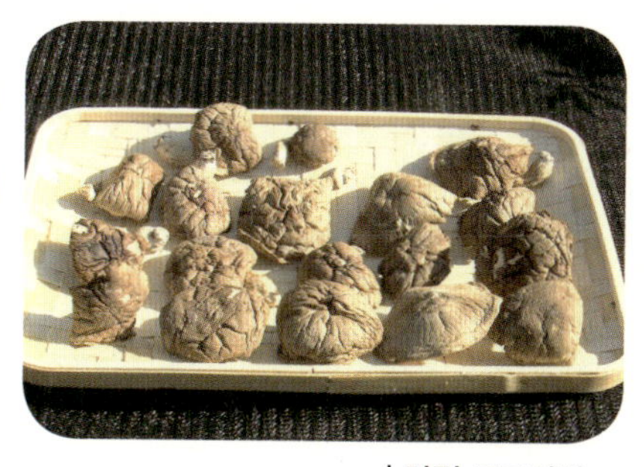

| 말린 표고버섯

그리고 표고버섯은 반드시 태양빛으로 건조해야 한다고 한다. 그 이유는 무엇일까?

"건조기에 말리는 것보다는 이렇게 자연적으로 말려야 영양성분이 좋다고 하니까 태양에다가 말려야 합니다."

표고 버섯을 햇볕에 건조하면 몸에 좋은 영양성분들이 생성된다는 것인데 과연 사실일까?

"표고 버섯 같은 경우는 일부 연구보고에 의하면, 햇빛 속에 있는 자외선과 접촉을 했을 때 에르고스테롤이라든지 콜레스테롤이 비타민D와 비타민D3로 전환시킨다는 일부 보고가 있습니다. 이것은 우리 신체 내에 칼슘 대사에 관여해서 골연화증을 예방한다든지 각종 우리 몸의 기능을 정상화시키는 기능을 하게 됩니다."

**김병삼박사 / 한국식품연구원**

자외선을 받았을 때 생표고버섯에 비해 비타민D가 무려 8배나 늘어난

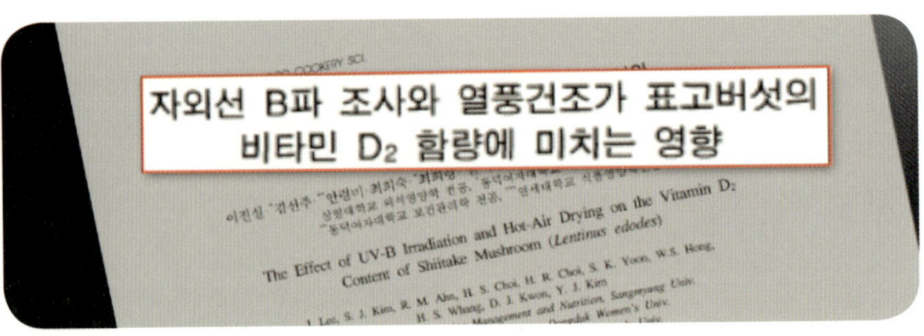


| 건조표고버섯에 관한 논문

다는 것이다. 실제로 표고버섯의 기계 건조와 태양 건조를 비교한 연구결
과, 태양 건조했을 때 비타민D가 확연하게 증가하는 것을 확인할 수 있
었다.


## 다양한 말린 표고 버섯 활용법

표고버섯을 자주 그리고 많이 먹기 위해 다양한 방법을 생각하게 됐다
는 서영길 씨! 그가 말린 표고버섯을 가장 손쉽게 활용하는 방법은 바로
차로 마시는 것이다.

"말린 표고버섯을 물1리터에 3~5개 정도 취향에 맞춰서 진하게 드실
분은 5개 정도 넣어 끓이면 돼요."

마치 탕약을 달일 때처럼 2~3시간 푹 우려내면 말린 표고버섯이 품고
있는 영양소가 고스란히 녹아 있는 표고버섯 차가 만들어진다. 그는 지난
6개월간 물 대신 표고버섯 차를 하루에 무려 2리터씩 마셔왔다.

"물 대신 가까이 두고 마시는 거
예요."

그리고 한 번 우려낸 말린 표고버
섯은 버리지 않고 2~3번까지 다시

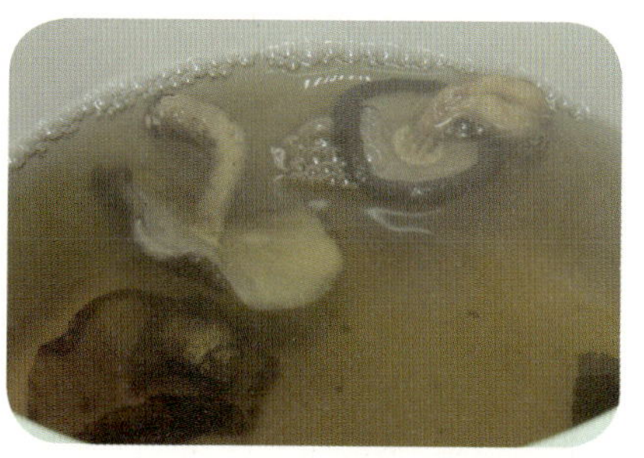

| 말린 표고버섯 차

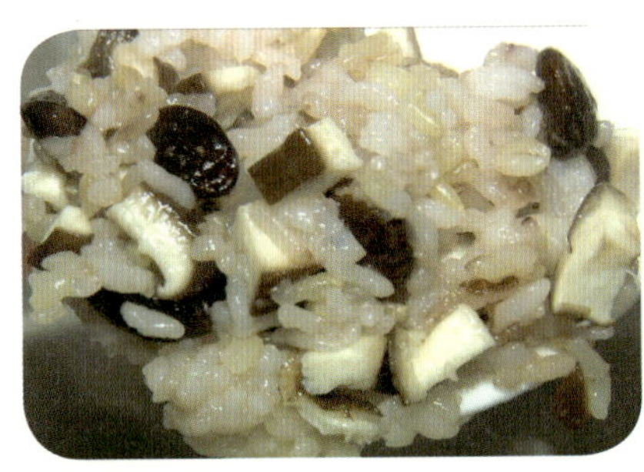

| 표고버섯 밥

우려먹는다. 그렇게 차로 몇 번을 다 우려낸 표고버섯 또한 버리지 않고 다시 활용한다. 그것은 잘 썰어서 각종 요리에 넣는 것이다. 이 방법은 차 속에 미처 우러나지 못했던 말린 표고버섯의 영양을 마지막까지 챙기기 위해서이다. 그의 부인은 표고버섯을 천연조미료로 이용한다. 말린 표고버섯을 분쇄기에 넣고 갈아 아주 간단하게 천연조미료로 사용하는 것이다. 여기에 기호에 따라 말린 멸치와 말린 새우를 갈아서 섞어주면 더욱 깊은 맛을 내는 천연 조미료가 된다.

"이거 가지고 우리가 먹는 국이나 찌개 종류 하다못해 나물 같은 거 무칠 때 이거를 집어넣고 하면 향도 있고 더 맛이 있어요. 그러니까 버릴 게 하나도 없어요."

마지막으로 표고버섯을 넣어 지은 밥은 별미 중의 별미다. 표고버섯 향이 가득한 서영길씨만의 특별한 밥상, 그는 하루 세끼 표고버섯을 먹기 시작하면서 일상생활에 많은 변화를 경험했다. 몸이 좋아졌을 뿐 아니라 건강한 먹거리를 즐기는 것 또한 큰 기쁨이라고 한다.

"향이 좋고 입맛이 살아나요."

간 건강은 물론 종양 제거 수술로 잃은 기력까지 찾아준 것이 말린 표



표고버섯

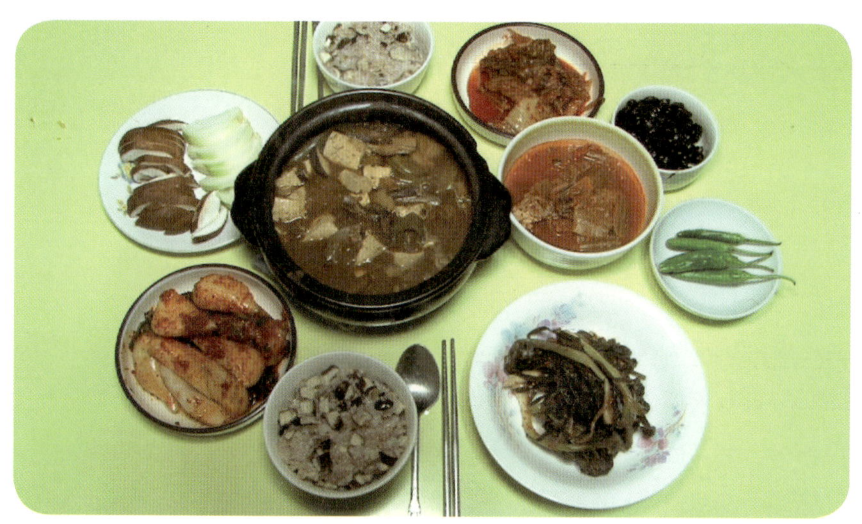



고버섯의 특별한 효험 때문이라고 믿고 있는 서영길씨.

"제가 종양을 제거하고 간경변 주사를 맞고 약을 먹었을 때 그 후유증으로 입맛을 잃었어요. 그러다 보니 빈혈을 일으키고 그런데 이 표고버섯 차와 식생활을 했더니 입맛이 살아났어요. 그러니까 일단 사람이 밥을 잘 먹으니까 힘이 날 거 아닙니까. 그러다 보니 요즘에는 산보도 좀 다니고 건강도 많이 좋아졌어요."

현재 그의 간수치는 정상수준, 대장 또한 건강한 상태로 유지되고 있었다.

# 말린 표고버섯의 놀라운 효과

그렇다면 정말 말린 표고버섯이 그의 간 건강을 되살리는데 큰 역할을 했던 것일까?

"표고버섯에서 추출되는 물질 중 렌티난과 렌티오닌이라는 성분이 있습니다. 렌티난이라는 성분은 여러 논문에서 항암효과와 함께 면역 증강효과가 발표된 바 있습니다. 아마도 이 분의 간 기능 개선 효과는 이러한 렌티난 성분 등으로 인해서 간 수치의 개선효과가 있지 않았나 생각됩니다."

**이광균박사 소화기내과 전문의**

같은 음식이라도 먹는 방법에 따라 그 효능이 달라진다고 말하는 서영길씨! 그는 잘 말린 표고버섯 외엔 그 어떤 약도 부럽지 않다고 말한다. 그것은 어쩌면 햇빛의 건강한 기운이 담겨 있기 때문이 아닐까?

**미국 심장학회 (AHA)가 선정한 세계 10대 음식**

1. 표고 2. 호두 3. 콩 4. 블루베리 5. 연어 6. 마늘 7. 아보카도 8. 검은콩 9. 사과 10. 녹색 잎 채소

**타임지가 선정한 10대 항암식품**

1. 토마토 2. 블루베리 3. 마늘 4. 브로콜리 5. 시금치 6. 녹차 7. 적포도주 8. 연어 9. 견과류 10. 귀리

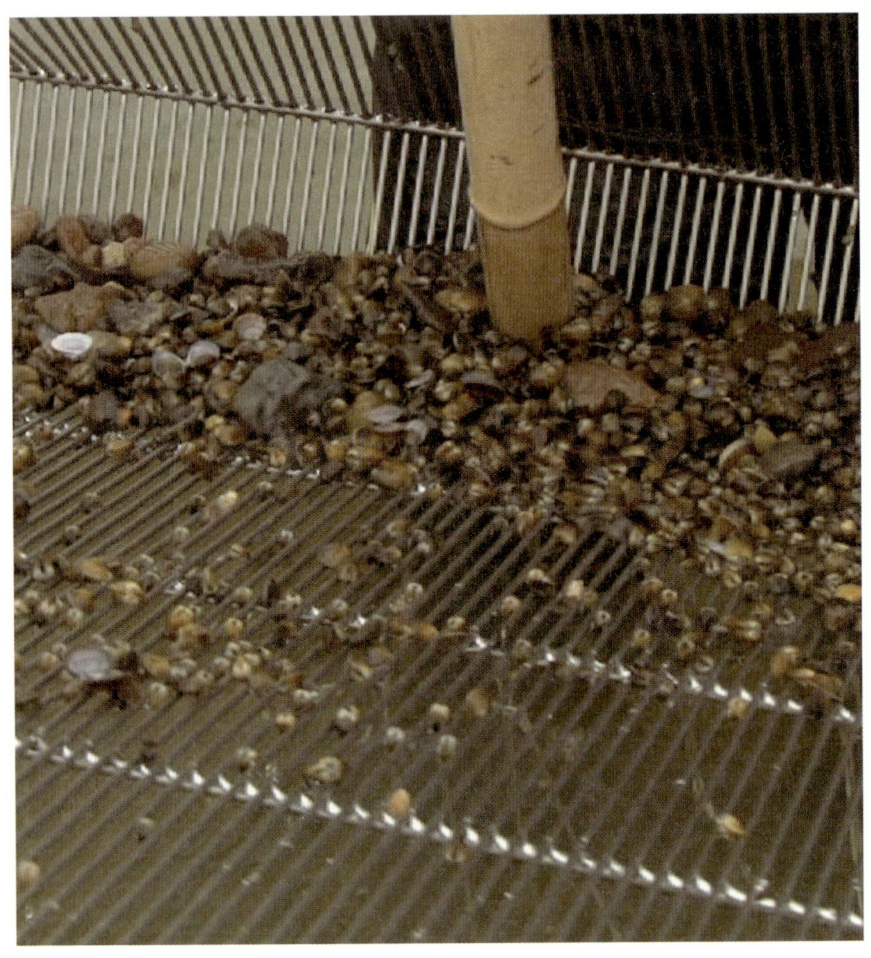

# 섬진강 재첩 사랑

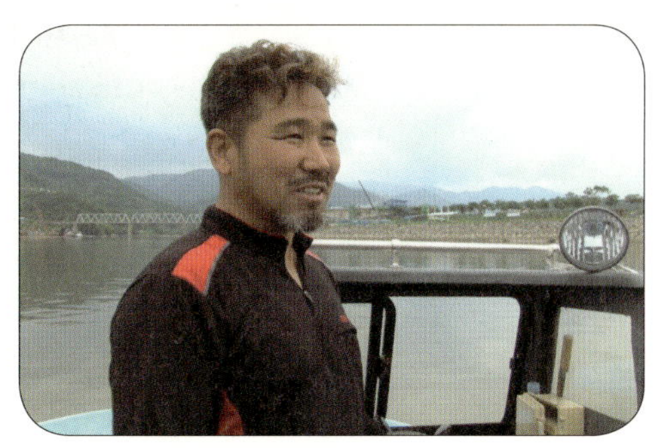

전라도와 경상도를 가로 지르는 섬진강, 천혜의 자연 환경을 자랑하는 이 곳에 특산물로 자리잡은 식품이 바로 재첩이다. 예로부터 섬진강 인근 마을 사람들의 간 건강을 지켜주는 귀한 산물인 재첩, 그런데 이 재첩을 특산물을 넘어서 특별한 보양음식으로 섭취하고 있는 사례자가 있었다. 이강열씨다. 힘든 물 일을 마치고 돌아온 그를 위해 아내가 매일 같이 준비하는 것, 차게 해 뒀다가 물처럼 마시는 특별한 것이 있었다. 이것이 그의 간을 건강하게 지켜주는 소중한 존재라고 한다.

"아이고 시원하다. 피곤했는데 눈이 번쩍 뜨이는 것 같다. 아이고 시원하다. 물 일을 하다 보면 피곤하니까 냉장고에 넣어뒀다가 시원하게 마십니다."

젊은 시절 밴드생활을 하며 밤늦게까지 술을 즐겼다는 이강열씨. 주변 사람들이 인정하는 주당이었다.

"제가 술을 엄청 많이 먹었어요 그때는 업을 그런 업을 하다 보니까 하루에 거의 안 마실 정도가 없고 그렇게 매일 먹었어요."

그의 주량은 어땠을까? 그의 아내에게 물어보았다.

"한 번 마시면 양주 세 병 정도 마실 정도로 폭음하고 그랬어요. 속이 엄청 안 좋아서 얼굴이 막 뒤집어 져서 벌건 열도 솟고 사람이 폐인 되다 시피 했어요."

술로 시작 해 술로 하루를 마치던 그때, 이강열씨는 피로와 황달 증세로 늘 기력이 없었다. 그는 자신의 간 건강이 좋지 않다는 것은 느끼고 있었지만 병원치료를 한사코 거부했다. 그래서 그의 아내가 선택한 것이 음식치료였다.

"병원을 가자고 해도 병원에 잘 안 가려고 해요. 그래서 할 수 없이 집에서 음식조절 좀 해야 되겠다 싶어 시작했죠."

아내의 선택으로 특별한 날에만 먹던 섬진강의 귀한 산물인 재첩을 10년 전부터는 매일 먹게 됐다는 이강열씨.

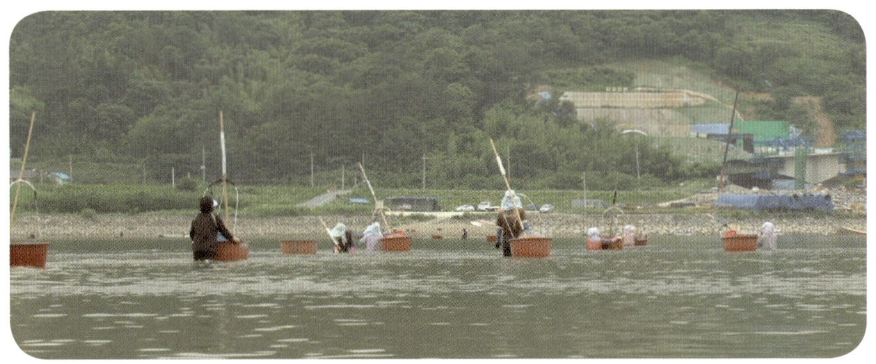

| 거랭이질 – 재첩을 긁어 모으는 사람들 모습



재첩

"먹다 보니까 속도 많이 좋아지는 것 같고 여러 가지로 제 건강에는 상당히 많이 좋아졌어요."

"이게 긁고 다니면 나오는 하동의 갱조개라고 하는 겁니다 방언이죠. 요즘에는 이걸 재첩이라고 합니다."

국내에 서식하는 조개 중 가장 작은 조개인 재첩은 민물과 바닷물이 교차하는 하구에서 자라는데 낙동강 하류 쪽에 대량 서식하고 있다. 재첩은 〈동의보감〉에도 언급 될 만큼 예로부터 그 효능을 인정받아 왔다.

"재첩은 한방에서는 가막 조개라고도 하는데요 우선 눈을 맑게 하고 간 기능을 개선 시켜 줄 뿐만 아니라 황달을 치료하는데도 도움이 됩니다."

심재종 한의사

재첩은 낙동강, 영산강, 한강 등 여러 곳에서 서식하고 있지만 예로부터 섬진강 재첩을 최고로 여겼다. 그 이유는 무엇일까? 민물과 바닷물이

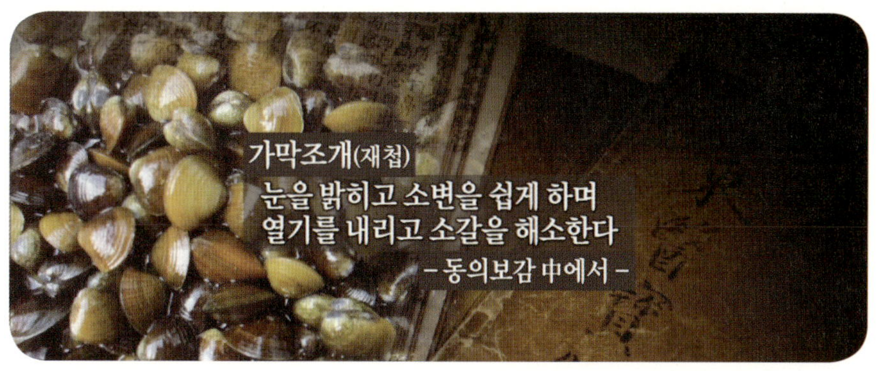


| 〈동의보감〉에서 재첩의 효능을 담은 내용

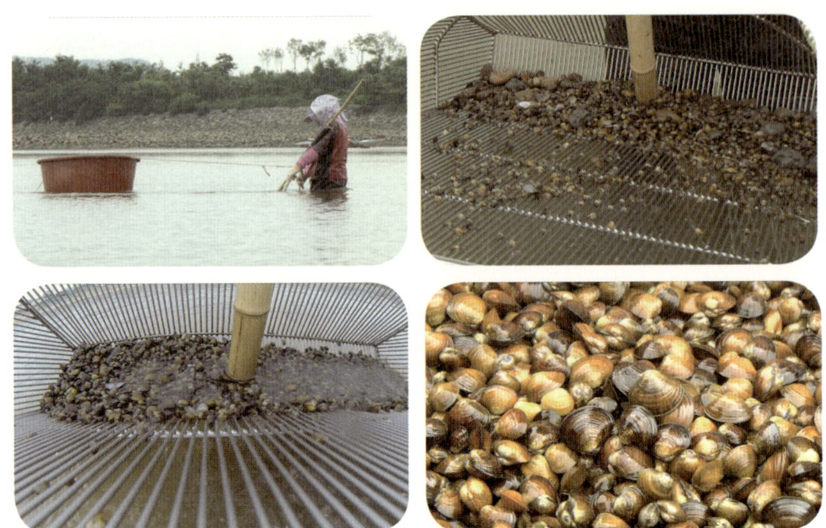

| 재첩 채취하는 모습

만나는 기수지역인 섬진강 하구에 서식하는 재첩은 적당한 염분기가 섞여 민물 재첩보다 맛이 뛰어 나기 때문이다.

재첩은 섬진강 사람들의 간을 지키는 파수꾼이다. 재첩의 효능이 가장 탁월한 시기는 산란기인 5~6월 즈음이다. 살이 찰진 이맘때 재첩은 그야말로 보약덩어리다. 섬진강이 선물한 귀한 산물 인만큼 채취를 할 때도 정성을 다한다. 긁개인 거랭이로 일일이 모래 바닥을 긁어 재첩을 채취한 후, 물로 헹궈 모래는 빼내고 재첩만 걸러내는데 이런 수작업을 할 수 있는 계절도 봄, 가을 뿐이다. 그것도 물때를 맞춰야 하기에 쉽지 않은 작업이다. 그러나 마을 사람들이 오랜 세월 물질을 하며 고된 노동을 해도 쉽게 피로하지 않은 이유는 바로 재첩 덕분이다.

그런데 정말 섬진강 사람들의 믿음처럼 재첩은 간에 특효약인 것일까? 혈중 알코올 농도 변화 실험을 통해 재첩과 간 기능 활성화의 상관관계를



재첩

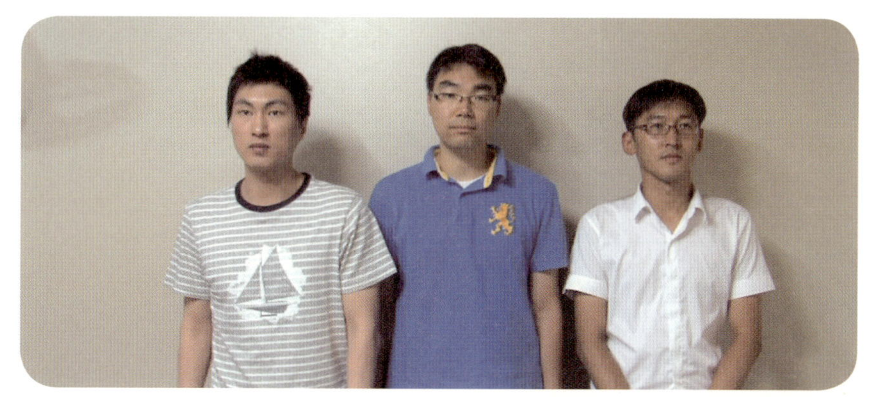

| 실험에 참여한 세 명의 남자

분석 해 보기로 했다. 나이와 체격, 주량이 비슷한 2~30대 남성에게 각각 소주 한 병씩을 먹게 한 뒤 혈중 알코올 농도가 가장 높아지는 음주 30분 후 혈중 알코올 농도를 측정 했다.

그 후 한 실험자에겐 재첩국을, 또 다른 실험자에게는 숙취 해소 음료를, 그리고 나머지 실험자에겐 아무것도 먹지 않게 했다. 약 한 시간 삼십 분 후 재첩국을 먹은 실험자와 숙취 해소 음료를 먹은 실험자, 그리고 아무것도 먹지 않은 실험자의 혈중 알코올 농도를 다시 측정해 보았다.

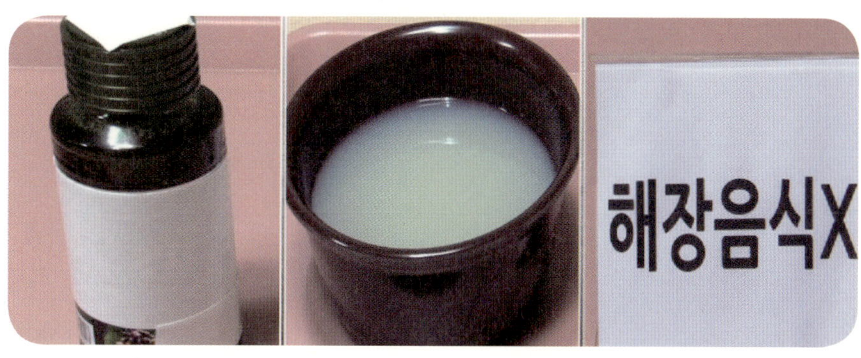


| 숙취해소음료    | 재첩국    | 해장음식 없음

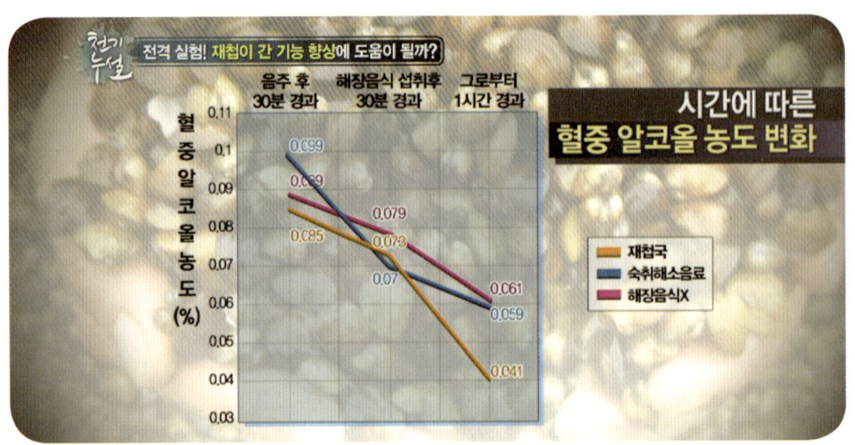


| 혈중알코올 농도 변화표

결과는 놀라웠다. 아무것도 먹지 않은 실험자와 숙취 해소 음료를 먹은 실험자의 혈중 알코올 농도 변화는 큰 차이가 없었지만 재첩국을 먹은 실험자의 혈중 알코올 농도는 약 50%가 감소한 것을 확인할 수 있었다.

"검사 결과로는 술을 드시고 재첩국을 드신 경우가 시간에 따라 혈중 알코올 농도 감소가 제일 큰 것으로 나타났고요, 결과로 봤을 때 재첩국의 효능이 있다고 볼 수 있겠습니다. 실질적으로 재첩은 고단백 저지방 타우린 성분을 많이 함유하고 있기 때문에 간기능을 개선하는 데도 많이 도움 된다고 할 수 있습니다. 또 여러 가지 영양 성분과 비타민, 무기질 많이 풍부하기 때문에 혈중 알코올 농도 감소시키는데 굉장히 좋은 역할 했다고 보여집니다."

**전용준 내과 전문의**

재첩에는 담즙을 촉진시켜 간 해독을 활성화 시키는 타우린이 풍부한



재첩

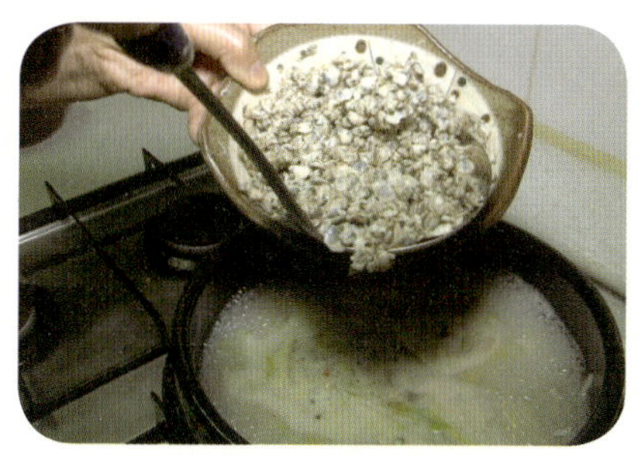
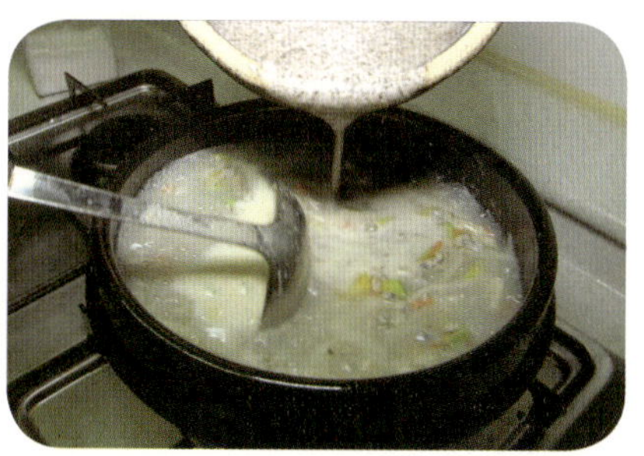

| 채소 우린물에 재첩살 넣는 모습

| 들깨넣고 끓인다.

데 최근에는 재첩 추출물이 세포 독성을 억제해 암세포를 죽인다는 연구 결과도 발표됐다. 이렇듯 간을 보호하는 재첩 국물은 섬진강 사람들의 밥상에 빠지는 법이 없다. 채소와 재첩 우린 물에 들깨와 밀가루를 섞어 팔팔 끓이면 이 지역 고유의 향토음식인 재첩가리장이 완성된다.

"옛날에는 먹을게 많이 없고 이럴 때는 양식 귀하고 이럴 때는 밀가루에 풀어 가지고 재첩가리장 식으로 해 가지고 걸죽하게 그렇게 먹었거든요."

뿐만 아니라 노릇하게 구운 파전에 재첩 살을 가득 올려 부친 재첩 부침개, 갖은 채소에 재첩 살을 섞어 초고추장에 버무린 재첩 초무침까지.

섬진강을 터전으로 삼고 살아가며 매일 고된 노동을 이겨내는 사람들. 재첩은 이들에게 활력소가 되어주고 있었다. 지역의 특산물 속에 숨겨져

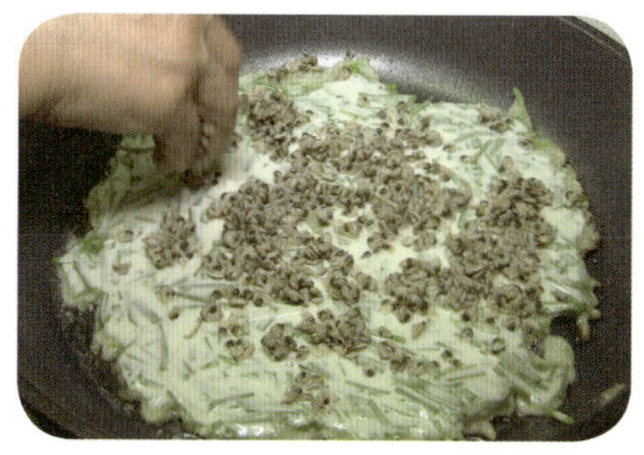
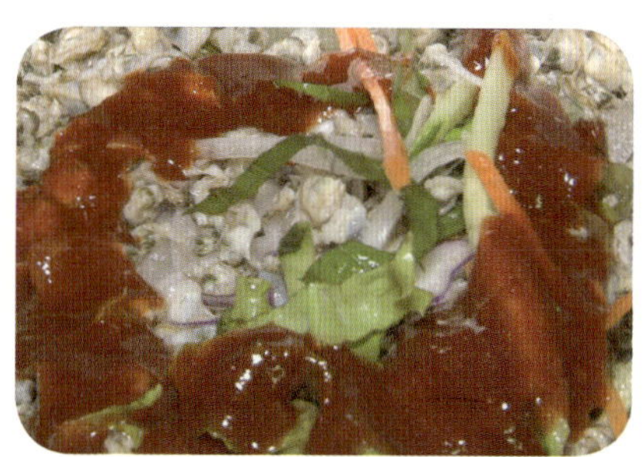

| 재첩 부침개

| 재첩 초무침

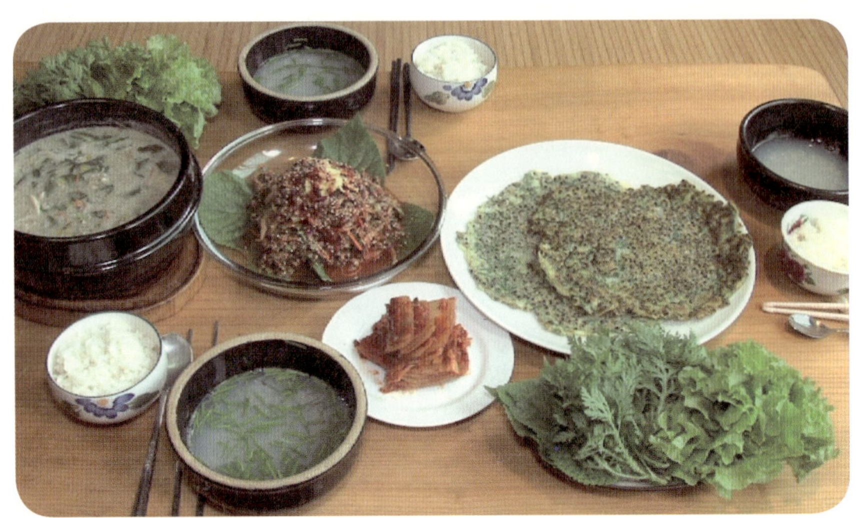

| 재첩으로 차린 밥상

있던 건강비법! 그것은 자연의 섭리를 거스르지 않고 수긍하며 살아가는 사람들에게 자연이 선물한 최고의 보약이 아니었을까?

# 2장
# 중이염

# 귀 안에 생긴 염증, 중이염

중이염은 귀 안, 중이강 내에 일어나는 모든 염증성 변화를 가리켜 말한다. 일반인들의 경우, 중이염이라 하면 흔히 어린아이들의 감기가 오래되어 생기는 소아 중이염을 생각한다.

하지만 중이염은 나이에 상관없이 발병하는 병이다. 중이염의 원인은 매우 복합적인데 주로 유스타키오관이라 불리는 이관의 기능장애와 미생물에 의한 감염이 가장 중요한 원인이다.

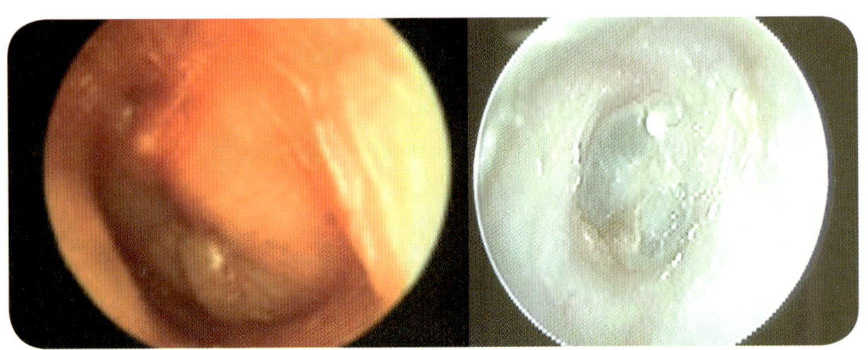

| 중이염과 현재 고막 사진

중이염에 걸리면 귀에서 고름이 나오거나 청력에 장애가 생기고 심한 경우 귀에 통증이 느껴지거나 현기증, 안면마비 등의 증상이 나타날 수 있으니 실로 간단한 병은 아니라 할 수 없다.

증상이 의심될 경우 빨리 병원을 찾아 만성중이염으로 진행되지 않도록 치료나 수술을 받아야 한다. 또 한 가지 귀에서 고름이 흘러나올 때, 솜으로 귓구멍을 틀어막으면 염증이 더욱 악화 된다 하니 알아두면 좋을 것이다.

# 요료법

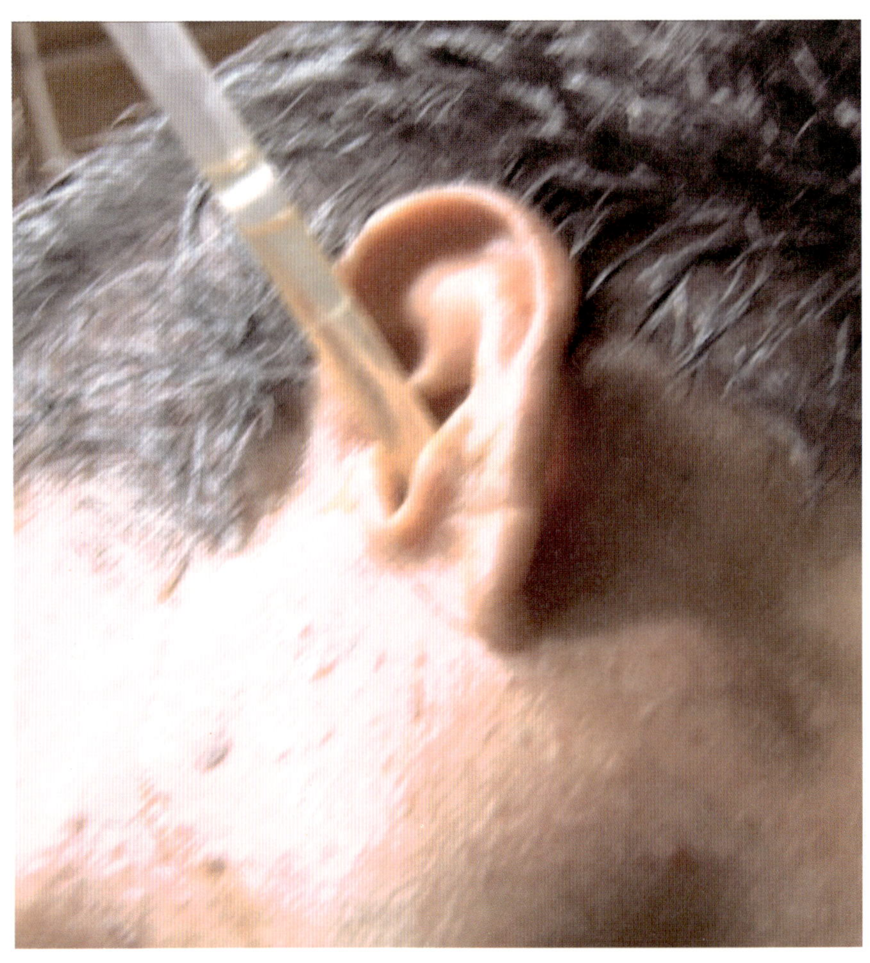

# 생명수의 기적

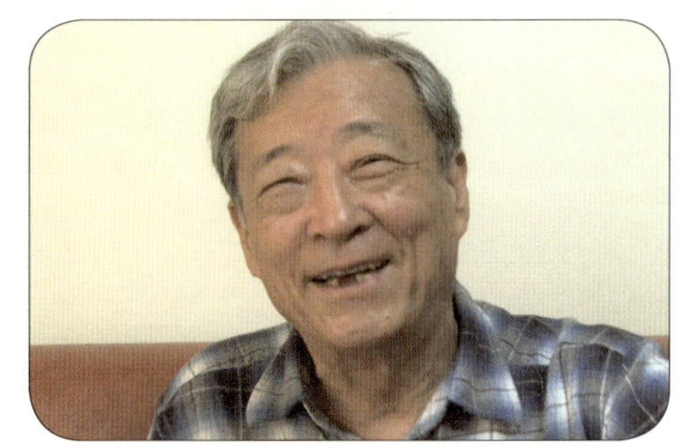

김정도씨의 경우엔 10년이나 앓아온 중이염이 병원치료로는 고쳐지지 않았다. 그래서 그가 어쩔 수 없이 선택한 것은 매우 특이한 민간요법이었다. 그것이 무엇일까?

"중이염 때문에 엄청 고생해서 병원에 가서 한 1년 이상 치료해도 낫질 않았어요. 그래서 아는 대학 교수에게 이야기를 했더니 '우측 귀에 오줌을 넣어' 그래서 해 봤죠."

## 지인의 소개로 시작하게 된 요료법

처음엔 반신반의하는 마음이었지만 지푸라기라도 잡는 심정으로 시작하게 되었다. 그런데 놀랍게도 10여 년을 괴롭히던 중이염 증상이 불과 1년 여 만에 정상으로 돌아왔다.

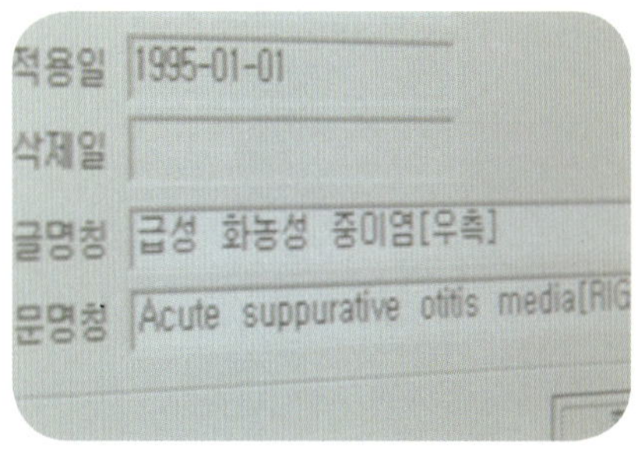

| 옛날 진료 기록

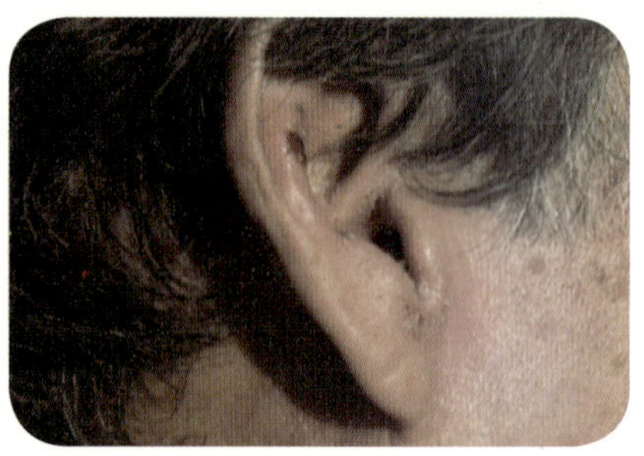

| 중이염 vs 현재 고막 상태

그렇다면 그는 정말 요료법으로 중이염을 나은 것일까? 이비인후과를 찾아가 검사를 진행해보았다. 요료법을 시작한 이후 처음 받아보는 검사였다.

"이것(요료법) 때문에 그렇다고 이야기할 수는 없고, 지금 상태는 괜찮아요."

**이상현 이비인후과 전문의**

현재 검사 결과로는 아무 질환도 발견되지 않았다는 전문의의 소견이다. 하지만 아직 그 효능이 과학적으로 밝혀진 바가 없기에 요료법이 질병 치료에 효과가 있었다고 단언할 수는 없는 상황이었다. 그러나 과학적인 결과와는 상관없이 김정도씨는 요료법으로 그의 귀 뿐만 아니라 모든 것이 좋아졌다고 믿고 있었다.



요료법

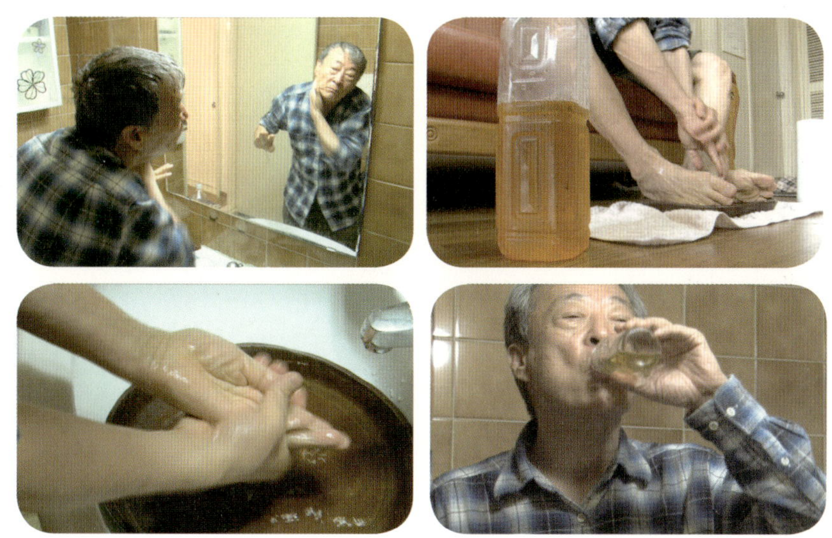

| 오줌의 다양한 활용

## 오줌의 생활화

그는 씻을 때도 오줌을 사용한다. 비누칠 한 번 하지 않고 오로지 오줌만을 이용해 세안부터 머리까지 구석구석 씻어내는 김정도 씨. 게다가 한 방울 남기지 않고 모조리 마셔버리기까지 하는데!

"이게 바로 생명수요, 생명수."

중국의 절세미녀로 알려진 양귀비도 매일 아침 어린 아이의 첫 오줌으로 목욕을 하여 피부를 유지했다는 설이 있을 만큼, 오래 전부터 전해 내려온 민간요법이 바로 〈요료법〉이다.

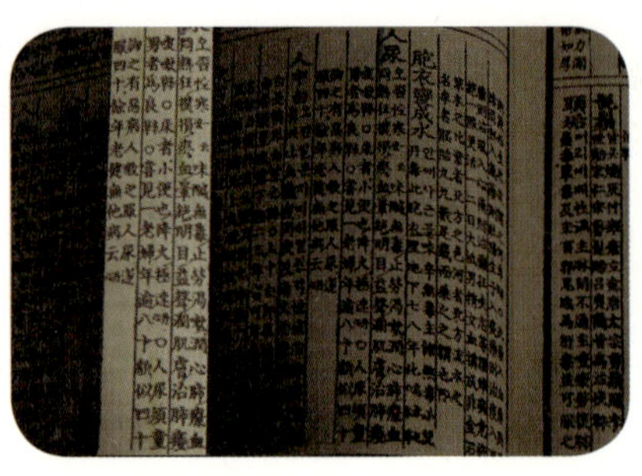

| 〈동의보감〉 자료

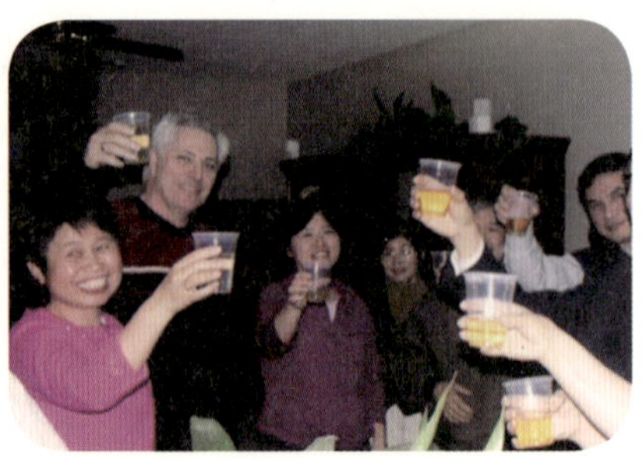

| 세계 요료법협회 사진 자료

허준의 〈동의보감〉에서는 인뇨, 즉 사람의 오줌이, 심폐를 윤활하게 하고 눈을 밝혀주며 피부를 윤택하게 한다고 언급하고 있다. 또한 이 요료법은 국내 뿐 아니라 미국, 브라질을 비롯한 많은 나라에서도 시행되고 있고 연구도 활발히 이루어지고 있다.


## 오줌으로 되찾은 건강

그러나 지금은 하루의 일과를 요료법으로 시작하는 김정도 씨도 시작은 힘들었다.

"처음엔 나도 그거 마시고 나서 초콜릿 깨물어 먹었지. 너무 역하니까. 근데 이제는 그런 생각 자체를 몰라. 그냥 바로 쭉 마셔. 기분 좋아. 이걸로 내가 나은 건 허리가 제일 심각했고 불면증, 변비, 그 다음 류머티즘이야. 한쪽으로 이렇게 저기까지 기어가는데 지금이야 빨리 가지만 그땐 시간이 걸리더라고. 허리가 아프니까. 걸어야 하는데 걸으면 삐끗하면 자질러지니까."

요료법 후 몰라볼 정도로 건강을 되찾으며 본인도 새삼 그 효능에 놀랐다는 김정도 씨. 머리부터 발끝까지 안 아픈 곳이 없던 그에게 이제 이 오줌은 생명수와도 같다고 한다.

그러나 확실히 김정도 씨가 비슷한 연령대의 노인들에 비해 건강하고 젊은 체력을 가지고는 있지만, 그것 역시 요료법의 효능이라고 말하기에는 조심스러운 것이 사실이다. 전문가들 사이에서도 그 효능에 대한 찬반 논란은 계속되고 있다. 그러나 김정도씨는 요로법의 효능을 굳게 믿고 있었다. 요료법 시행한지 3년 째다. 예전에는 상상조차 할 수 없고 이해조차 하지 못했던 행동들이 이제 김정도 씨만의 특별한 건강 비결이 된 것이다.

# 기러기 알 기름

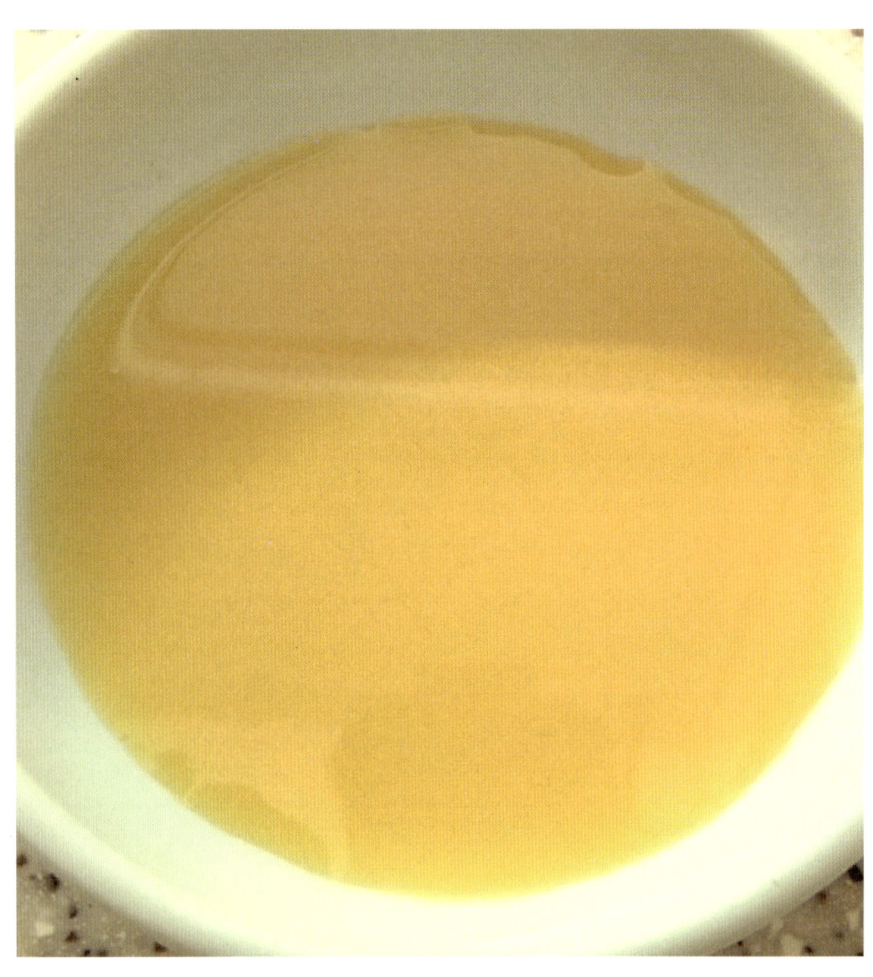

# 기러기를
# 기르는 남자

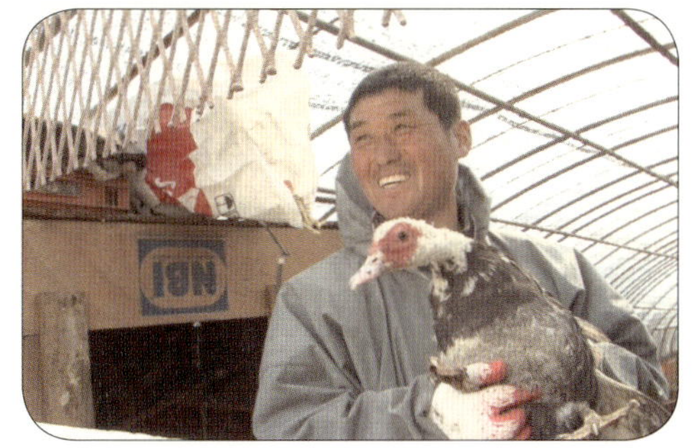

기름으로 중이염을 고쳤다는 사례자가 있다. 부산의 한적한 시골 마을, '출입금지' 표시가 붙어있는 한 비닐하우스 안에서 이상한 짐승 소리가 난다. 문을 열어보니 기러기 떼다.

"몸 보신하고 약으로 쓰려고 기르고 있습니다."

조류인플루엔자 발생 확률이 높은 봄철에는 소독된 방역복을 착용해야만 출입이 가능하다는 비닐하우스 안. 그 안에서 이상선씨는 기러기를 기르고 있었다. 이 기러기가 이상선씨에게는 귀한 약이라 했다. 예로부터 기러기는 양기의 상징이었다. 과거 혼인을 할 때 신랑이 신부의 집에 기러기를 올리고 절을 하던 풍습도 여기에서 유래된 것이다.

〈동의보감〉에 따르면 기러기는 풍을 치료하고 힘줄과 뼈를 튼튼하게 한다고 한다. 또한 기러기의 기름은 동물성이지만 다른 육류에 비해 지방이 적고 불포화지방산이 많기 때문에 콜레스테롤을 억제하는 효능이 있다고 한다.

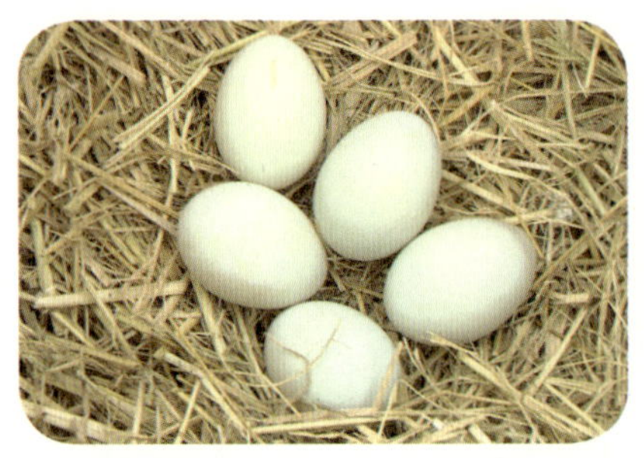

| 기러기 알

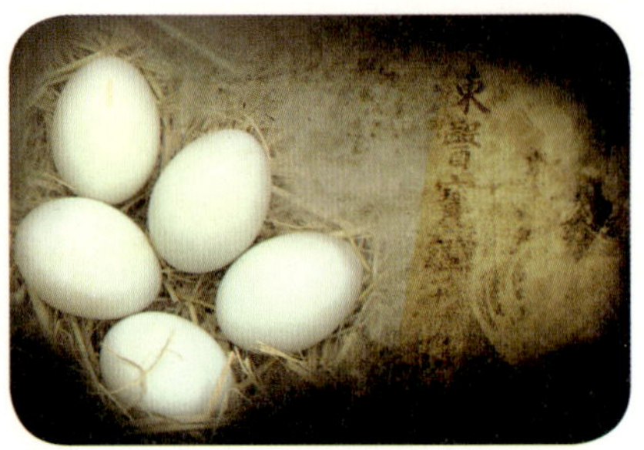

| 〈동의보감〉에서 기러기알 기록

"기러기하고 같이 먹으면 좋은 게 또 있어요."

양기를 채워준다는 기러기와 함께 먹으면 더 없는 귀한 약이 된다는 이 상선씨만의 특별한 재료 과연 그 정체는?

봄부터 가을까지만 얻을 수 있다는 귀한 기러기 알이었다!

"이걸로 기름을 내서 기러기 요리 할 때 쓰려는 거에요."

## 정성으로 얻어내는 기러기 알 기름

기러기 알 기름을 만드는 과정은 꽤 까다롭다. 알에서 기름을 얻기 위해서는 먼저 알을 삶아야 한다. 그리고 흰자와 노른자를 분리하여 노른자만으로 기름을 만든다. 분리한 노른자는 탈 정도가 될 때까지 볶는다.

"참 깨 볶듯이 그렇게 볶아서 기름 짜면 나올 거예요."



기러기 알 기름

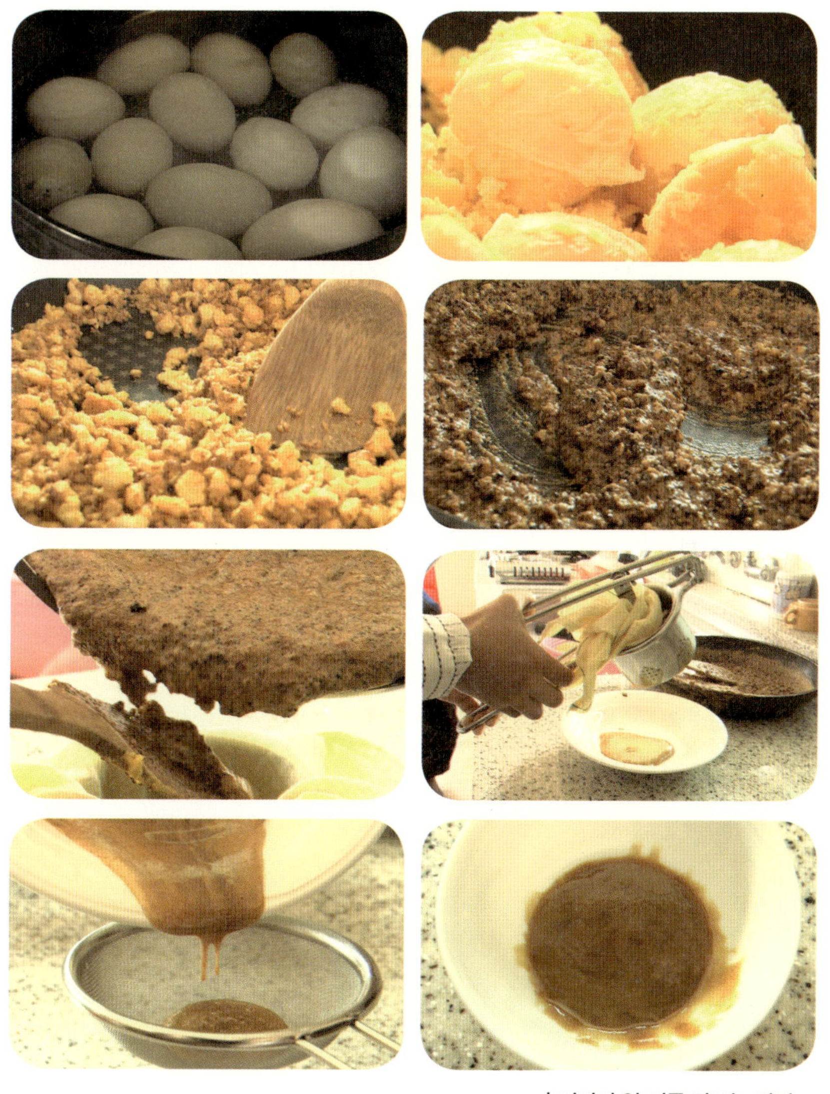

| 기러기 알 기름 만드는 과정

지글지글 소리가 나도 한참을 더 볶아야 한다. 좋은 기름을 얻기 위해서는 인고의 시간이 필요하다. 한 시간쯤 볶아낸 기러기 알 노른자. 그런데 그 실체는 놀라웠다. 집안 가득 고약한 냄새가 진동을 하고, 노른자는

검게 탄 상태이다. 과연 이것이 몸에 좋은 기름이 되는 것일까?

"그럼요. 잘 됐어요. 이제 이렇게 해서 짜면 돼요."


죽처럼 변한 노른자를 착유기에 넣고 짜내면 1차 기름이 만들어진다. 그 후 여러 번의 불순물 제거를 거치면 기러기 알 기름이 완성된다!


"이게 압난유예요."

노른자에는 레시틴 성분이 풍부해 혈관 노폐물을 제거 해 주는 효과가 있다고 알려져 있다. 그래서 예로부터 계란 노른자로 만든 기름인 난유는 만병을 다스린다 하여 가정상비약으로 사용되기도 했다.

〈동의보감〉에도 난유는 예로부터 심장질환, 빈혈, 허약체질의 치료제로 쓰여졌다고 되어 있다. 그런데 양기의 상징인 기러기 알로 만든 기름은 일반 난유보다 효과가 좋다고 주장하는 이상선씨. 그는 기러기 노른자 기름을 꾸준히 섭취한 후, 혈관 건강이 좋아졌다고 했다. 정성이 많이 들어가기 때문에 그 효능도 배가 된다고 한다.


"양이 많이 안 나와요. 알 1개당 2g 나오면 많이 나올 거예요."

기러기 알 50개를 삶아서 얻은 기름은 겨우 소주잔 4잔 정도. 귀하게 얻어지는 만큼 조금씩 먹을 수 밖에 없다.


                    기러기 알 기름

# 이상선씨 가족의 기러기 알 기름 활용법

그렇다면 평소 이상선씨 가족은 기러기 알 기름을 어떻게 활용하고 있을까? 기러기 알 기름은 응고되는 것을 방지하기 위해 냉장고 대신 상온에서 보관을 하는데 모든 음식에 조금씩 넣어 먹는 것이 이 가족만의 복용 방법이다.

“기러기 알 기름이 약간 비린 맛이 나요. 음료수라든지 커피라든지 남자 어르신 분들은 막걸리 드실 때 기타 등등 다 넣어 드셔도 다 좋아요.”

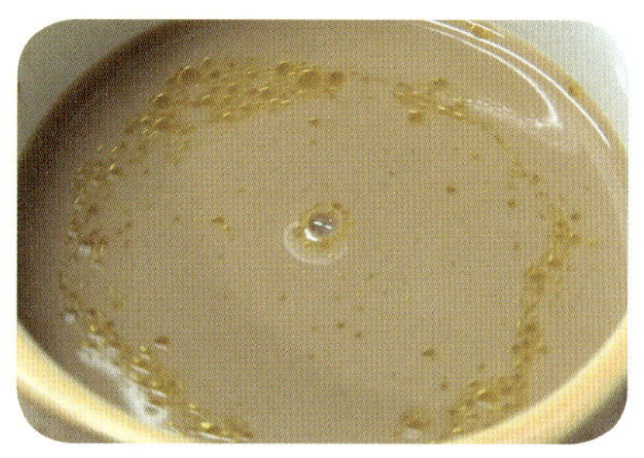

| 기러기 기름 넣은 커피

그런데 이상선씨 가족은 만들기도 번거로운 이 기러기 알 기름을 왜 먹기 시작한 것일까? 기러기를 직접 기르기까지 하면서 말이다.

“제가 25년 전에 만성 화농성 중이염을 앓았어요, 이 중이염은 치료가 안 된다고합니다. 수술을 해도 재발 확률이 50% 이상이 되고요. 항생제를 계속 먹으니까 사람이 제일 먼저 부담 오는 곳이 위, 간입니다. 이런 식으로 사람이 자꾸 망가지니까 몸이 말라지는 거예요. 그래서 대체 식품을 찾아보니까 기러기를 찾게 됐는데 기러기 키워서 고기를 먹으니까 기러기 알 기름도 먹게 되고 먹다 보니까 내 몸이 좋아지고, 그러니까 항생제를 멀리 해도 되겠더라고요.”

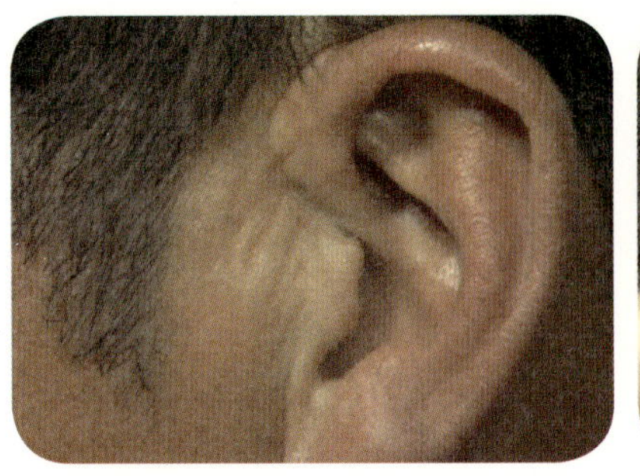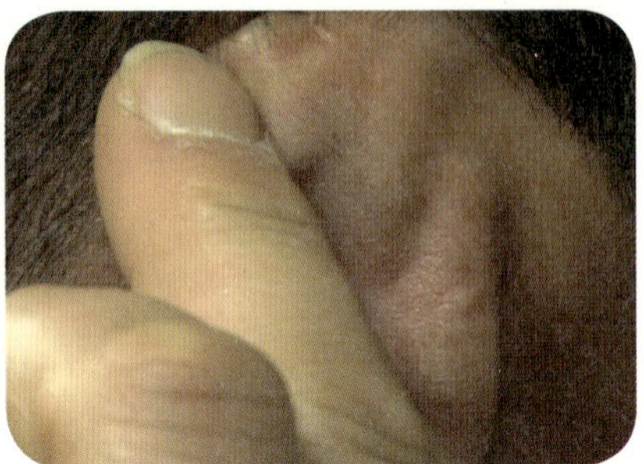

| 귀 수술 자국

당시에는 기러기를 구하기가 쉽지 않아 직접 키우게 됐다는 이상선씨. 몸소 기러기 알 기름의 효능을 체험한 이상선씨는 그 후 꾸준히 관심을 갖게 됐다. 최근에는 기러기 알의 레시틴 성분이 피부에 도움이 된다고 하여 딸에게도 적극 권하고 있다.

"저도 처음에는 부담이 있었죠. 아무래도 기름이잖아요. 기름은 살이 찔 것 같아 걱정도 많이 했는데 속도 편해지고 변비도 나아지고 피부도 좋아지더라고요."

고된 농사일을 한 사람의 피부라고는 믿기 힘들 정도로 매끄럽기만 한 딸 이선현씨의 피부. 정말 기러기 알 기름이 그녀의 피부건강에 도움이

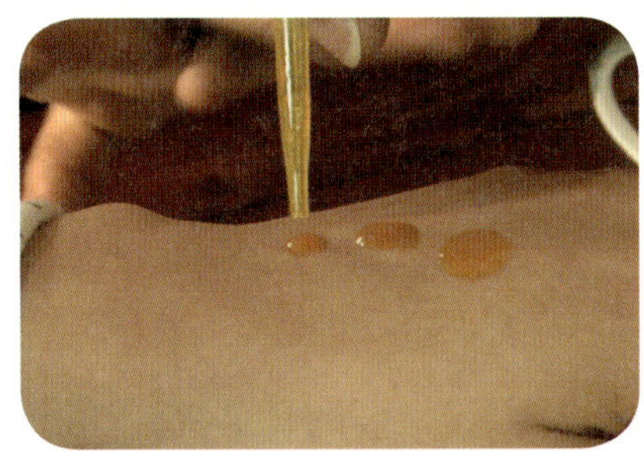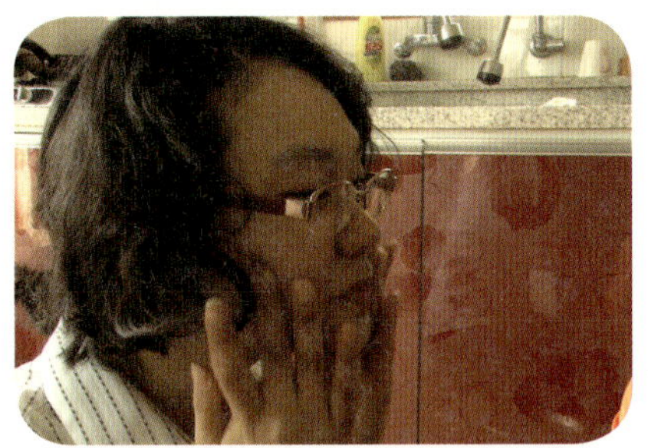

| 딸 손등에 기름 떨어뜨려 바르는 모습     | 기러기알 기름으로 얼굴을 비비는 모습



기러기 알 기름

된 것일까?

"난유(기러기 알 기름)에는 혈액을 좋게 해 주는 성분들이 포함 돼 있기 때문에 피부를 좋게 해 주거나 염증을 억제 시켜 주는데 어느 정도 효과를 볼 수 있습니다."

**김래영 한의사**

그렇다면 기러기 마니아 가족의 밥상은 어떨까?

이상선씨는 평소 기러기 육수를 만들어 입맛이 없을 때마다 죽으로 끓여 먹는다. 그리고 기러기 알 기름을 물에 타서 식후 약처럼 마신다. 이 기름 덕에 성인병 걱정은 없다고 말하는 이상선씨.

그렇다면 과연 기러기 기름은 누구에게나 도움이 되는 것일까?

"계란 성분이기 때문에 계란에 알레르기 반응 일으키는 분들은 주의해서 복용을 하셔야 하고요. 아무리 좋은 콜레스테롤이라고는 하지만 지방 성분이기 때문에 과다 복용 시에는 오히려 심장질환, 고지혈증 유발할 수 있기 때문에 전문가와 상의한 후 복용하시는 게 좋겠습니다."

**김래영 한의사**

# 석창포

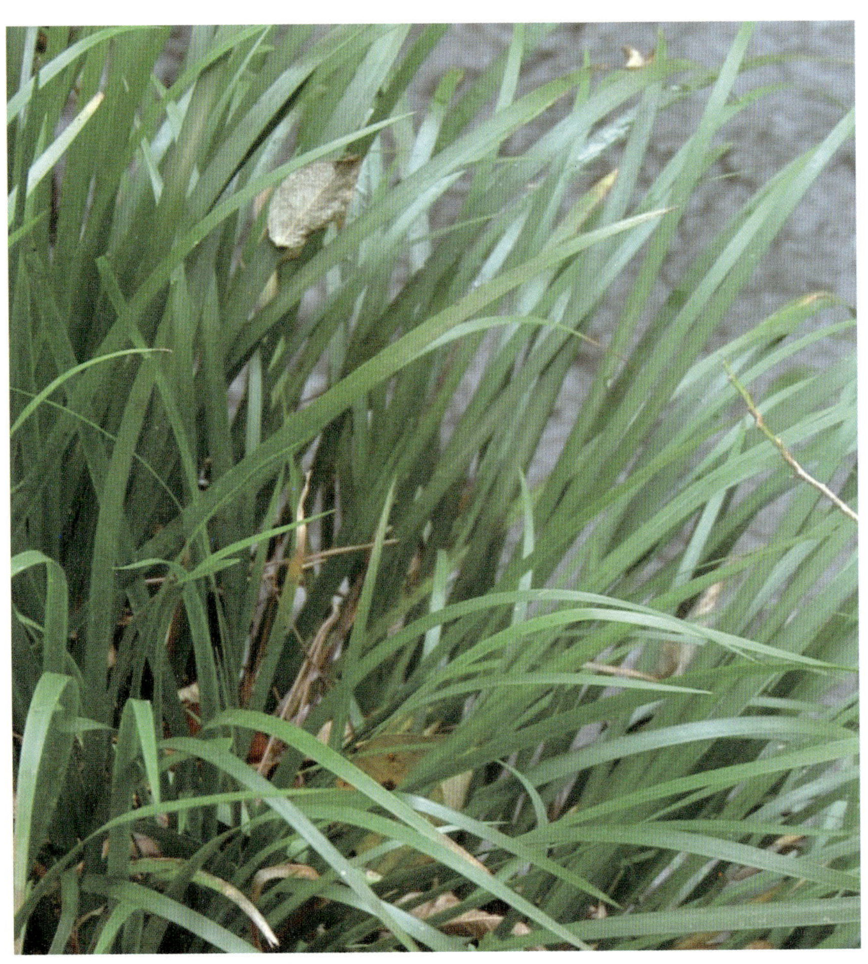

# 하늘이 내리는 약초 석창포

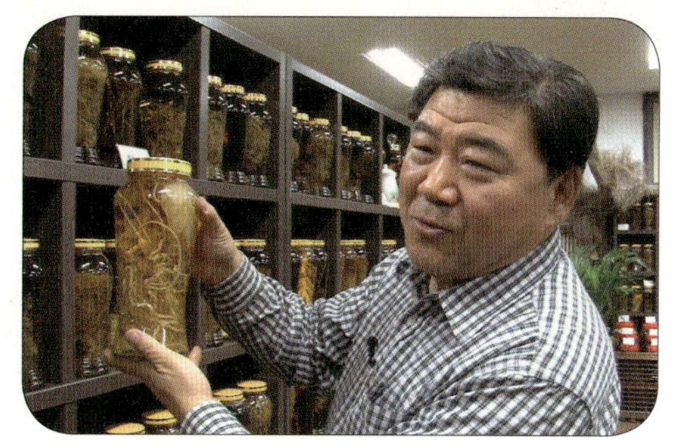

해남에 자리 잡은 작은 약초박물관. 이곳에서 박동인씨는 바다 약초 꾼으로 불린다. 20년 넘게 약초와 사랑에 빠진 후, 고향으로 내려와 300여 가지의 약초들이 가득한 약초 박물관을 열게 됐다. 그리고 이곳에서 수많은 약초들이 그의 손을 거쳐 건강식이 된다.

약초에 관한 해박한 지식은 단순히 책만 줄줄 외운 것이 아니라 몸소 느껴가며 배웠기에 가능했다.

"20년 가까이 걸렸는데, 하나하나 모은 것들이 다 유명약초들이죠. 대한민국의 약초 나오는 곳은 방방곡곡에 다 찾아 다니면서 모았던 거죠."

하루 중 가장 많은 시간을 보낸다는 산! 박동인씨는 우리 땅의 유명한 산을 제집처럼 드나들어 약초 지도

| 약초박물관

171

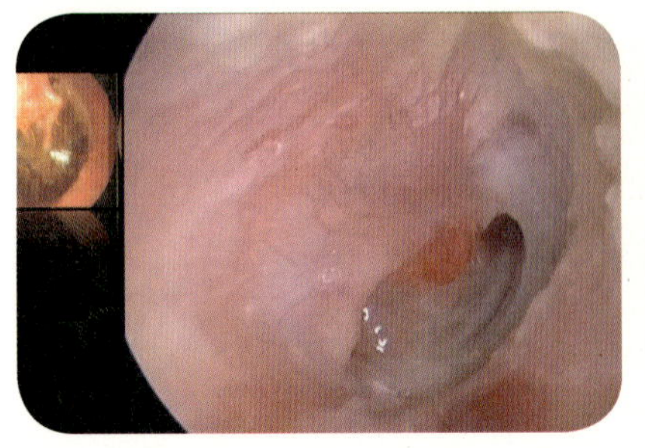

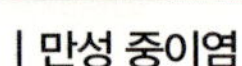
| 만성 중이염

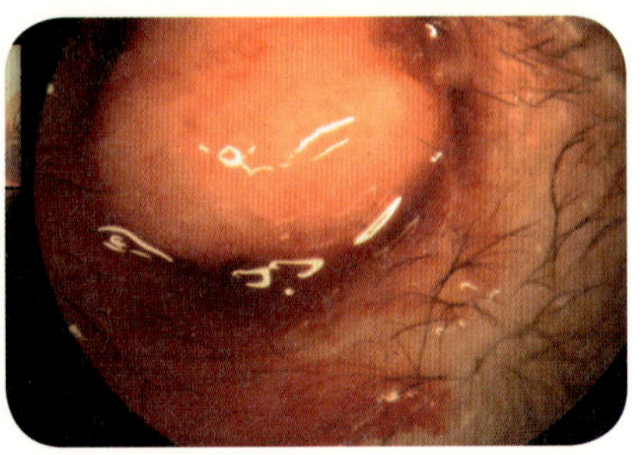
| 만성 중이염 사진

를 그릴 수 있을 정도로 훤히 꿰고 있다. 그가 약초에 유달리 애착을 갖게 된 것은 건강 때문이었다.

"제가 열여섯 살 때부터 양복점 일을 시작했어요. 그래서 계속 밀폐된 공간에서 생활하다 보니까 환경이 안 좋아서 그런 건지 몰라도 위궤양으로 고생도 많이 했고 간수치도 높았습니다."

젊은 나이에 시작된 잔병들이 나이가 들면서 점점 악화되기 시작했다. 그 중에서도 가장 심각한 것이 중이염이었다.

"중이염이 어려서부터 있었어요. 백일 무렵에 홍역을 앓았는데 그 당시 어르신께서 말씀하시기를 열로 인해서 중이염을 앓은 거 같다고 하더라고요. 일생을 중이염을 앓고 살아 온 거죠."

기억이 희미한 어린 시절부터 앓아 왔다는 그의 중이염! 만성으로 진행돼 쉽사리 낫지도 않았다.

"만성 중이염이 점점 심해진다고 한다면, 중이염이 내이까지 영향을 미쳐서 어지러움이 발생할 수가 있고 청력도 점점 더 돌아오지 않



석창포

을 정도로 더 나빠질 수도 있고, 심할 경우는 뇌로 농양이 퍼져서 뇌
농양까지 발생할 수 있습니다. 이러한 합병증이 생길 수 있는 게 만성
중이염입니다."

**유준혁 이비인후과 전문의**

귀의 염증으로 고막은 물론 속 귀로부터 소리 자극을 받아 중추신경계
로 그 자극을 전달하는 청신경, 그리고 뇌신경까지 손상될 수 있다고 하
는데 박동인 씨도 이런 고통을 겪었다.

"콧물이 저절로 흐르듯이 저는 귀에서 진물이 줄줄 흐르듯이 나오더라
고요. 그래서 귀를 항상 막을 수밖에 없죠."

귀에서 나온 고름이 목, 어깨까지 흘러내려 매일매일 옷을 갈아입을 정
도였다. 심지어 청각에 이상 증상까지 왔다.
"감추려고 노력을 많이 했죠. 그래도 주위에서 내가 잘 안 들리는걸 알

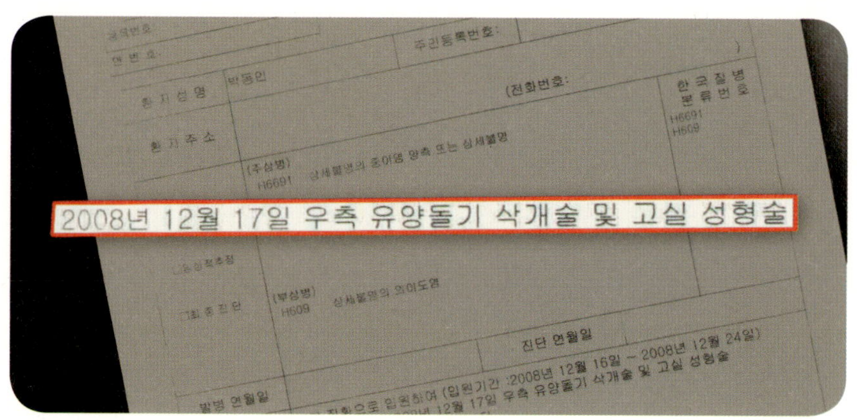

| 진단서

아요. 속닥속닥하는 모습도 많이 봤고. 저 나름대로 귀로 인해서 스트레스가 쌓일 만큼 쌓인 거죠."

중이염으로 청력이 점점 떨어지자, 가족들과의 대화에도 많은 어려움을 겪었다. 생활이 여의치 않아 병원에 가는 것도 부담스러웠지만 약을 먹어도 그 때뿐이었다. 결국 2008년 수술까지 받았다.

"제가 의사하고 상담할 때는 선생님이 지내왔던 만큼 들리지, 더 잘 들리지는 않을 겁니다. 이대로 더 악화되지 않게끔 하는 게 최우선이라고 했어요."

수술을 해도 돌아올 수 없다고 했던 그의 청력. 그러나 지금은 의사소통에 전혀 어려움이 없다.


## 산에서 중이염을 치료하다

"산에 제 귀 건강의 비결이 있습니다. 향으로 찾는 약초죠."

산의 지형을 보고 찾는 게 아니라 향으로 찾는다는 기이한 약초! 그가 찾은 것은 물가에서 자라는 키가 긴 풀이었다. 흙이 아닌 물에 나 있는 난초와 비슷한 모양을 가진 이 약초!

"이게 바로 총명탕 주원료인 석창포입니다."


박동인씨는 마치 귀한 산삼을 발견하듯, 조심스레 다가가 기도를 하고

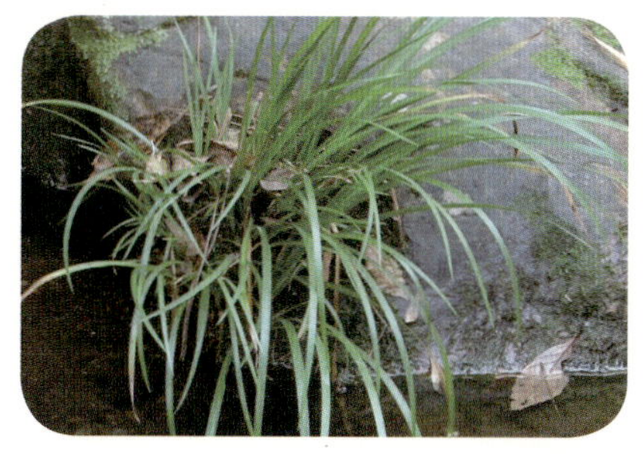

| 석창포

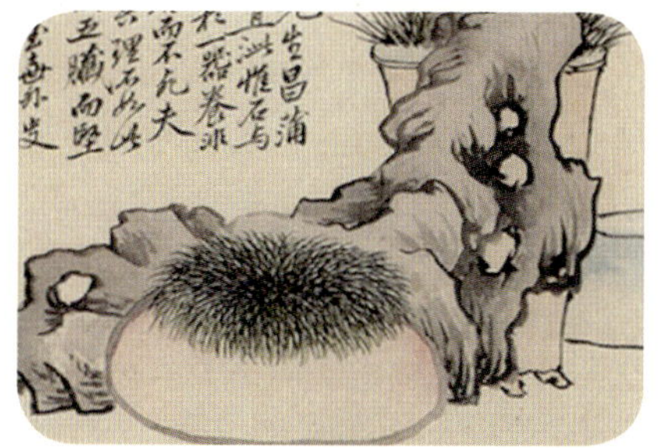

| 석창포를 그린 수묵화

약초를 캐는 것이 아니라 양손으로 쓸어서 향을 맡는다.

골짜기 맑은 물과 이슬을 품고 있는 바위틈에만 뿌리를 내린다는 석창포! 이름 그대로 물과 돌 사이에서 나며 한겨울에도 푸르른 잎을 자랑한다. 그 기품과 향이 선비를 닮아서인지 글 쓰는 선비치고 석창포에 대한 시를 남기지 않은 이가 없을 만큼 선비들의 벗으로도 유명하다.

"석창포는 귀와 눈을 밝게 하면서 건망증을 치료 한다고 기록되어 있습니다. 총명탕과 주자독서환과 같은 머리를 맑게 하고 또 학습 높여주는 처방에 많이 사용되는 약재가 석창포입니다."

**이광연 한의사**

석창포는 신령스러운 약이라 하여 신선의 영약이라 불린다. 효능도 뛰어나지만 향이 좋아 기분을 좋게 만들어 준다.

"허브 같은 냄새가 나지요? 이 향은 어떤 사람이든 다 좋아하는 향이

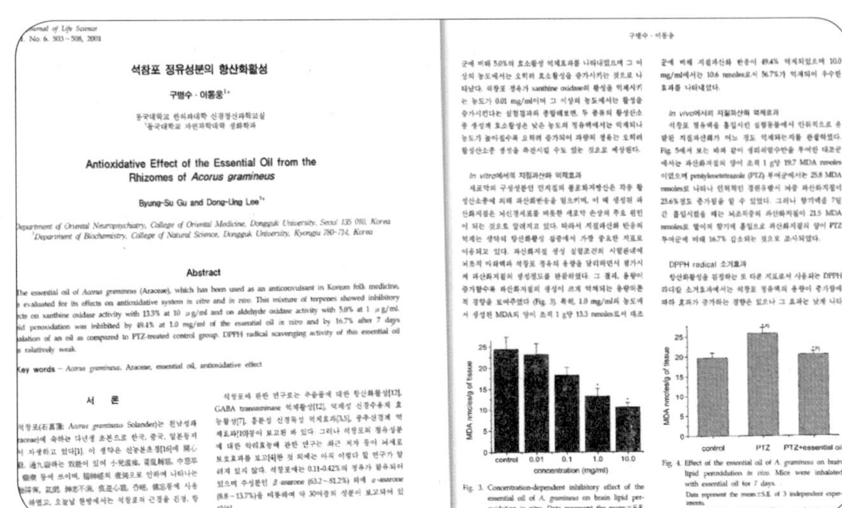

Journal of Life Science
, No. 6, 503~508, 2001

구병수 · 이동웅

# 석창포 정유성분의 항산화활성

구병수 · 이동웅[1]*

동국대학교 한의과대학 신경정신과학교실
[1]동국대학교 자연과학대학 생화학과

## Antioxidative Effect of the Essential Oil from the Rhizomes of *Acorus gramineus*

Byung-Su Gu and Dong-Ung Lee[1]*

Department of Oriental Neuropsychiatry, College of Oriental Medicine, Dongguk University, Seoul 135 010, Korea
[1]Department of Biochemistry, College of Natural Science, Dongguk University, Kyongju 780-714, Korea

### Abstract

The essential oil of *Acorus gramineus* (Araceae), which has been used as an anticonvulsant in Korean folk medicine, is evaluated for its effects on antioxidative system *in vitro* and *in vivo*. This mixture of terpenes showed inhibitory effects on xanthine oxidase activity with 13.3% at 10 μg/ml and on aldehyde oxidase activity with 5.0% at 1 μg/ml. Lipid peroxidation was inhibited by 49.4% at 1.0 mg/ml of the essential oil *in vitro* and by 16.7% after 7 days inhalation of an oil as compared to PTZ-treated control group. DPPH radical scavenging activity of this essential oil is relatively weak.

Key words — *Acorus gramineus*, Araceae, essential oil, antioxidative effect

### 서 론

석창포(石菖蒲: *Acorus gramineus* Solander)는 천남성과(Araceae)에 속하는 다년생 초본으로 한국, 중국, 일본등지에서 자생하고 있다[1]. 이 생약은 신농본초경[16]에 開心孔, 通九竅하는 效能이 있어 小兒溫症, 窮氣,關結, 中惡卒死, 偃仆 등에 쓰이며, 陽虛熱症의 病症으로 인하여 나타나는 健忘症, 驚悸, 神志不清, 驚恐心症, 창폐, 耳聾등에 사용하였고, 오늘날 한방에서는 석창포의 근경을 진정, 항경련등의 목적으로 처방하고 있다.

석창포에 관한 연구로는 수용물에 대한 항산화활성[12], GABA transaminase 억제활성[12], 억제성 신경수용체 효능활성[7], 흥분성 신경독성 억제효과[3,5], 중추신경계 억제효과[10]등이 보고된 바 있다. 그러나 석창포의 정유성분에 대한 약리효능에 관한 연구는 최근 저자 등이 뇌세포 보호효과를 보고[4]한 것 외에는 아직 이렇다 할 연구가 알려져 있지 않다. 석창포에는 0.11-0.42%의 정유가 함유되어 있으며 주성분인 β-asarone (63.2~81.2%) 외에 α-asarone (8.8~13.7%)을 비롯하여 약 30여종의 성분이 보고되어 있다.

## | 석창포 논문

에요."

허브는 향과 약초라는 어원을 갖고 있다. 그 안에는 정유라는 기름 주머니가 있어 고유의 향과 약성을 지니는데, 석창포도 아사론, 카리오필렌과 같은 정유 성분이 풍부하다고 알려져 있다.

석창포의 정유 성분을 연구한 한 대학 논문에 따르면, 석창포에 들어있는 정유 성분이 뇌신경 세포를 비롯한 세포막 손상을 초래하는 과산화 반응을 억제한다고 한다. 석창포의 정유 용량이 늘어날수록 그 효과는 더욱 커졌으며 석창포의 향기를 맡는 것만으로도 그 효과가 나타났다.

"석창포의 아사론, 페놀과 같은 정유 성분들은 우리 몸에 막혀있는 기를 뚫어주면서 특히 난청이나 눈을 맑게 해주는 효과가 뛰어나고

**이광연 한의사**

눈과 귀, 그리고 뇌를 맑게 해준다는 석창포! 하지만 쉽게 만나기 어려운 약초다.

"이정도 자라려면 10년 이상은 걸려야 돼요. 운이 좋았죠. 하늘에서 내려주는 운으로 제가 찾으러 가는 거죠."

# 석창포를 위한 노력

그런데 중이염 치유에 큰 도움을 줬다는 석창포를 바라보기만 할 뿐 채취하지 않는 박동인 씨. 그 이유는 몇 해 전부터 석창포를 직접 키우고 있기 때문이다.

"제가 효험을 보고 계속 먹고 싶은데, 제가 산중에서 늘 캘 수도 없고,

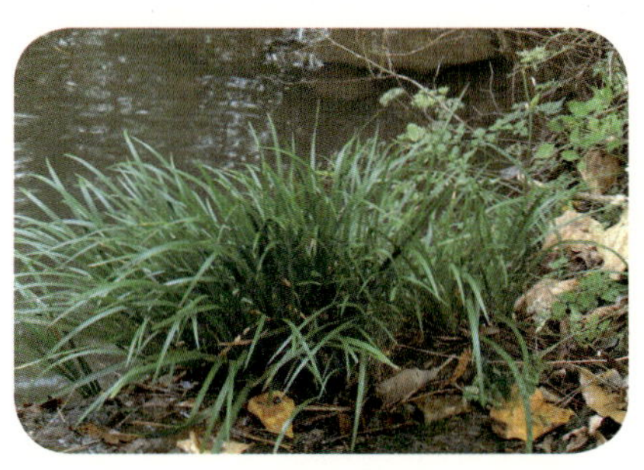

| 산 계곡에 자라는 석창포

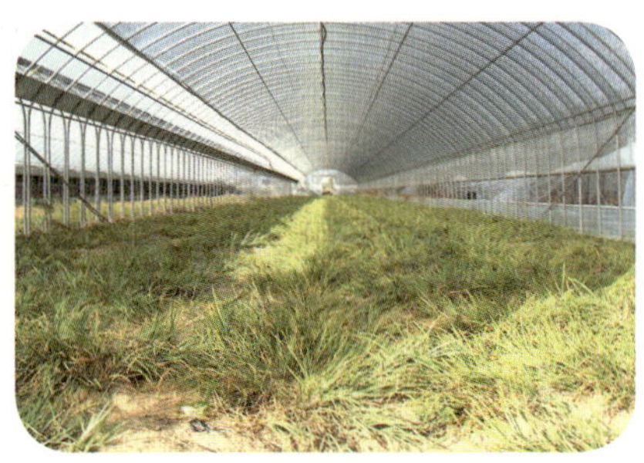

| 비닐하우스 안 석창포

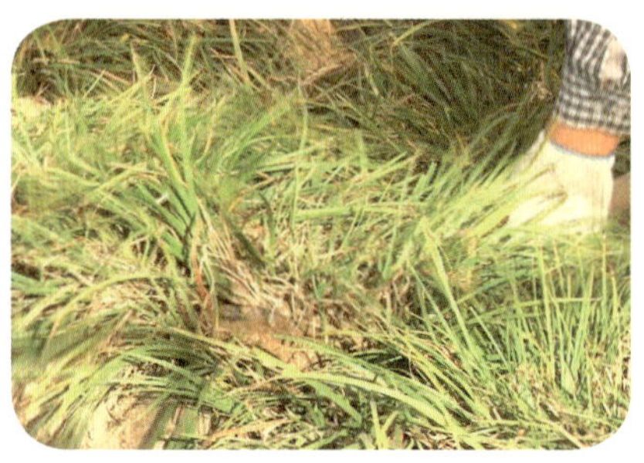

| 푸른 잎사귀

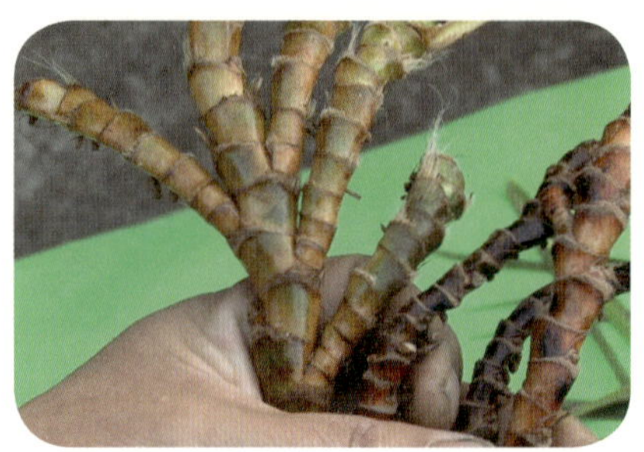

| 지네랑 비교

어떻게 하면 재배를 할까 하다가 계곡과 똑같은 자생지를 연구하다 보니깐, 논에다가 비닐하우스를 설치하고 반 정도만 차광막을 덮었어요. 그리고 물을 졸졸 흐르게 하면 되겠구나 생각한 거죠."

몇 번의 시행착오 끝에 돌 틈에 자라는 석창포를 비닐하우스에서 키우게 된 박동인 씨. 그 노력 덕분에 석창포 수확이 수월해졌다.

"이게 바로 한약방에서 쓰는 석창포 뿌리입니다."

석창포 뿌리는 언뜻 보면 지네처럼 보일 만큼 마디가 많다. 구절창포라고 하여 석창포 뿌리가 한 치 길이에 아홉 마디는 되어야 약효가 난다. 그래서 최소 2~3년은 키운다고 한다.

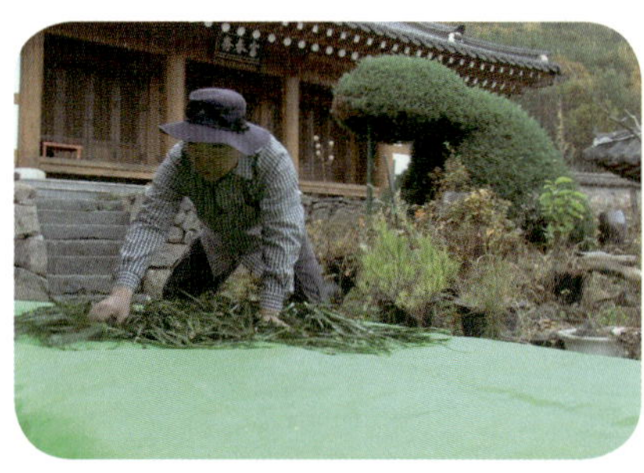

| 건조시키는 석창포 잎

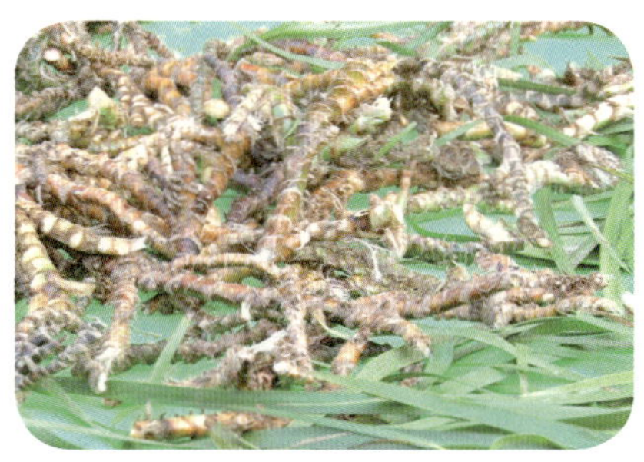

| 말린 후, 석창포 잎과 뿌리



석창포

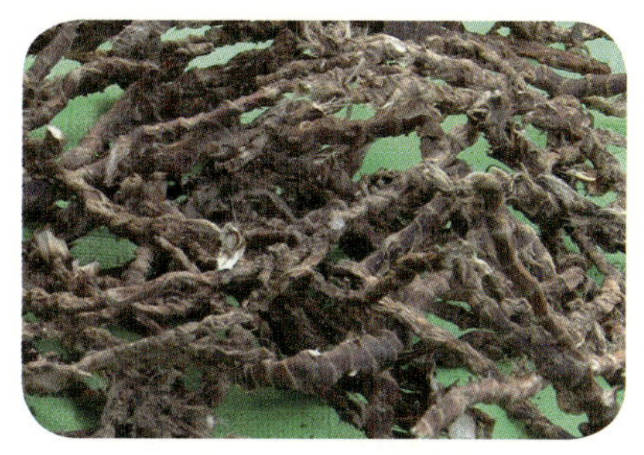

| 말린 뿌리 검은색

이렇게 잘 키운 석창포는 반드시 건조 과정을 거쳐야 한다.

"석창포 향이 온 동네 진동하네 ~"

말리는 동안에도 석창포 향이 풍겨 기분까지 좋아진다는 박동인 씨. 말렸는데도 불구하고 푸른빛이 감도는 데는 그만의 노하우가 있다.

"석창포 잎은 한 4일에서 일주일 정도 말려야 합니다. 특히 이 푸른색을 유지하려면 그늘에서 말려야 해요."

석창포 잎은 그늘에서 3~4일, 석창포 뿌리는 7~8일 정도 말려 두면 음식의 맛을 더하는 향신료가 된다.

# 향기로운 석창포 밥상

박동인 씨는 석창포의 정유 성분을 효과적으로 섭취하기 위해 분말 상태로 먹어왔다.

"저는 석창포 뿌리와 잎을 분말 해서 음식에 사용하고 있죠."

"속이 좀 더부룩하고 그럴 때는 석창포 가루를 넣어 가지고 죽을 끓여서 먹으면 뱃속이 편하고 좋아요."

중이염으로 식욕까지 없었던 당시, 독특한 향기를 품은 석창포는 그의 입맛까지 되살렸다고 한다.

"집사람이 각종 음식에다가 석창포 분말가루를 넣어서 해주니까 제가 먹어보면 알아요. 이것은 향미가 입에 돌거든요."

이렇게 삼시세끼 석창포를 곁에 두고 먹었다는 박동인 씨. 과연 그의 몸은 어떻게 달라졌을까?

"3년간 꾸준히 먹고 나니까 차가 다가오는 소리도 들리고, 산에 짐승 소리, 새가 나는 소리, 아스팔트에 낙엽이 뒹굴러 가는 소리를 제가 태어

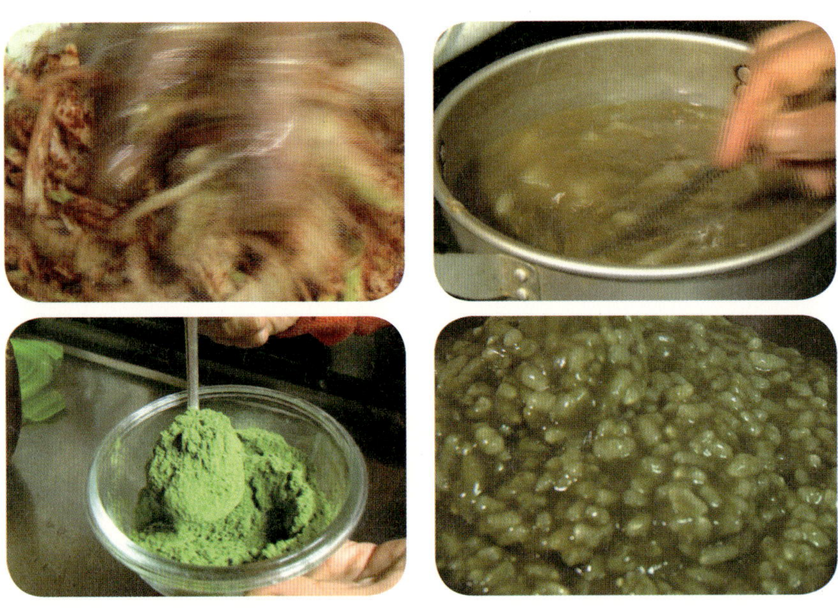

| 음식에 가루 넣는 다양한 음식들 완성



석창포

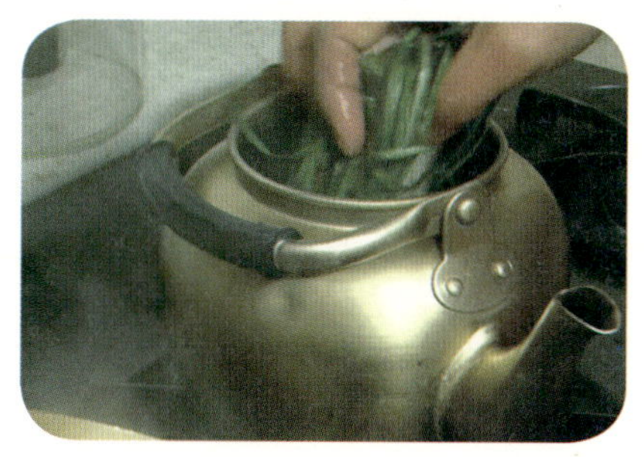

나서 처음 들어봤어요."

들는 즐거움을 다시 느끼게 해줬다는 석창포! 그 이후로 아내는 남편의 건강을 위해 매일 석창포 차를 끓인다.

| 끓는 물에 석창포 넣는 모습

"물을 끓인 다음에 석창포를 넣는 것이 좋거든요. 그래야 차를 마실 때 향이 더 좋아요."

석창포 차에서 가장 중요한 것은 향이다. 그래서 물을 끓이고 1~2분 정도 식힌 다음 석창포 잎과 뿌리를 넣는다.

"하루에 먹는 양이 1.5리터 되는 거 같아요. 주로 밥 먹고 난 뒤로 차로 마시고 또 목이 마를 때나 대화를 많이 할 때는 석창포 차를 주로 마시죠."

남편의 귀 건강을 위해 석창포를 키우고, 먹기 시작했지만 그로 인해 가족의 행복까지 덤으로 얻었다는 부부.

"그거는 말할 수 없이 좋죠. 남 앞에서 당당하게 대화 나눌 수 있는 게 얼마나 좋아요. 싸울 때도 큰 소리로 해도 되고, 작은 소리로 해도 되고 잠잘 때도 소곤소곤 말해도 잘 들리고 하니까 좋죠."

그런데 정말 그가 석창포로 귀 염증이 완화되고 청력까지 되찾았는지 우리는 검사를 진행해 보았다.

청력 검사 결과, 놀랍게도 수술로도 회복되지 않을 수 있다는 박동인씨
의 청력이 좋아진 것을 확인할 수 있었다!

"수십 년 동안 만성 중이염을 앓아 오신 거에 비해서는 중이염 합병
증까지 발전을 안 했고, 더 나쁜 쪽으로 합병증이 발생하지 않은 것은
귀 관리를 잘 하고 있다고 판단됩니다."

**유준혁 이비인후과 전문의**

## 꽃창포와 다른 석창포

우리는 흔히 '창포'하면, 단오에 잎과 뿌리를 우려내 머리를 감는 붓꽃과인 꽃창포를 떠올린다. 그러나 꽃창포는 약재로 쓰지 않지만 천남성과인 석창포는 약성이 뛰어나 다양한 약재로 활용된다.

# 3장
# 인두암

# 현미식초

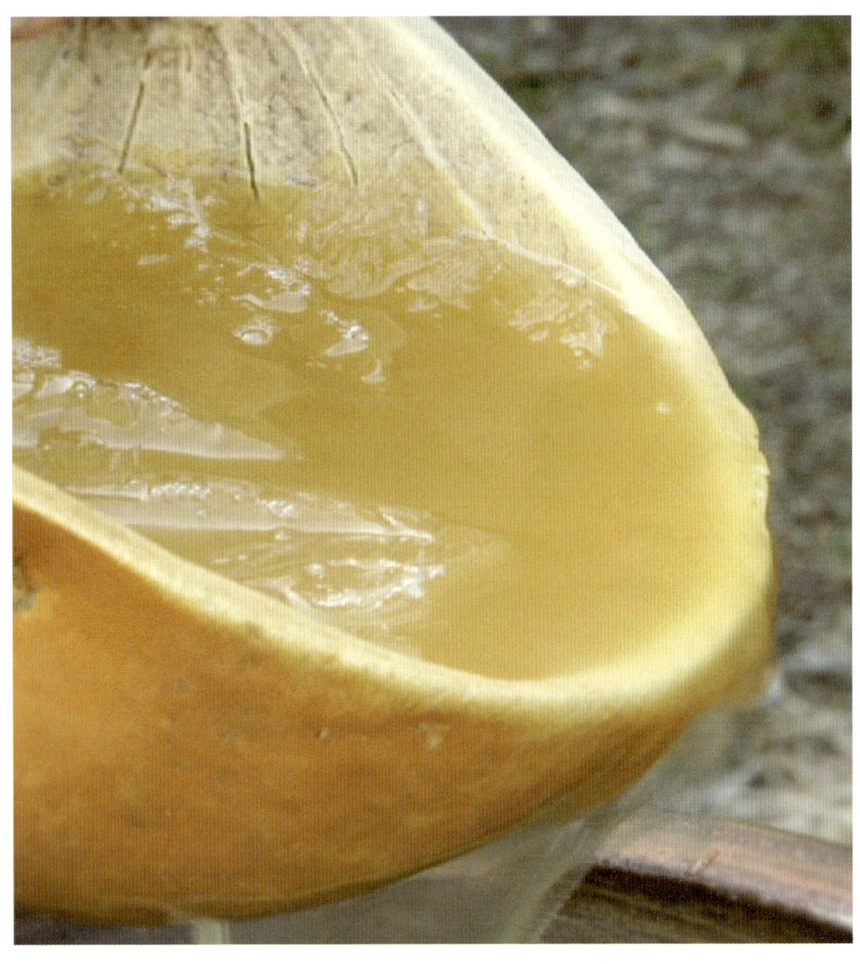

# 약초의 부작용을
# 현미식초로 잡다

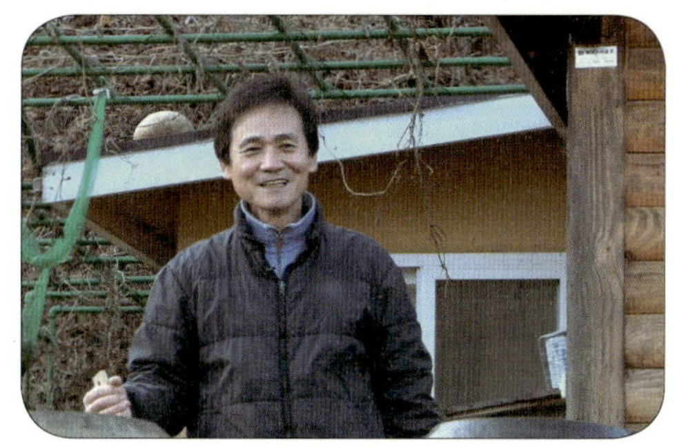

경북 영양, 이곳에 현미식초로 인두암에 간 건강까지 되찾았다는 사례자 김의환씨가 있다. 벌집이 통째로 들어있는 유리병이 그득한 그의 방 안에는 이불로 덮여있는 항아리 한 개가 있다. 그는 이 항아리를 애지중지 소중히 여기는데 그것이 바로 현미식초이다.

"이게 제 자식 같은 저한테 너무나 소중한 보물입니다. 이걸로 마시는 물이 제 생명수입니다."

건강에 관해서는 둘째가라면 서러울 만큼 누구 못지않게 자신 있었다는 김의환 씨. 어느 날 단순한 감기인줄 알고 병원을 찾았다가 청천벽력

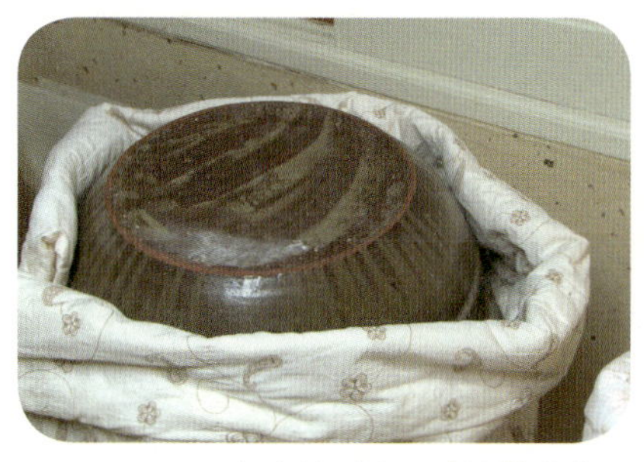

| 방 안 이불로 싸인 항아리

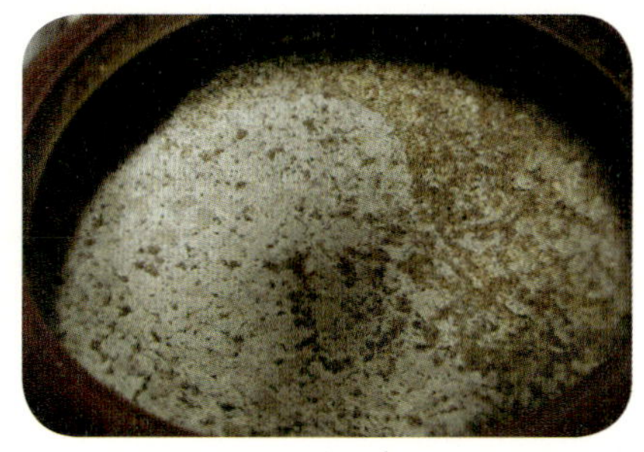

| 항아리 안 – 발효중인 현미식초

과도 같은 진단을 받았다.

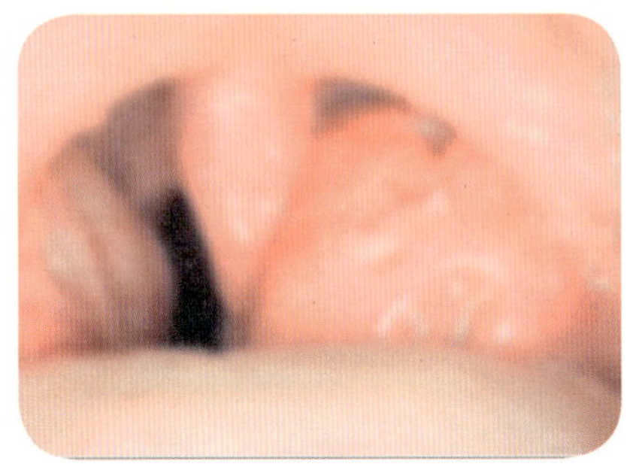
| 인두암

"감기몸살로 목이 부은 줄 알고 병원에 갔더니 인두암 그것도 말기라고 했습니다. 수술이 6시간 정도 걸린다고 했는데, 들어간 지 23시간 만에 나왔습니다. 생과 사의 고비를 몇 번 넘겼습니다."

입과 식도 사이에 위치한 인두. 암 발병률이 높진 않지만 초기 증상이 마치 감기와 비슷해서 암이 상당히 진행된 후에 발견되는 경우가 많다. 게다가 사망률이 높고 수술 예후가 좋지 않은 것으로 알려져 있는데.

"종양이 너무 커서 안으로 수술 못하고 개복해서 바깥으로 했습니다."

수술 후 항암효과가 좋다는 약초를 직접 캐서 먹었다는 김의환 씨. 그 약초들 덕분에 암을 완치할 수 있었다고 말한다.

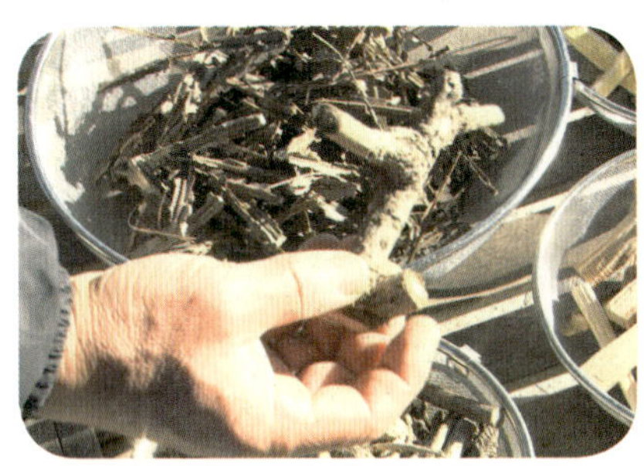
| 말린 약초들

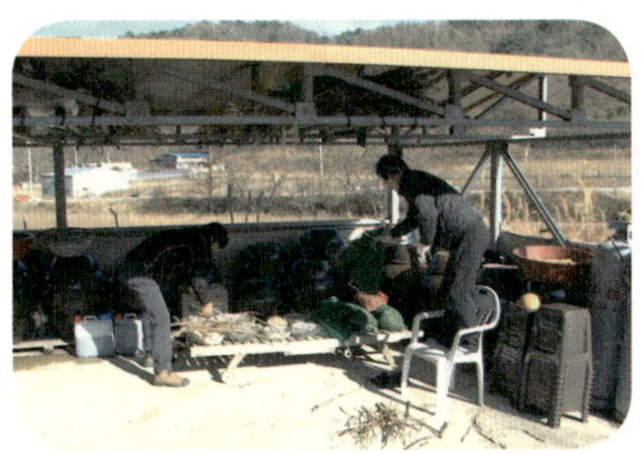
| 건조 시킨 약초



현미식초

공기 좋고 약초를 많이 캘 수 있다는 이곳 영양에 온지도 벌써 10년째이다. 그의 집에는 온갖 약재들이 보관돼 있다.

"이건 오가피 나무입니다. 이건 헛개나무. 이건 옻나무지요 이런 약재들은 보통 3개월 이상 말려서 사용해야 됩니다."

14~15가지 정도의 약재를 넣고 서너 시간 이상을 달여 만든 물. 누군가 이렇게 달인 물로 암을 완치했다는 얘기를 들은 이후부터 이 물을 수시로 마셨다고 한다.

그런데 항암치료에는 성공했지만 이 약초들이 무조건 몸에 좋기만 했던 것은 아니었다. 과하면 부족한 것보다 못하다고 하듯, 약재를 너무 많이 먹어 오히려 부작용이 생긴 것이다.

"처음에는 이 약물 외에도 생으로 갈아서도 먹고. 생으로 그냥 씹어 먹기도 하고 너무 먹었더니 간에 무리가 왔습니다."

약재의 성분에는 독성도 함께 들어있기 때문에 너무 많은 양을 먹어 몸을 해독하는 간에 무리가 온 것이다.

"종합검진에서 간수치가 너무 안 좋다고 했어요. 먹는 게 뭐냐고 하길래 이거 이거 얘기했더니 약초 중단하라 하더라고요. 하지만 저는 민간요법에 신뢰가 있으니까 먹고 싶었고. 그래서 약초를 먹기 위해서 나름대로 연구한 게 현미식초까지 온 거지요."

약초를 먹으면서 간에 무리가 가지 않는 방법을 고민하던 끝에 찾아낸

것이 바로 현미식초! 김의환씨는 천연 발효시킨 현미식초에 자신만의 비
법을 넣었다.

현미를 충분히 불려 고두밥을 지은 뒤, 누룩과 생강을 넣고 섞어 준다.
이때 공기가 충분히 들어가도록 섞어야 발효가 잘된다고 한다. 여기까지
는 보통 발효식초 만드는 방법과 크게 다르지 않다. 김의환씨의 현미식초

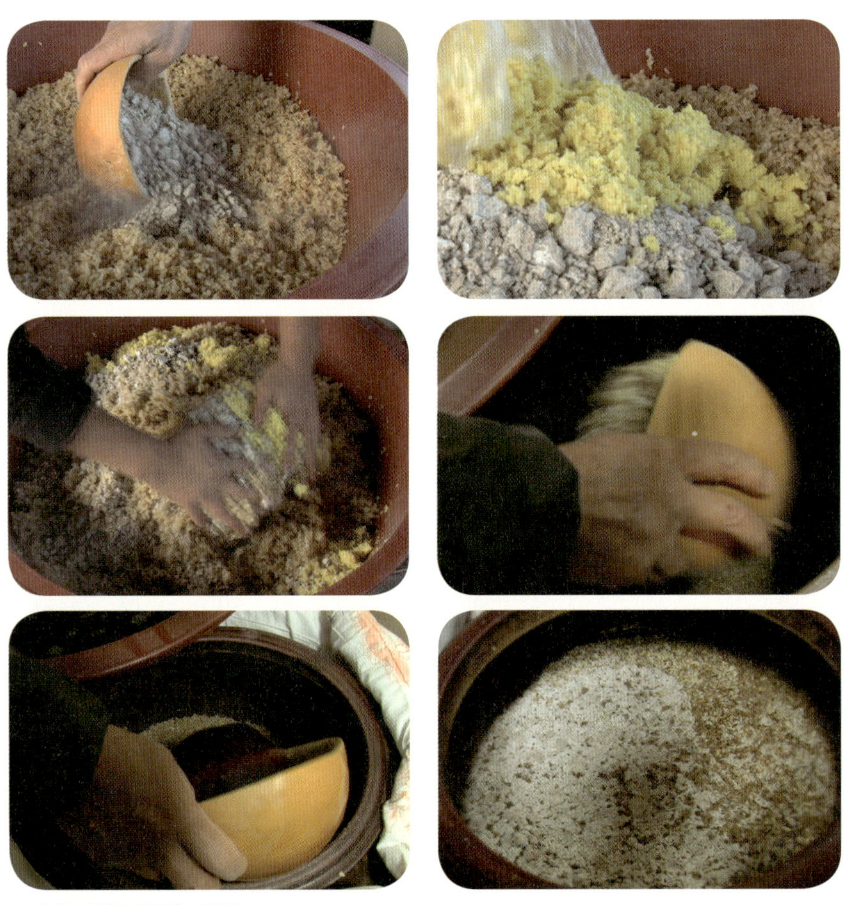

| 현미식초 만드는 과정



현미식초

제조비법 중 하나는 현미밥과 누룩 버무린 통을 방안에 보관하는 것인데, 반드시 이불을 덮어 적정 온도를 유지해야 한다. 그리고 여기에 김의환 씨만의 현미식초 두 번째 비법이 들어간다. 그것은 그냥 물이 아닌, 온갖 약재를 넣고 우려냈던 물을 넣는 것이다.

그렇게 열흘 정도를 방에 두고 발효를 시킨다. 발효가 끝난 항아리는 밖으로 가지고 나와 숙성 기간을 거쳐야 한다. 일년 이상을 숙성시켜야 비로소 약이 되는 현미식초가 완성된다고 한다.

"이게 현미식초인데. 제가 한 번 보여드리겠습니다."


뚜껑을 열자, 2년 정도 숙성됐다는 현미식초에 살얼음이 얼어있었다. 색깔은 마치 막걸리처럼 탁해 보인다. 냄새를 맡아보면 톡 쏘는 향이 없다. 그것이 차이점이라고 한다.

"시중의 화학식초나 일반 식초는 향이 진하고 독합니다. 독하고 전통 현미식초는 향이 부드럽습니다."


이렇게 전통 발효 식초를 만드는 방법에 자신만의 비법을 첨가해서 늘 물처럼 마시고 있다는 김의환 씨.

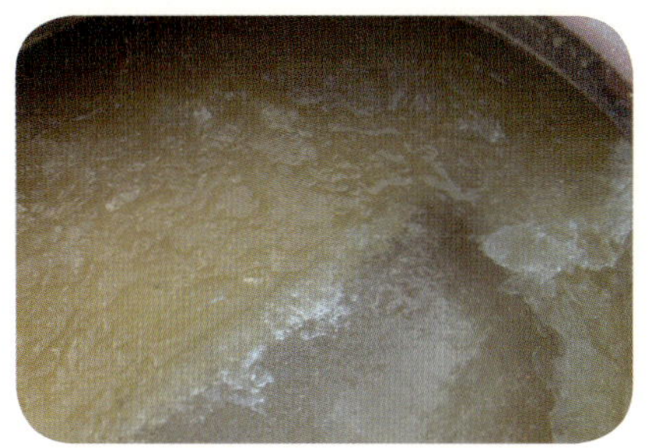

| 항아리 뚜껑 열자 얼음 언 현미식초

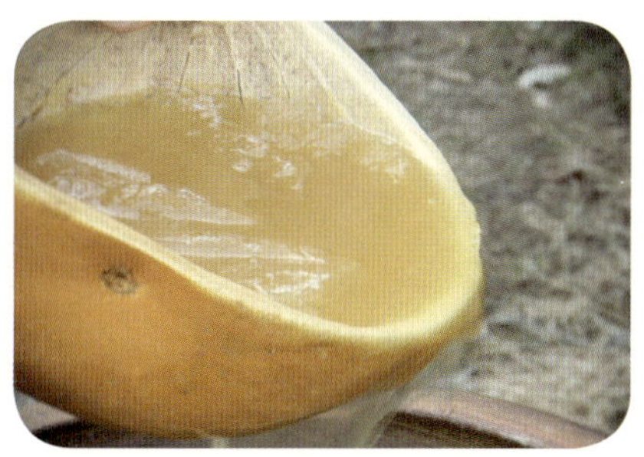

| 현미식초 한 바가지

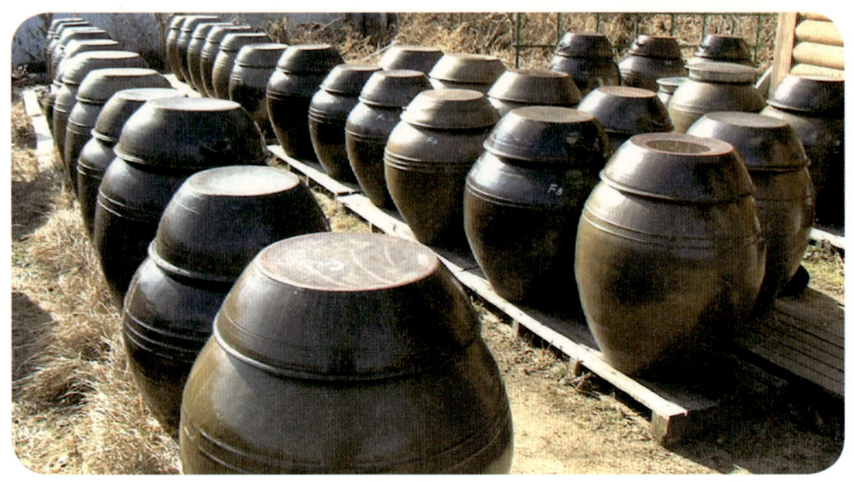

| 마당의 장독대

"종합검진에서 간 수치가 너무 안 좋다고 했는데, 현미를 발효시킨 식초를 먹은 후부터는 검사결과가 완전히 정상이라고 하고, 몸의 피로도도 좋아졌죠."

과연 그의 말처럼 현미식초가 간 건강을 회복시켜주었을까?

"간 수치가 많이 높고 그랬는데 지금은 검사상에서는 아주 정상이고, 식초 같은 건 아주 좋은 작용을 하기 때문에 여러 가지 항산화작용도 하고 항산화작용이 좋아지면 암세포도 제어가 되기 때문에 영향을 받았다고 할 수 있겠죠."

이상현 원장

"그렇게 좋은 현미식초를 약재 달인 물로 만들어먹으니까 간과 암에 좋은 보약이 됐죠. 이건 내 건강을 살린 보물이다, 이렇게 이야기 할 수



현미식초

있습니다."

식초는 그에게 더 이상 단순한 조미료가 아니었다. 말기 암으로 좌절했던 그에게 제2의 인생을 살게 해준 고마운 존재가 됐다.

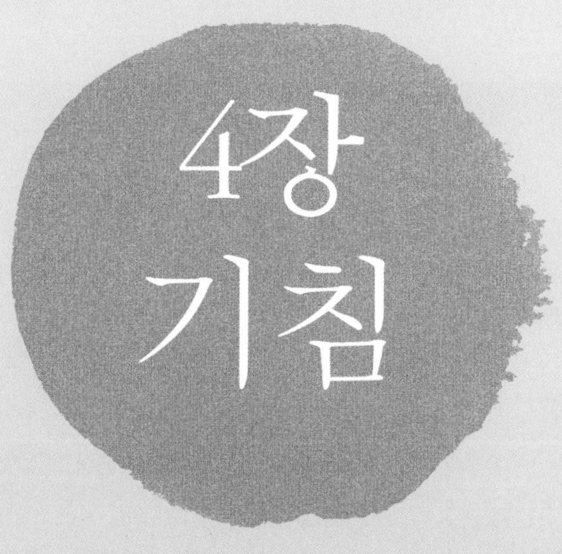
4장
기침

# 곰보배추



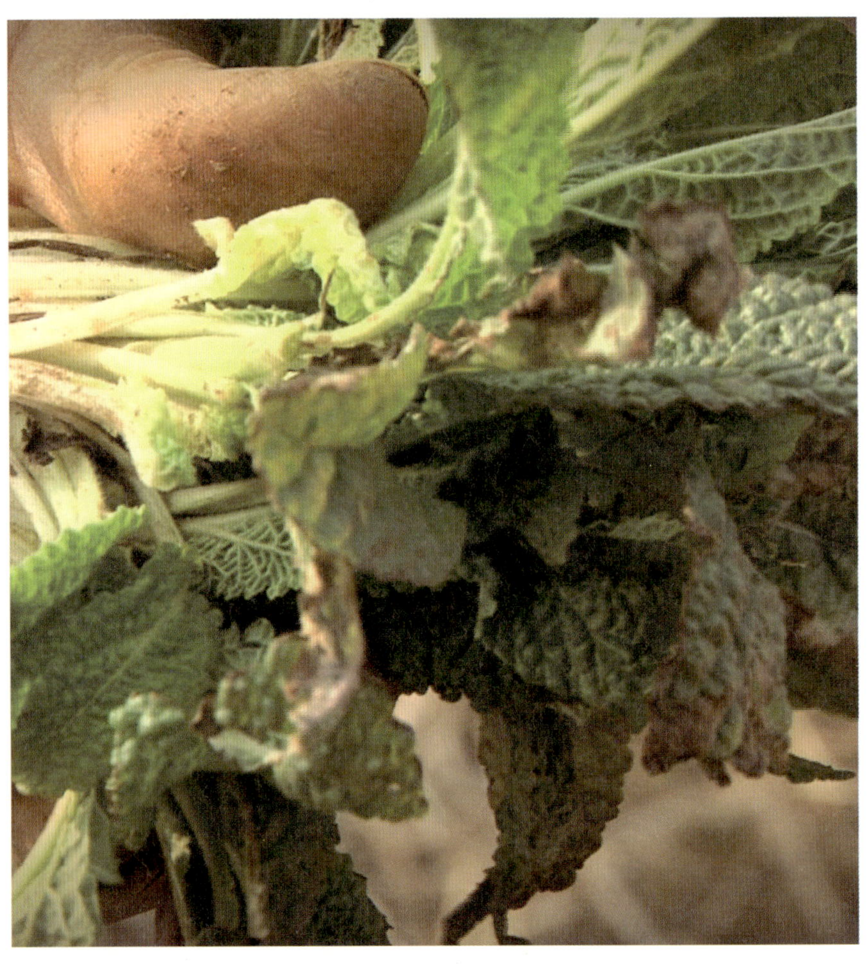

# 기침 잡는 명약
# 곰보배추

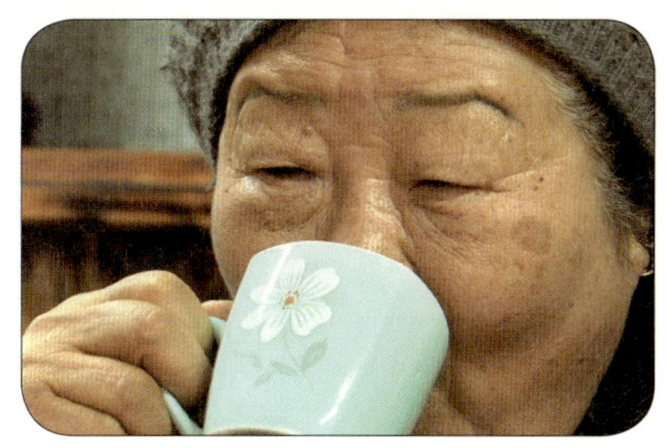

땅 끝 마을 해남, 이곳에 병을 고치는 배추가 있다고 한다. 중년의 고질병인 천식과 가래를 잡는 배추라는데!

"못생긴 배추 곰보같이 생긴 거 있어. 배추잎사귀가 곰보 같아요. 배추밭고랑 시궁창 고랑에 있어."

못생긴 배추를 찾아 한참을 헤맨 끝에 정말 고랑 옆, 허허벌판에서 잡초들 사이로 드문드문 오돌토돌 못생긴 잎을 가진 배추를 발견했다. 꽁꽁 언 겨울 땅 속에서도 살아남아 '동생초(冬生草)'라 불린다는데, 이 특별한 배추를 직접 키우는 사람은 바로 사례자 이정순씨다.

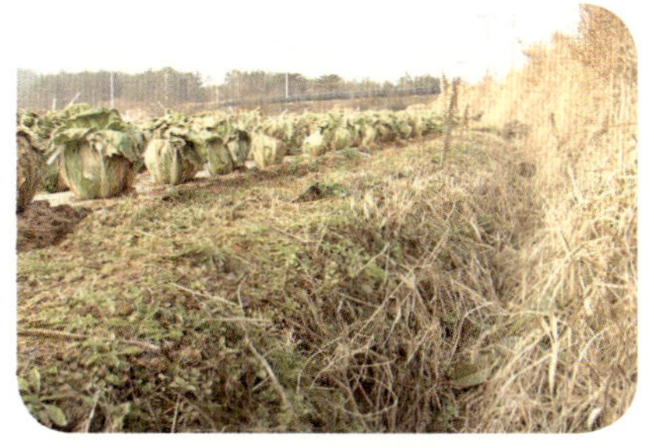

| 고랑에 자란 곰보배추

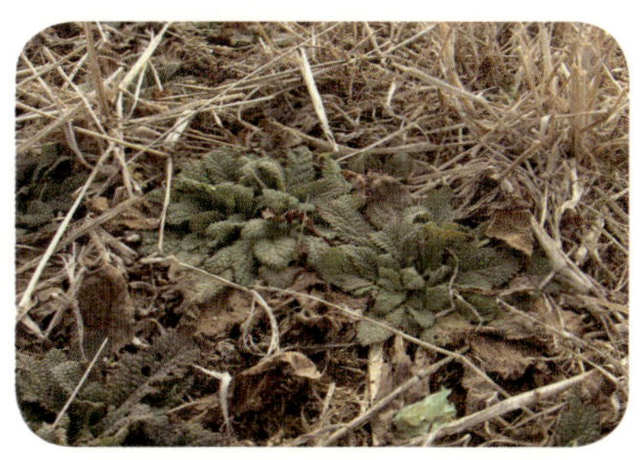

| 곰보배추

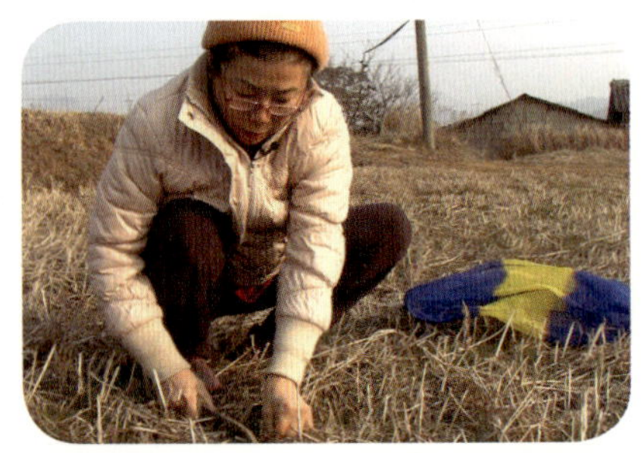

| 호미로 곰보배추 캐는 이정순씨 모습

"겨울을 난 곰보배추를 더 알아 주거든요. 약성이 좋은 걸로. 뿌리를 다치지 않게 조심스럽게 캐야 해요."

이정순 씨가 곰보배추를 직접 기르게 된 사연은 무엇일까.

"옛날에는 약을 아주 많이 먹었어요. 천식 약, 기침약, 아토피 약, 감기약... 맨날 약만 달고 살았죠. 그런데 약 안 먹은 지가 10년 가까이 된 거 같아요."

특히 중년이 되면서 더욱 심해진 기침은 약을 써도 그때 뿐이었다.

"저는 항상 목이 약해요. 조금만 피곤해서 목이 붓고 갈라지고 그랬는데 없어지고 축농증 비염이 없어지고 가래가 없어지니까 기관지가 좋아졌어요."

그녀는 곰보배추 덕분에 고질병을 고쳤다고 주장한다. 그런데 곰보배추로 천식이 좋아진 건 이정순씨뿐 만이 아니었다. 딸의 말을 듣고 반신반의 하며 먹기 시작했다는 어머니도 효과를 보았다.

"이게 배추 끓인 물이에요, 이게 나를 낫게 해줬어요. 목이 걸걸했는데 그게 다 없어졌어요. 나는 밭에 가면 배추 뜯어먹어요, 탈탈 털어서. 그래도 아무렇지 않아요. 쌉쌀해도 몸에 좋다 생각하니까 안 가리고 먹죠. 배추가 보약이에요."



곰보배추

"곰보배추에는 항히스타민이 있어요. 기관지 천식 가래 없애주고 후 라보노이드 성분 때문에 몸에 나쁜 활성성분 없애주는데 도움되고 심 혈관 계통 깨끗하게 해주기 때문에 장수식품이라고 할 수 있습니다."

이광연박사 한의사

# 효자 곰보배추

그렇다면 이정순 씨는 곰보배추를 어떻게 활용하고 있을까? 이정순씨 는 산과 들에서 직접 채취한 야생초는 발효시켜 먹고 있었는데 그 중에 서도 그가 가장 아끼는 건 곰보배추 발효액이다. 흑설탕을 넣어 2년 동안 발효, 숙성시켜 꽤 걸쭉해 보이는 곰보배추 발효액. 이정순씨는 원액의 4 배로 생수에 희석시켜 물처럼 자주 마시고 다양한 음식에도 넣어 활용한 다. 2년을 숙성시킨 곰보배추 발효액, 그 맛은 어떨까?

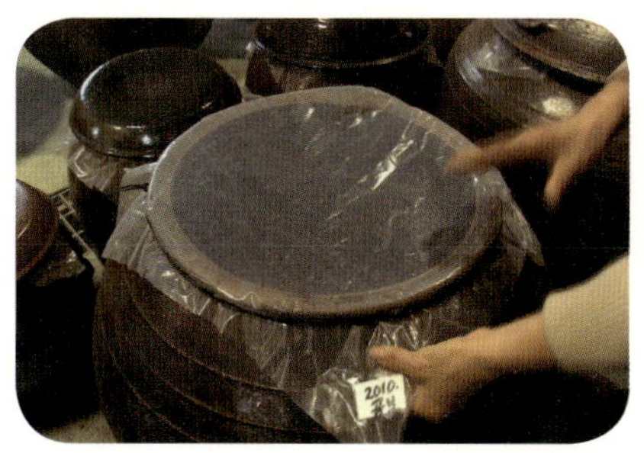

| 항아리들

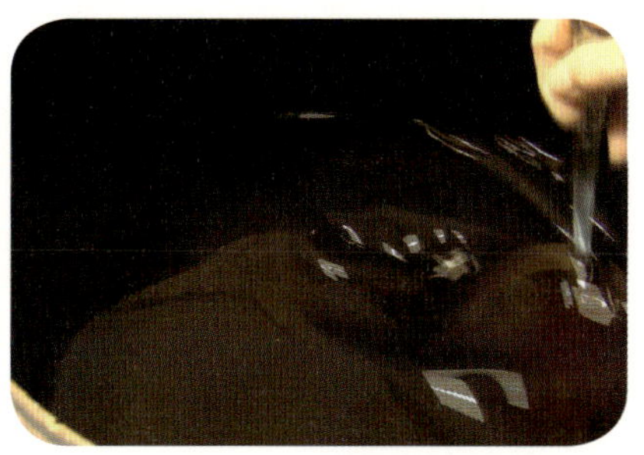

| 곰보배추 발효액

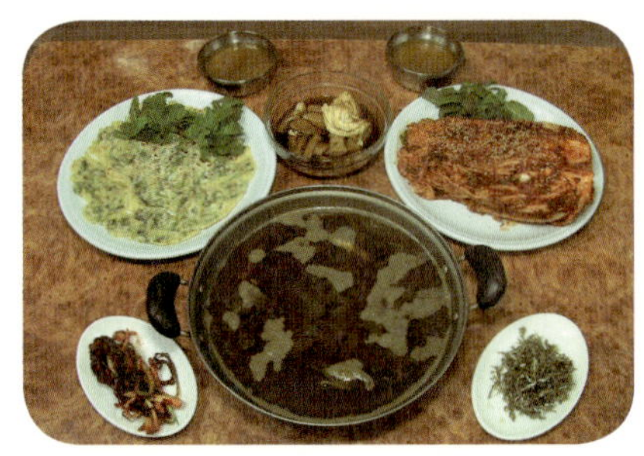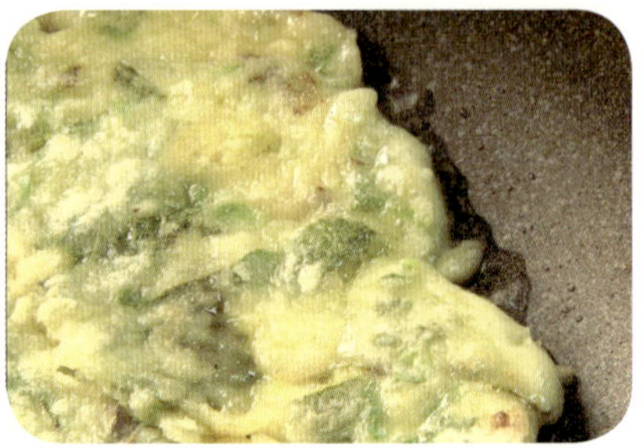

| 곰보 밥상

"향기도 나고 톡 쏘는 맛도 나고 맛있어요."

곰보배추 덕분에 천식을 고쳤다고 믿는 이정순 씨. 그녀에게 곰보배추는 보약과도 같다.

그렇다 보니 곰보배추 달인 물로 만든 식혜에 곰보배추 된장국, 부침개까지. 곰보배추는 그녀의 식탁에서 빠질 수 없는 존재다.

그런데 곰보배추의 어떤 성분이 이정순씨와 그 어머니의 기침을 멎게 한 것일까? 우리는 그 효능을 확인해 보았다. 천식과 관계가 깊은 알레르기 물질을 투여한 실험용 쥐에 한쪽은 곰보배추 추출물을 투여하고 2주 후 그렇지 않은 실험 군과 비교해봤다.

"실험결과가 잘나왔습니다. 곰보배추 투여한 마우스는 알레르기 염증을 내는 물질을 약 70%억제하였습니다. 인간에게도 알레르기나 염증과 관련된 질환을 개선하는데 효과가 있을 수도 있습니다."

**윤택준 교수 / 유한대학교 식품영양학과**

못생긴 생김새 때문에 제 값을 못하던 곰보배추가 이정순씨로 인해 보약으로 재탄생했다.



곰보배추

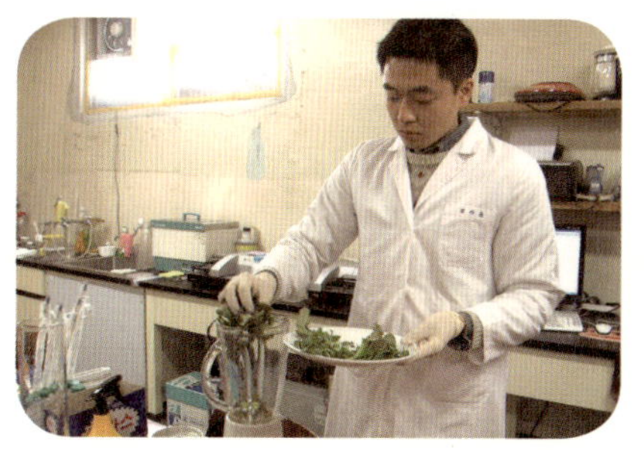

| 실험기관 외경

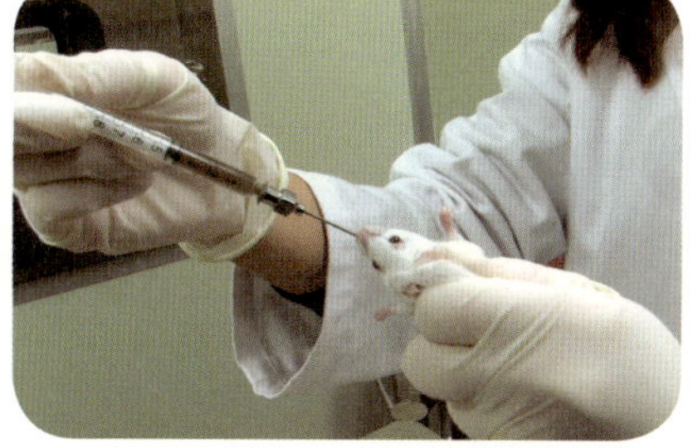

| 곰보배추 쥐 실험

## 곰보배추의 효능

옛말에 '알고 죽는 천식'이란 말이 있다. 병은 알지만 고칠 방법이 없어서 결국 못 고치고 죽는 병이라는 것이다. 그만큼 고치기 어렵다는 천식. 어찌 보면 암보다도 치료가 어려운 난치병이다. 그런데 여기에 탁월한 효과가 있는 것이 곰보배추다.

오죽 못생겼으면 곰보배추라 불렸을까? 그러나 그 약효는 너무나도 뛰어나 독한 기침, 독한 해수, 독한 천식 등 폐와 기관지의 독종 질병을 고칠 수 있는 최고의 신약이라 불린다. 곰보배추는 가을에서 봄 사이에 뿌리째 캐서 전체를 다 약으로 쓴다. 기침을 멈추는 데에 천하으뜸이고 뛰어난 효력을 지닌 천연의 항생제이다. 온갖 항생제를 써도 낫지 않는 감기, 폐렴, 결핵에도 곰보배추는 효능이 있다고 한다. 곰보배추는 기침을 멎게 하고 가래를 삭이며 온갖 균을 죽이는 작용이 있다.

맛은 맵고 쓰고 비리며 성질은 서늘한 편이다. 소변을 잘 나가게 하고 혈액을 맑게 하며 몸 안에 있는 독을 풀고 뱃속에 있는 기생충을 죽이는 효능도 있다고 한다. 곰보배추는 계절에 상관없이 아무 때나 한 광주리쯤 뿌리째 캐서 물을 붓고 푹 달여서 그 달인 물로 막걸리를 담가서 먹으면 좋다. 한번에 가볍게 취할 만큼 하루 2~3 차례 마신다. 대개 두 번쯤 만들어 먹으면 아무리 오래 되고 완고한 기침이라도 잘 낫는다고 한다. 막걸리가 아니라면 달여 먹어도 된다. 약간 비릿한 풀 냄새가 날 것이다. 그늘에서 말려 가루를 내어 찻숟갈로 한 숟갈씩 먹는 방법도 있다.

그러나 제일 좋은 방법은 곰보배추 발효음료를 만들어 먹는 방법이다. 이렇게 발효 음료로 만들면 맛이 좋아서 어린아이들의 감기나 기침에도 먹일 수 있다.



곰보배추

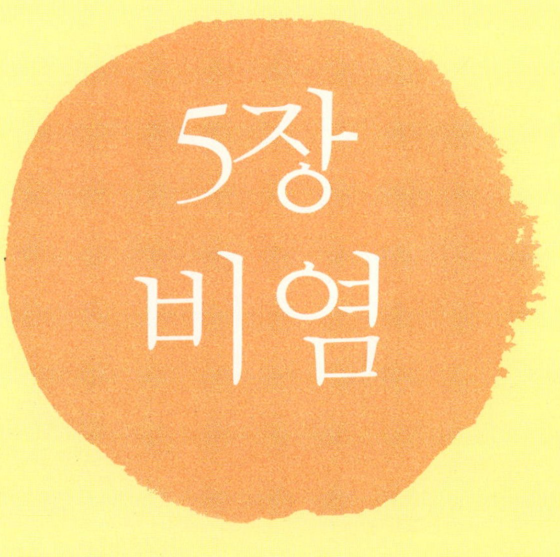
5장
비염

# 오일풀링

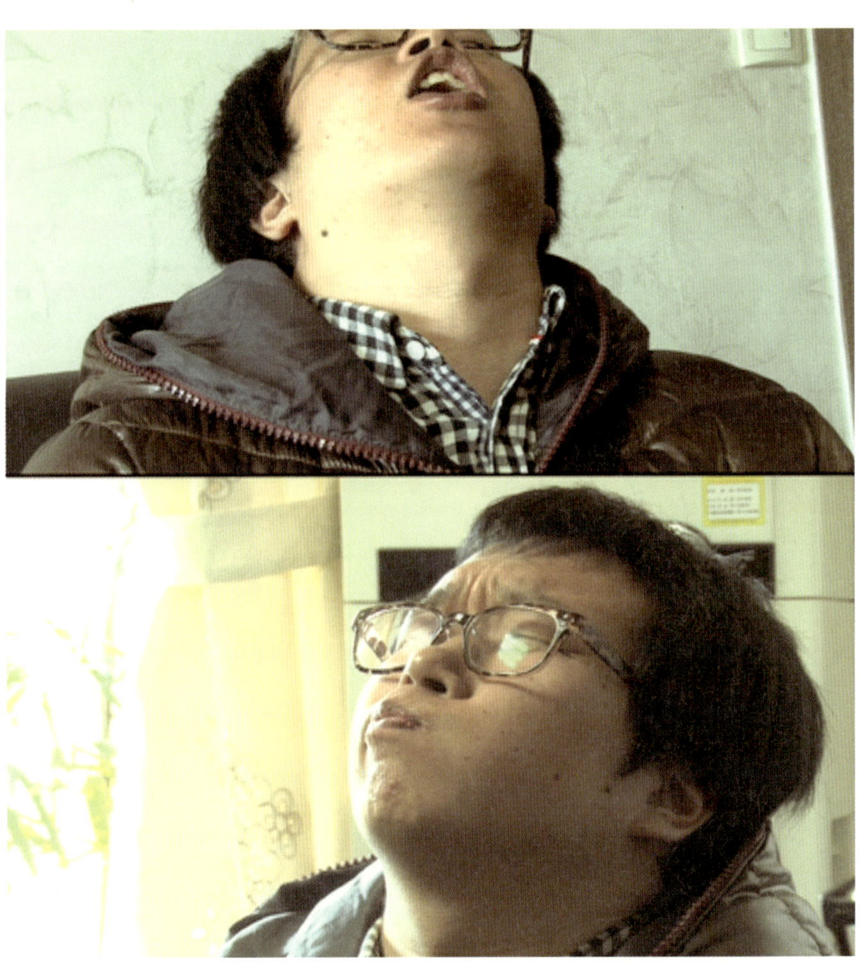

# 비염을 고친
# 특별한 생활습관

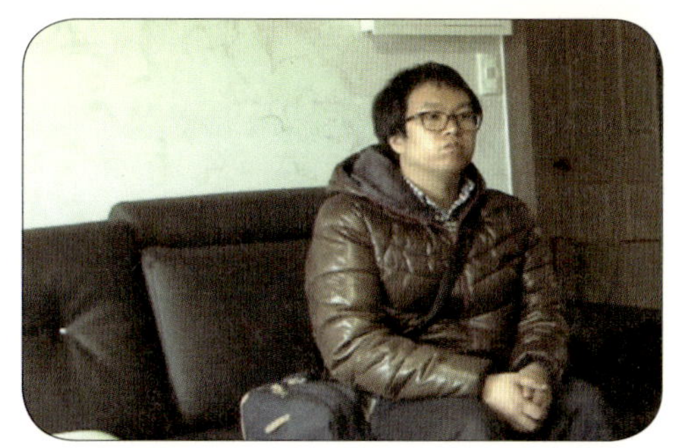

경남 마산의 한 체육관, 한 수저의 오일로 자신의 몸을 지키고 있다는 사례자가 있다. 기름으로 가글을 한다는 서영철씨.

"오일풀링이라고 고대 인도에서나 중국에서 도인들이 했던 몸을 다스리는 어떤 수행 방법으로 알고 있습니다. 건강에 아주 좋은 걸로 알고 있고 저도 체험을 하고 있습니다."

살아 있는 세계 4대 부처 중 한 명이라 알려진 틱낫한 스님. 스님은 매일 아침 오일풀링으로 몸 안의 독소를 배출 해 건강한 삶을 유지하고 있다고 하는데.

체육관에서 오일풀링 전도사로 통하는 서영철씨. 이곳을 찾을 때마다 동료들에게 오일풀링 방법을 전수하고 있다. 반신반의하며 그에게 오

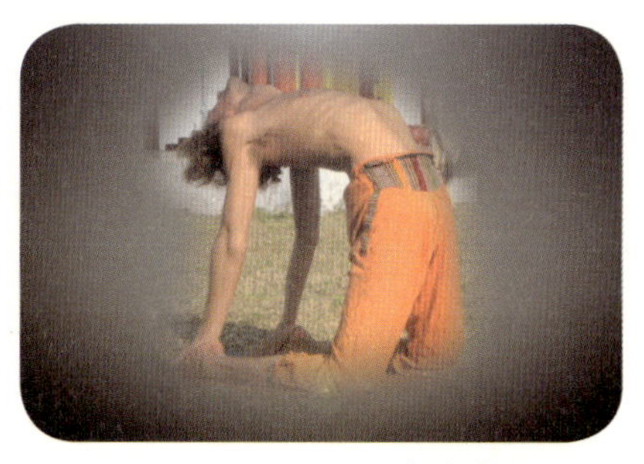

| 틱낫한 스님

일풀링을 전수받고 있는 체육관 동료들. 처음에는 기름의 이물감 때문에 2~3분을 넘기지 못했던 사람들도 지금은 어느 정도 익숙해졌다. 이제는 운동 후 오일풀링을 하고 나면 더욱 더 상쾌한 기분이 든다고 말한다. 어떤 사람들은 운동보다 이 오일풀링 때문에 체육관에 온다고도 말한다. 그렇다면 그가 말하는 올바른 오일풀링이란 무엇일까?

"오일을 입에 물고 20분쯤 있다가 뱉는 겁니다. 오일풀링을 하고 나면 혀에서 독소들이 기름을 다 잡아서 이렇게 하얀 색깔로 변합니다. 독소를 잡아서 그렇다고 이야기를 하는데 정확한 과학적인 근거는 잘 모르겠지만 그런 걸로 알고 있습니다."

과연 그의 말은 사실일까?

"침과 오일이 반응하면서 생기는 소화의 부산물이라고 보면 됩니다 거기에 더불어 어느 정도 구강 내 존재하고 있었던 세균과 바이러스 들도 같이 섞여 있다고 보면 됩니다."

**김래영박사 한의사**

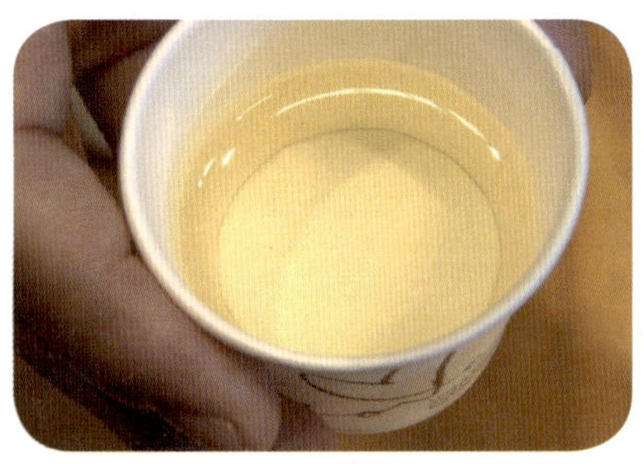

| 누런 기름

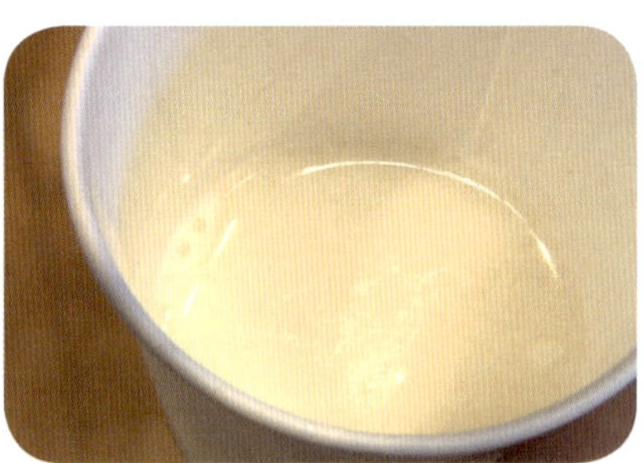

| 하얀 기름 7

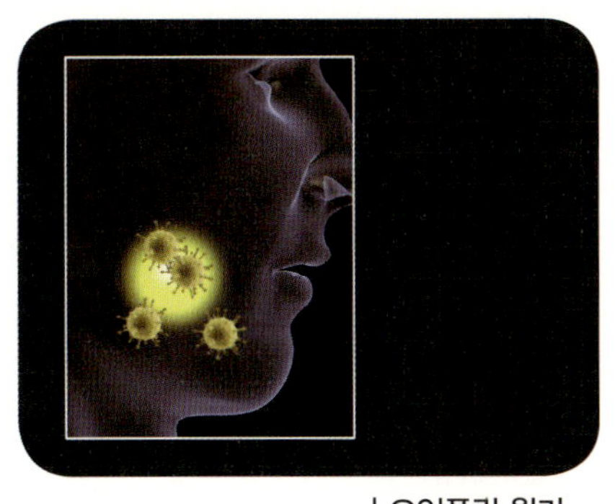

| 오일풀링 원리

인도의 동의보감이라 불리는 〈아유르베다〉에서 유래한 오일풀링.

혀는 신체의 각 기관과 소통을 하는 기관으로 오일풀링을 하면 입안 세균이 기름 속에 갇히고 기름의 좋은 성분은 각 기관에 흡수된다는 것이 그 원리이다. 그래서 일까. 오일풀링을 한 지 3개월 만에 건강해진 몸을 느낀다는 서영철 씨.

"사회 생활 하다 보니까 술을 많이 마시는 일이 많습니다. 그런데 오일풀링 하고 난 뒤 몸이 좋아진 걸 1주일 정도되니까 느껴지더라고요. 일단 코하고 입이 상쾌함이 느껴져요. 1주일 되니까 제가 겨울에 말을 하는 직업이다 보니까 가래도 많이 끼고 비염 증상도 조금 있었는데 1주일 정도 하니까 늘 뻥 뚫린 느낌. 가래도 거의 안 나옵니다."

서영철씨 부부의 하루는 오일풀링과 함께 시작된다. 입안 세균이 가장 왕성한 아침, 공복 상태에 오일풀링을 하면 더욱 효과적이기 때문이다. 하지만 몸에 좋다 하더라도 주의를 해야 하는 사항들이 몇 가지 있다. 입안에 상처가 있는 사람은 해서는 안 되며 오일풀링을 하고 난 뒤에는 반드시 물로 헹구고 기름이 남지 않도록 깨끗이 양치질을 해야 한다.

# 오일풀링 따라 하기

그렇다면 오일풀링을 할 때 어떤 기름을 사용해야 할까?

"제일 좋은 게 올리브 유. 해바라기 씨 유. 포도씨 유, 그리고 참기름, 들기름이죠. 초보자들은 아무래도 우리나라 사람이기 때문에 참기름, 들기름이 나을 것 같아요. 참기름은 고소하기도 하고요."

서영철씨가 오일풀링을 하는 방법을 살펴보았다. 처음에는 목을 뒤로 젖혀 입안 전체에 기름을 묻히고 그 다음에 혀로 입 안 구석 구석을 꼼꼼히 마사지한다.

"잇몸 구석 구석을 혀로 마사지 한다고 생각하고 하세요."

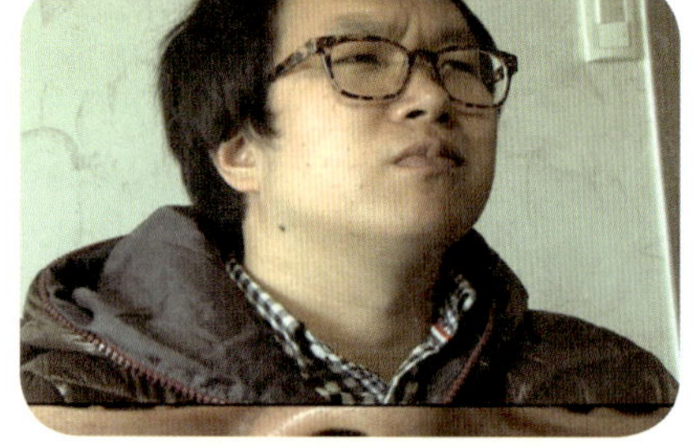

그 후, 기름을 뱉어보면 처음에는 묽었던 기름이 걸쭉해진 것을 느낄 수 있다. 뿐만 아니라 투명했던 기름이 누렇게 탁해진 것을 확인 할 수 있었다.

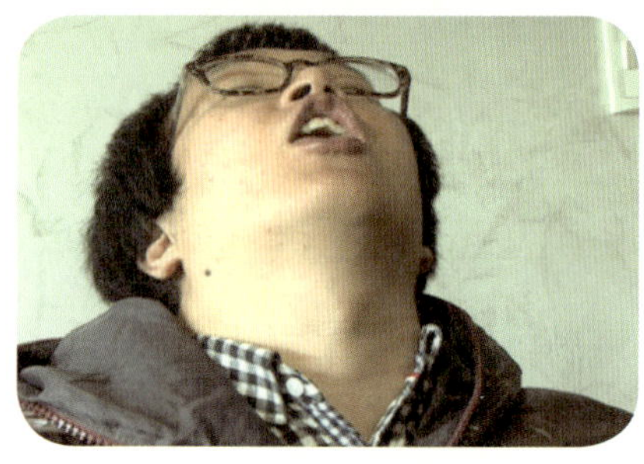

| 서영철씨 오일풀링 하는 과정

특히 오일풀링은 잇몸질환에 탁월한 효과가 있다고 말하는 서영철씨.

"입안에서 모든 게 행해지니까 입안에서 일어나는 안 좋은 것들. 잇몸



오일풀링

질환, 이가 시리다 던지 그런 것들이 상당히 좋아진 것 같아요."

　과연 그의 주장은 근거가 있는 것일지, 우리는 치주질환을 앓고 있는 두 명의 실험 참가자들과 1주일간 오일풀링을 시행 해 보기로 했다.

　먼저 50대 김수철씨의 치아 상태를 확인 해 봤는데 김수철씨의 잇몸은 전체적으로 부어 있는 상태. 특히 염증이 심해 약간의 자극에도 잇몸에서 피가 나는 것을 확인 할 수 있었다. 20대 이선정씨 역시 잇몸이 약한 상태. 오랜 교정으로 잇몸이 얇아져 적은 자극에도 피가 흘렀다. 김수철씨는 치조골이 무너지고 잇몸에 염증이 가득한 상태이다. 이선정씨는 잇몸이 얇아 염증이 쉽게 생기는 상태다.

　과연 오일풀링만으로 잇몸 염증을 치료할 수 있을까?

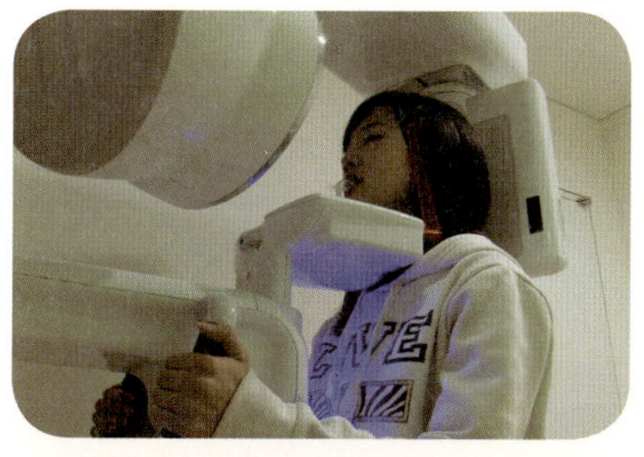
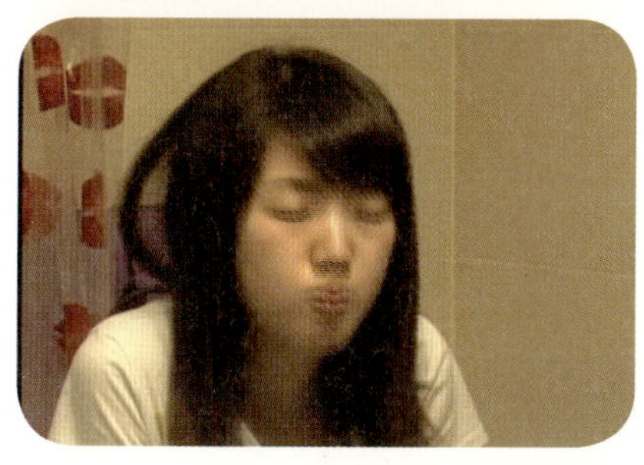
| CT촬영과 오일풀링

　두 실험 참가자들은 아침, 저녁, 하루 두 차례 오일풀링을 시행했다. 4일 뒤 두 사람은 조금씩 개운함을 느끼고 있다고 말했다. 그리고 1주일 뒤 다시 만난 두 명의 실험 참가자들.

　"저는 양치질하면 개운한 맛이 없었는데 오일 쓰고 나서 구취도 덜하고 잇몸이 전체적으로 좋아지고 있는 것 같아요."(김수철)

"하다 보니까 익숙해진 것 같고 잇몸도 양치할 때 피도 안 나고 매끈거리고 입이 아침마다 그렇게 하니까 편해진 것 같아요."(이선정)

먼저 50대 김수철씨의 잇몸 상태를 확인 해 봤다. 1주일 전과 비교 해 봤을 때 확연히 잇몸의 피가 줄어든 것을 확인 할 수 있었다. 그리고 이선정씨 역시 1주일 전과는 다르게 잇몸에서 피가 나지 않았다. 이것은 정말 오일풀링의 효과일까?

"임상 검사를 했을 때 1주일 전과 현재 치주질환의 정도나 상태는 크게 차이는 없는데요."

**연제영 치과 전문의**

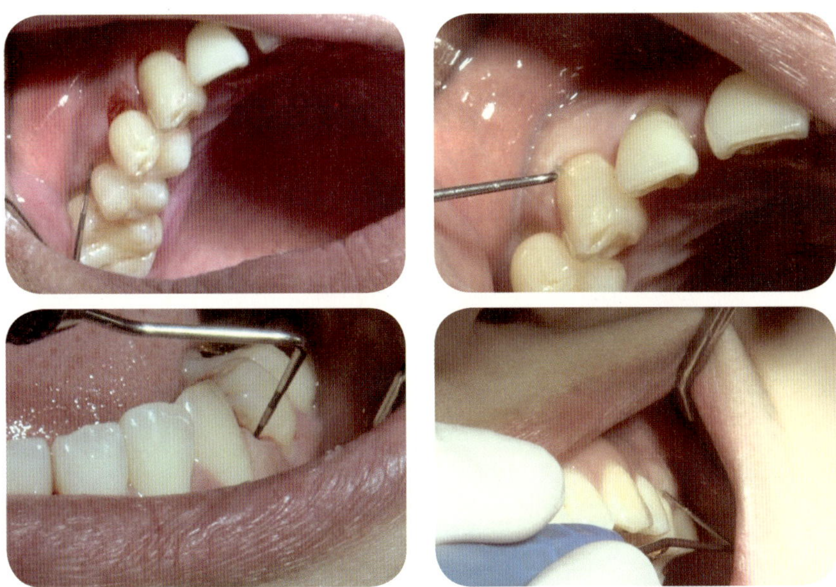

| 남자 결과(위)  여자 결과(아래)



오일풀링

치조골의 상태나 잇몸 염증의 상태는 근본적인 차이가 없다라는 것이 전문가의 소견이었다.

"환자분들이 느끼기에 잇몸에서 피가 덜 나거나 구취가 감소된 듯한 느낌은 오일풀링 시행하면서 구강관리에 좀 더 관심을 갖게 됐기 때문입니다. 양치를 더 열심히 한다거나 횟수를 더 많이 한다든지 부가적인 효과로 나타난 현상으로 판단 됩니다. 환자분들이 느끼시기에 개선이 됐다고 하는 점은 충분히 더 깊이 연구해 볼 만한 가치가 있는 걸로 판단이 됩니다."

**연제영박사 치과 전문의**

오일풀링으로 비염을 치료하고 치아 건강과 더불어 몸의 전체적인 건강을 되찾았다는 서영철씨. 그에게 기름은 귀한 약이자 생활의 활력을 불어넣는 에너지원이 된 것은 아니었을까?

# 오일풀링에 대하여 좀 더

*** 오일풀링이란?**

아침 기상직후 공복상태에서 오일로 20분간 가글 한 후 뱉어내는 방법으로 오일 속에 몸 안의 독소가 뽑혀져 나오는 인도의 〈아유르베다의학〉 요법이다. 오일풀링은 또한 베트남 출신으로 세계 4대 살아있는 부처, 생불로 추앙 받는 틱낫한 스님의 건강법으로도 유명하다. 틱낫한 스님은 수많은 항생제가 치유할 수 없는 많은 질병이 오일풀링으로 치유될 수 있다고 하였다. 이것은 해독의 과정으로 아주 비폭력적인 방법이며 부작용도 없다고 하였다.

피부 좋기로 유명한 탤런트 전혜빈도 한 방송에 출연해 자신의 건강비결로 오일풀링을 소개했다. 오일풀링을 통해 윤기 있는 피부와 탄력 있는 몸매를 유지한다는 것이다.

오일풀링은 입 속의 플라그와 박테리아를 제거하고 침샘과 점막을 통해 독소를 뱉는 일종의 디톡스이다. 몸 속 독소가 대부분 물에 녹지 않고 기름에 잘 녹는 지용성이므로 밤새 입으로 올라오는 독소를 오일에 녹여 빼내는 원리인 것이다. 자고 일어나면 설태가 끼고 가래가 생기고, 지독한 입 냄새가 나는 것 또한 몸 속 노폐물과 독소가 몸 밖으로 나오는 자연스러운 과정인데 이때, 오일과 독소가 만나면 흡착이 잘 이뤄져 쉽게 배출이 된다고 한다.

빠르면 이틀, 길게는 2년이면 오일풀링으로 많은 병을 치유할 수 있다고 말하는 학자들과 의사들도 있다. 여드름, 당뇨, 알레르기, 습진, 관절염, 비염, 천식, 고혈압, 불면증, 입 냄새, 편두통, 기관지염, 만성피로, 위궤양 등 여러 질병을 앓았던 환자들이 이 방법 하나로 병이 완치됐다고 고백하는 사례들도 아주 많다. 다른 의학적 치료와 달리 오일풀링은 아주 간단하고 비용도 얼마 들지 않고 병을 치유할 수 있는 방법이다. 매일 한 스푼의 식물성 오일만 있으면 되기 때문이다.

*** 주의사항**

오일풀링 전문가들은 몇 가지 주의사항을 말한다.

먼저 몸이 지나치게 산성인 사람들에게는 효과가 적다는 것, 두 번째는 입 안에 상처가 있을 경우엔 세균이 침투할 수 있으므로 하지 말아야 한다는 것, 셋째, 20분을 넘기면 독소가 다시 몸으로 침투할 수 있으니 20분을 넘기지 말라는 것, 그리고 마지막으로 가글 중에 삼키지 않도록 조심하라는 것이다. 중간에 삼키게 되면 독소를 몸에 넣게 되므로 좋지 않다.

*** 방법**

20분 정도 입에 물고 혀로 이와 잇몸 구석구석을 문지르고 턱 근육이 아프면 씹기도 하며 몸과 대화하는 시간이라 생각하며 가글을 한다. 20분이 되면 오일을 뱉어내고 따뜻한 물로 두 번 정도 헹궈낸 후, 깨끗이 양치질을 한다.

# 느릅나무 껍질 & 죽염

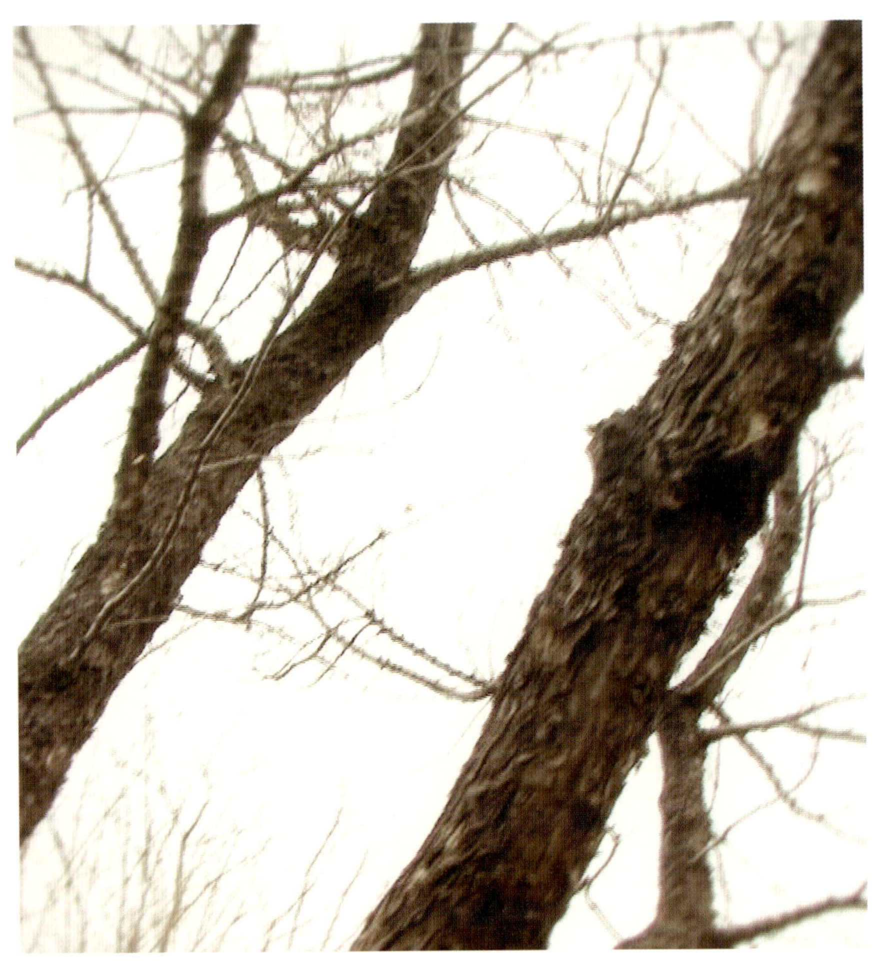



느릅나무 껍질 & 죽염

# 정성으로 달이는
유근피

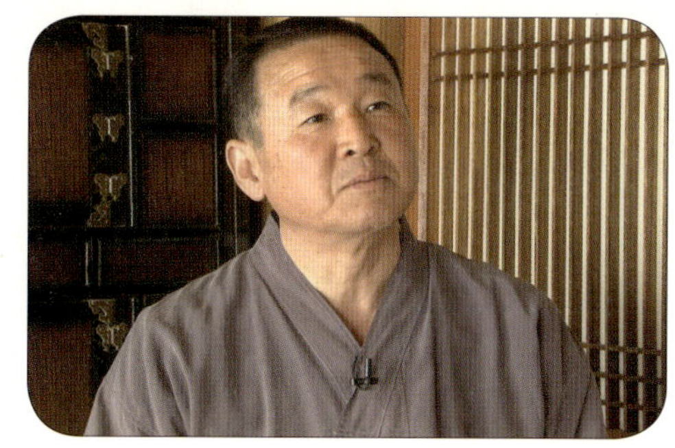

충남 부여. 금강을 바라보는 한적한 시골 마을에 특별한 방법으로 만성비염을 해결했다는 사례자가 있다.

"봄이나 가을 환절기에는 비염으로 고생했습니다. 그래서 날씨가 차거나 이러면 바람을 맞는 게 불편해서 잘 안 다녔죠."

만성비염으로 인한 콧물과 재채기 때문에 극심한 괴로움에 시달렸다는 권일관 씨.

"제가 2008년도 그 해 여름이 유달리 더웠고 밖에서 일하고 오면 맥주를 좋아해서 마시고 찬물로 샤워하니까 굉장히 시원하긴 했는데 9월, 가을로 접어드니까 갑자기 콧물이 나오고 비염이 심해지는 거예요."

사흘에 한 번 꼴로 병원을 찾으며, 약에 의존할 수밖에 없었다.

"축농증이 심해질 때는 쏟아 내리는 기분이죠. 아주 눈이 빠지는 것 같고 두통도 심하고 숨도 입으로 쉬어야 되고 그러니까 입술도 갈라지죠.

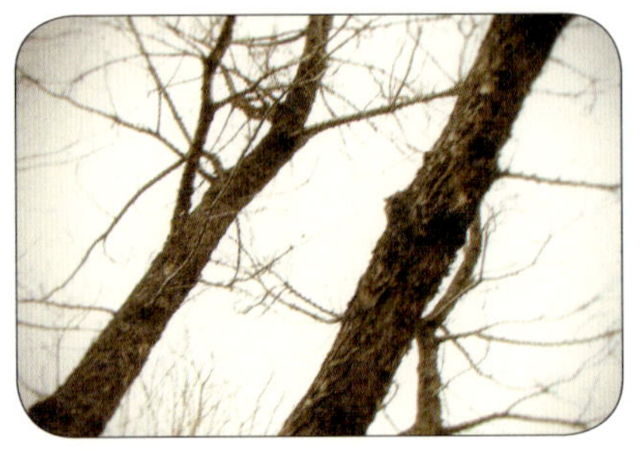

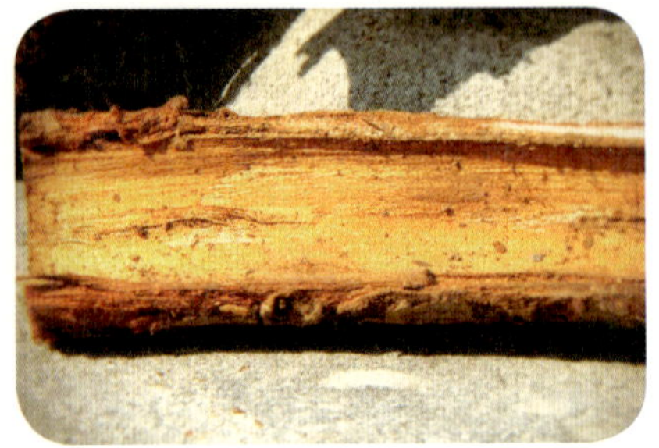

| 느릅나무 사진 | 유근피 사진 |

도대체가 집중도 안 되고 어려워요"


그토록 심각했던 만성 비염을 아주 특별한 비결로 치료했다는 것이다.

"유근피라고 느릅나무 뿌리의 껍질을 말린 거예요."

열매와 잎이 두루 쓰이는 느릅나무 그 중 뿌리는 채취 시기가 따로 있다.

"뿌리이기 때문에 약성이 이파리 나면 안 좋거든요. 그래서 약성이 좋을 때 활용하려고 가을과 겨울에 채취해서 말려서 사용하는 겁니다."

햇볕에 잘 말린 유근피는 물에 씻어주기만 하면, 바로 사용할 수 있는데 이때 반드시 주의해야 할 점이 있다.


"뿌리이기 때문에 흙이 묻어있습니다. 그래서 흙을 약간 흐르는 물에 털어서 씻어주시고 너무 오래 씻으면 점액질이 빠져나가서 약효가 줄어들기 때문에 너무 오래 씻으면 좋지 않습니다."


끓이면 끓일수록 약효 성분이 눈에 보인다는 유근피.

"진액이 벌써 많이... 1시간 끓였는데도 굉장히 많이 나오네요. 12시간 계속 은은한 불에 푹 끓여줘야 진액이 많이 나오는 겁니다."




느릅나무 껍질 & 죽염

12시간씩 끓이려면 꽤 힘들 법도 하건만 권일관 씨는 비염으로 고생했던 그때를 떠올리며 그 수고를 마다하지 않는다.

"힘들지만 제가 워낙 비염으로 고생했기 때문에 그래도 수고스럽지만 해야죠."


〈본초강목〉

오래 전부터 한방에서는 유근피를 코 질환 치료에 사용해 왔다.

"실제로 유근피는 점막의 염증이라든지 이런 것들을 좋게 해주는 효과를 가지고 있고 또 점막 손상에 대한 복구 기능도 가지고 있습니다. 보통 염증 제거 약재들은 찬 성질의 약재가 많은데 이 약재는 그렇지 않아서 속이 냉하거나 소화기 쪽이 안 좋은 소음인들도 부작용 없이 사용 할 수 있습니다."

**최경석박사 한의사**


유근피를 끓인 지 12시간이 지난 후, 유근피는 버리고 달인 물만 보관하는 권일관 씨. 체온과 비슷한 온도로 미지근하게 식혀됐다가, 필요할 때마다 사용한다.

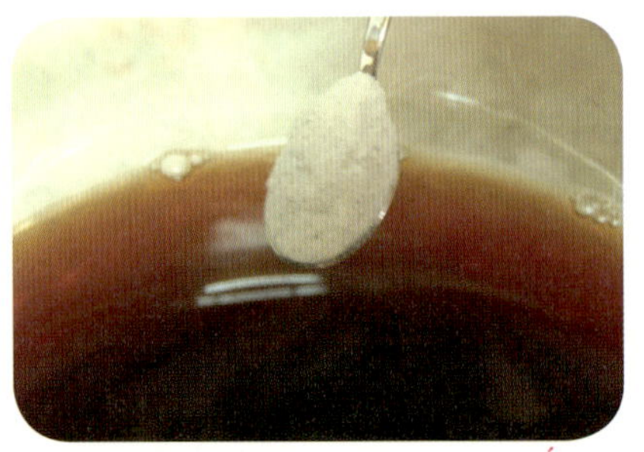

| 죽염 하얀 가루

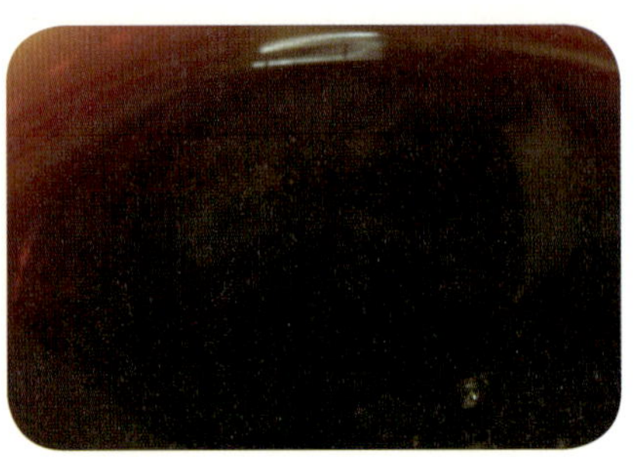

| 유죽액

## 죽염가루 넣은 유근피, 유죽액

그런데 권일관 씨에게는 비염의 특효제가 또 하나 있다.

"죽염입니다."

유근피 달인 물에 죽염 한 스푼으로 간을 하는 것이다.

"이렇게 만들면 유근피와 죽염이 합쳐져서 유죽액이라고 합니다."

이름도 생소한 유죽액! 이걸 과연 어떻게 활용하는 것일까?

"이걸 그냥 먹을 수도 있는데 그냥 먹기 보다는 이것을 다른 저만의 방법이 있습니다."

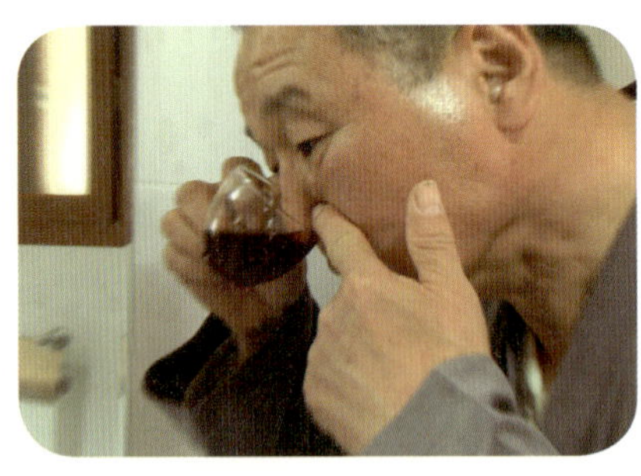

| 비강세척하는 모습

먹지 않고, 사용하는 방법이 따로 있다? 유죽액을 한 대접을 가득 들고 갑자기 화장실로 들어가는 권일관 씨! 유죽액이 담긴 찻잔을 너무나 자연스럽게 코로 가져간다. 그리



느릅나무 껍질 & 죽염

고 쓰고 짠 유죽액을 거침없이 코로 들이마셨다가 입으로 뱉어내는 그!

"코세척을 하는 건데요, 고통스럽기도 한데 저는 숙달되어서 괜찮습니다."

유죽액으로 양쪽을 번갈아 여러 번 비강세척을 해주는데 권일관 씨는 코로 들이마신 유죽액을 삼키지 말고 모두 입으로 뱉어내야 염증이 사라진다고 했다.

"처음에 하는 분들은 콧물을 굉장히 많이 쏟는데 코가 어디에서 그렇게 많이 나오는지 들이마신 거 이상으로 많이 나오더라고요. 그런데 이걸 하고 나면 코가 확실히 뻥 뚫리는 느낌이 듭니다."

권일관씨는 이 유죽액으로 하는 비강세척을 환절기엔 매일 한다.

유죽액을 직접 만들어 쓴 지도 벌써 4년 째다. 권일관 씨는 유죽액 비강세척을 어떻게 시작하게 된 걸까?

"제가 아주 어릴 때 넘어져서 다치고 그곳이 곪고 염증이 생겼는데 그 때 유근피 뿌리를 찧어서 상처에 싸매줬는데 아문 기억이 있어서 아주 어릴 때 유근피 효능을 알고 있었습니다. 이비인후과에서는 생리식염수로만 코 세척을 해도 도움이 된다고 하고, 혹은 또 죽염만 가지고도 효과가 있는데 유근피랑 같이 활용하면 좋겠다 싶어서 제 나름대로 유근피에 죽염을 섞어서 활용하게 되었습니다."

그렇다면 정말, 유죽액이 권일관씨의 만성비염을 치료했을까? 정밀 검사를 통해 그의 호흡기 상태를 알아보았다.

"권일관씨는 과거에 축농증과 편도선염, 인후염을 많이 앓았었는데 실제 사진상으로도 상악동에 앓았던 흔적이 두껍게 보이고 있고, 그 다음에 중이염도 과거에 앓았는데 흔적이 없어요. 완치가 되었어요. 유근피가 소염작용을 한다고 되어있고 죽염도 어차피 식염수, 소금물 이기 때문에 일반적으로 우리가 사용하는 생리식염수의 소금농도가 아마 1%~0.9% 될 거예요. 그 정도를 맞춰서 사용하면 최적의 효과를 거둘 수 있을 거 같아요."

임양상 이비인후과 전문의

놀라운 결과였다. 하지만 이러한 결과만 보고 무조건 따라 하는 것은 위험할 수 있다.

"소금 농도를 너무 높게 하면 대부분 세포 손상을 받게 되요. 2차 감염이나 건조증. 제일 중요한 것은 코 질병을 자가 진단해서 사용하게 되면 암이나 기타 큰 병이 있을 때도 그것을 맹신하기 때문에 전문가에게 진단을 받아서 할 수 있는 것이 좋을 듯 합니다."

임양상 이비인후과 전문의

## 유근피로 챙기는 가족 건강

신중히 사용해야 하는 유근피와 죽염. 그러나 그로 인해 몸의 변화를 체험한 권일관씨는 자신의 코를 위해 유근피로 유죽액을 만들어 쓸 뿐 만



느릅나무 껍질 & 죽염

아니라 차로 만들어서 가족의 건강도 지키고 있었다.

"연하게 끓여서 따뜻할 때 마시면 향도 좋고 아들도 그렇고 아내도 그렇고 이걸 마심으로써 환절기에 감기 걱정 없이 건강하게 잘 지내고 있습니다."

오랜 시간 다양하게 유근피를 활용해 온 가족들.

"제 버릇이 여드름 나면 피부를 약간 뜯는 버릇이 있어요. 그런데 아침저녁으로 항상 세수할 때 물에 섞어서 쓰니까 여드름 염증이 많이 사라지더라고요."

차로 마시는 것도 모자라, 세수할 때도 유근피를 찾는 아들과 하루의 피로를 유근피 족욕으로 말끔히 푼다는 부부! 이 가족에게 유근피와 죽염은 누가 뭐래도 가장 소중한 보약이 아닐 수 없다.

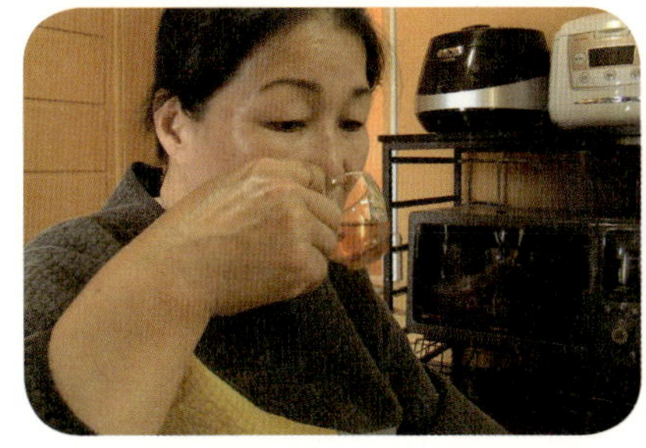
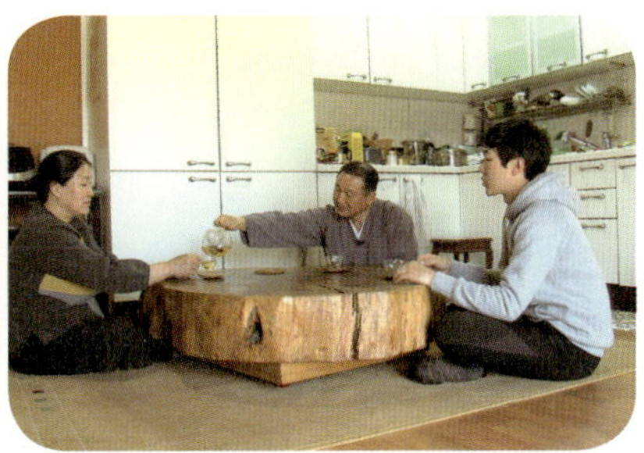

| 차 마시는 가족

# 6장
# 시력

# 아사이 베리

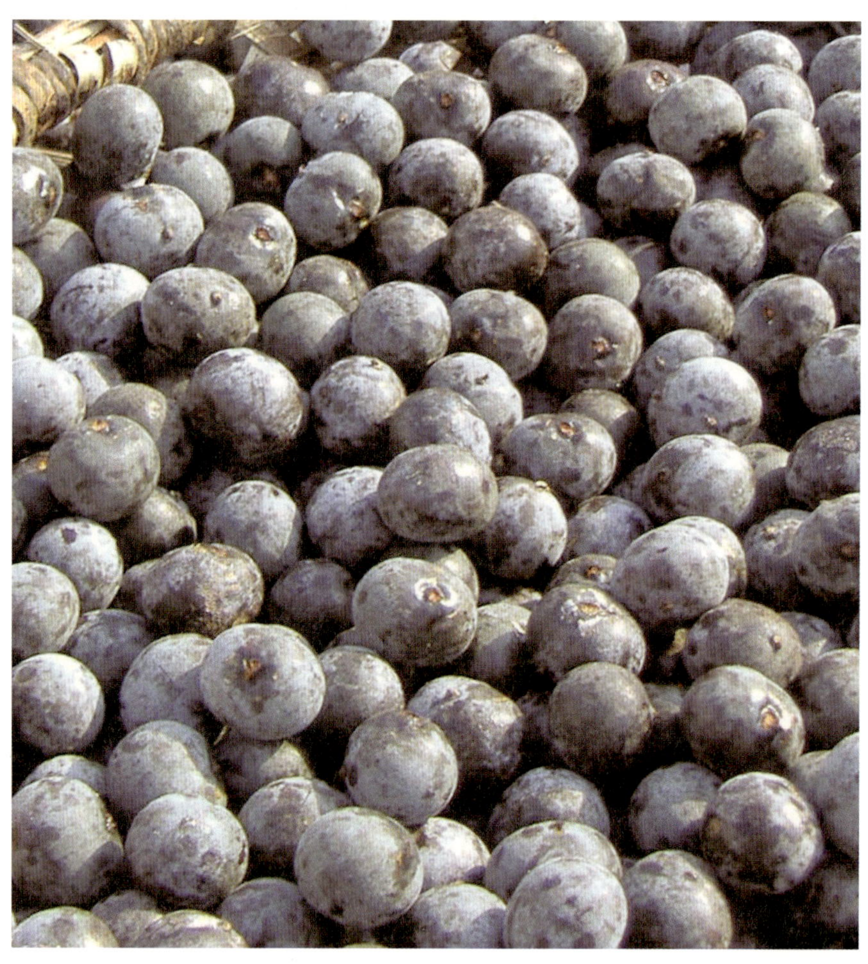

# 바다건너 온
# 아사이 베리

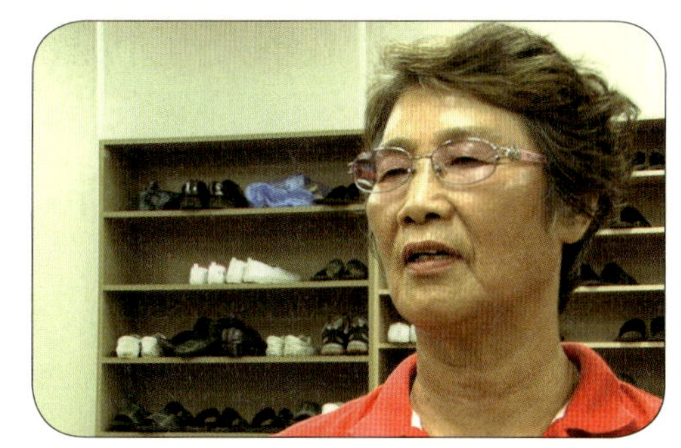

## 보라색 음식을 숭배하라!

포도, 블루베리와 같은 과일, 가지, 자색고구마, 적채, 갓 등의 보라색 채소들이 몸에 좋다는 말은 많이 들어보았을 것이다. 머리이어 캐리와 같은 외국의 유명 가수, 연예인들도 질병과 노화 예방차원에서 포도나 블루베리 같은 보라색 과일을 즐겨먹는다는 말을 공공연히 하고 있다. 보라색 속에는 안토시안이라는 성분이 다량 함유되어 있다는데 이 성분이 우리 몸에 어떤 좋은 작용을 하기에 보라색 음식 예찬론자들이 늘어나는 것일까? 그런데 여기, 특별한 보라색 음식을 예찬을 넘어 숭배한다는 한 사례자가 있다.

## 보라색 음식으로 새 삶을 사는 한정자씨

한정자씨는 요즘 날마다 춤을 추며 노래를 부르며 산다. 새롭게 얻은 삶이 너무나도 즐겁기 때문이다.

"예전에는 이렇게 노래 부르고 춤추는 것은 상상도 못했어요. 눈이 너무 안 좋아가지고.. 통증이 너무 커서 눈을 뜰 수가 없었어요. 가만히 집에만 눈 감고 누워 있었죠. 햇빛 밝은 데를 볼 수가 없었어요. 밝은 데를 보면 눈을 뜰 수가 없었거든요. 차라리 눈을 감고 있는 게 편하니까 날마다 눈감고 누워 있고. 너무나도 불편했죠. 나는 그냥 눈이 실명되는 줄 알았어요."

눈물이 마르는 심각한 안구 건조증과 염증으로 인해 눈을 뜰 수조차 없었다는 한정자씨. 보통 안구 건조증은 스트레스를 받거나 환경적인 이유로 생기는데 눈물이 부족하거나 빨리 마르는 증상으로 인해 결막염, 궤양을 일으키고 심각할 경우는 실명에까지 이를 수 있다고 한다. 한정자씨는 눈에 통증이 오기 시작하면서 눈을 고치기 위해 몸에 좋다는 건 뭐든 챙겨 먹으며 눈 건강을 돌봤다. 그러나 별 효과를 보지 못했다.
"겨우살이라는 나무가 있더라고요. 그것도 다려 먹어보고 민들레 환도 먹어보고 영지버섯도 많이 먹었어요."

그뿐이 아니다. 눈에 좋다는 영양제도 꾸준히 먹고 병원에서 처방 받은 다섯 종류의 안약을 한 번에 넣기도 했지만 눈은 점점 더 심각해졌다.
"염증이 심할 때는 아프더라고요. 그래서 대비를 했어요. 만약 눈이 안 보이면 어떻게 다닐까. 눈도 감고 계단도 올라가보고 그런 적도 있어요."
실명의 두려움과 아픔의 고통을 함께 끌어안고 통곡해야 했던 한정자

                                        아사이 베리

씨. 그런 그에게 기적과도 같은 일이 일어났다.

"딸이 사줬는데 먹으면 대번에 좋아지는 느낌 있잖아요? 대번에 좋아지고 그러니까 눈에 염증 같은 게 느껴지잖아요. 그게 조금씩 없어지는 거 같아요. 그게 없어지면 앞이 보이는 거지요. 그게 조금 없어지면서 보이는 거예요!"

딸이 사다 주었다는 기적의 음식, 그것은 바로 아사이 베리다. 한정자씨의 딸은 눈에 좋다는 얘기를 듣고 수소문 끝에 아사이 베리를 구해서 한정자씨에게 갖다 주었다. 많은 약과 좋다는 음식에 효과를 보지 못했던 터라 반신반의하는 마음으로 먹기 시작한 아사이 베리. 그런데 먹는 순간 느낌이 달랐다. 대번 좋아지는 느낌을 받은 것이다.

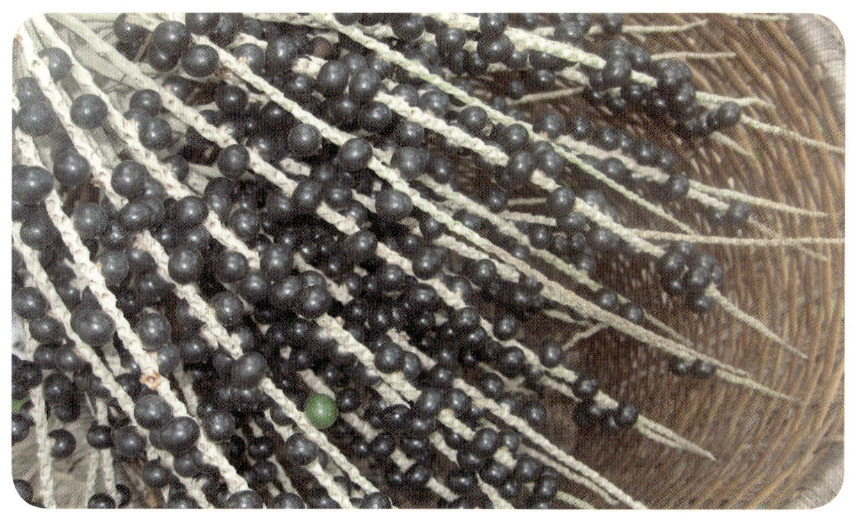

| 아사이 베리 사진

한정자씨에게 기적을 가져왔다는 아사이 베리는 도대체 무엇일까?

아사이 베리는 브라질 원시림 현지에서만 자라는 귀한 열매다. 즙이 많아서 아마존 원주민 언어로는 "물이 나는 과일", "눈물 흘리는 과일"이라는 어원을 갖고 있다. 브라질과 페루와 같은 중남미 원주민들 사이에서는 자양강장제로도 사용될 정도라 원주민은 아사이 베리를 생명의 열매이자 젊음의 샘이라고도 부른다. 아사이 베리는 원주민들이 전쟁에 나가기 전에 원기 회복을 위해 전사들이 꼭 먹었던 열매이기도 하다.

"아사이 베리에는 콩에서만 섭취할 수 있었던 단백질과 몸에 필요한 필수 아미노산이 다 들어있습니다. 비타민과 오메가3도 들어있어요. 그래서 어떤 사람들은 '신이 내린 음식이다' 라고도 하지요. 저는 '완전식품'이라고 생각합니다."

**이준남 박사 (현)백세인 연구소 소속 (전)아틀란타 에모리 대학병원 내과전문의**

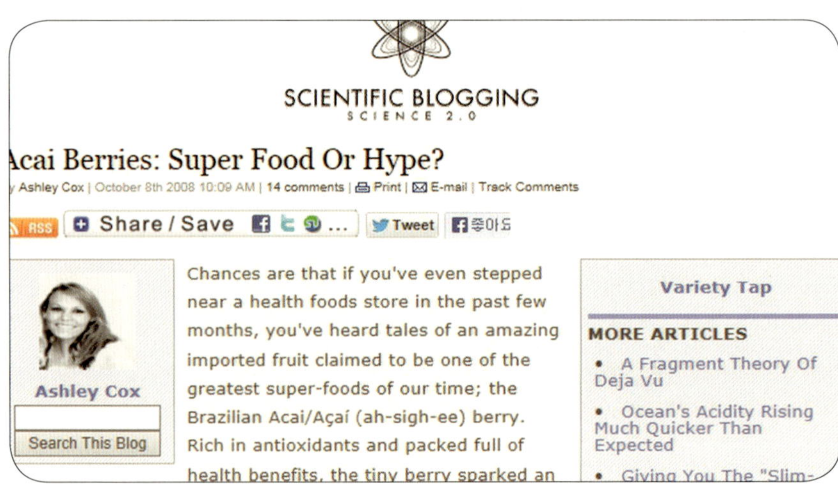


| 미국 ucla 의과대학 자료



아사이 베리

　원주민들의 건강을 지켜줬던 아사
이 베리가 최근에는 미국 UCLA 의
과 대학이 발표한 10대 건강음료로
선정되면서 그 효능에 대한 관심이
집중되고 있다.

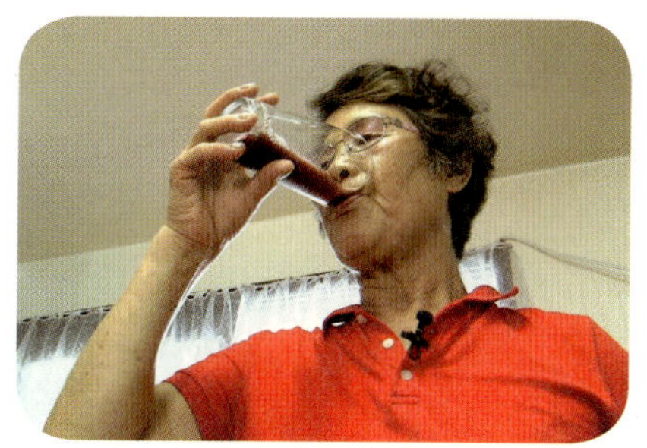



　미국 피츠버그 대학 연구팀의 논문에 따르면 아사이 베리에 풍부한 안
토시아닌이 사람의 건강한 세포에 영향을 주지 않고 암세포만을 죽이는
것으로 나타났다.

　또한 미국 5개 대학 공동 연구팀은 쥐 실험을 통해 아사이 베리가 종양
을 억제한다는 사실을 발견했다. 아사이 베리에서 또 하나 주목할 성분은
폴리페놀인데 백혈병 세포를 대상으로 항암효과를 측정한 결과, 폴리페
놀의 농도에 따라 암세포의 증식이 56~86% 억제되었다. 이는 플로리다
주립대연구팀이 밝혀낸 사실이다.

　현재 아사이 베리는 원액과 분말 형태로만 국내에 수입되고 있는데 한
정자씨는 원액으로 하루 3번, 50ml씩 꾸준히 먹고 있었다. 그렇다면 현재
한정자씨의 눈상태는 어떨까? 병원에서 진단을 받아보았다.

"눈이 아주 많이 좋아졌습니다. 처음에 왔을 때는 눈을 못 뜰 정도로
　통증과 눈부심이 있었는데 지금은 일상생활을 하시고 약간의 뻑뻑한
　증상만 느낄 정도로 본인도 많이 만족해하고 있습니다."

이윤오박사 / 안과전문의

그렇다면 정말 아사이 베리가 한정자씨의 눈을 낫게 한 것일까?

"안토시아닌은 항산화작용이 있어 자외선과 같은 눈에 유해한 광선
으로부터 눈을 보호해줍니다. 또한 눈의 피로를 줄여주고 시력을 향
상시키는 효과도 있습니다. 특히 막망 질환이 있는 경우에는 특히 안
토시아닌을 추출해서 치료약으로 쓰고 있고요. 특히 보랏빛을 띠는
과일이나 열매들은 눈에 아주 좋은 걸로 알려져 있습니다. 그래서 한
정자씨 같은 경우는 장기복용을 권장할 만 하다고 생각합니다."

**이영기박사 / 안과전문의**

아사이 베리의 보라색을 띠게 하는 안토시아닌 성분이 눈 건강에 도움
이 된다는 것이다. 그래서 한정자씨의 식단에서 아사이 베리는 빼놓을 수
없는 식재료가 된다. 그녀가 즐겨먹는 방법은 아사이 베리 요거트. 아사
이 베리를 요거트에 타서 먹는 것이다. 이렇게 하면 눈 건강과 함께 장 건
강까지도 덤으로 챙길 수 있다.

"눈이 안 보이다 보여서 그런지 세상이 다 보이는 거 같아요. 세상이
다 보이는 거 같아 너무 좋아요."

다양한 효능이 있다는 기적의 열매 아사이 베리, 그렇다면 누구에게나
더 없이 좋은 보랏빛 열매일까?



아사이 베리

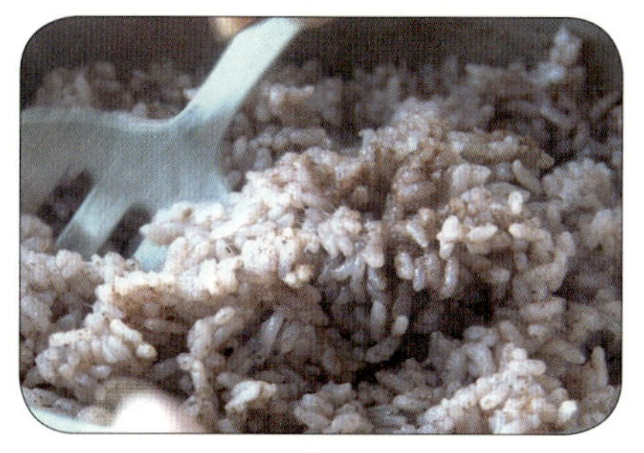

| 아사이베리 넣은 밥

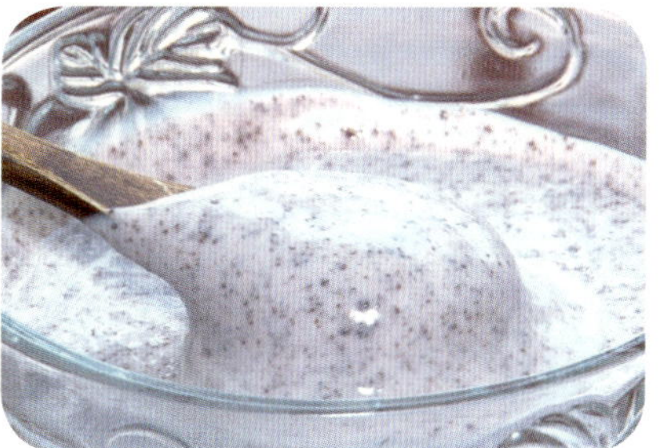

| 아사이베리 요거트

"아사이 베리는 과당이 많습니다. 과당을 많이 섭취하면 피 안에 과당이 많이 들어가 나쁜 지방이 쌓이기 때문에, 혈관이 막힐 수 도 있고, 아무리 아사이 베리가 몸에 좋다고 해도 한꺼번에 많이 섭취하시게 되면 좋지 않습니다."

박경호박사 / 한의사

기적은, 자신의 몸에 맞게 적당히 섭취해야 일어나는 것이다.

# 블루베리

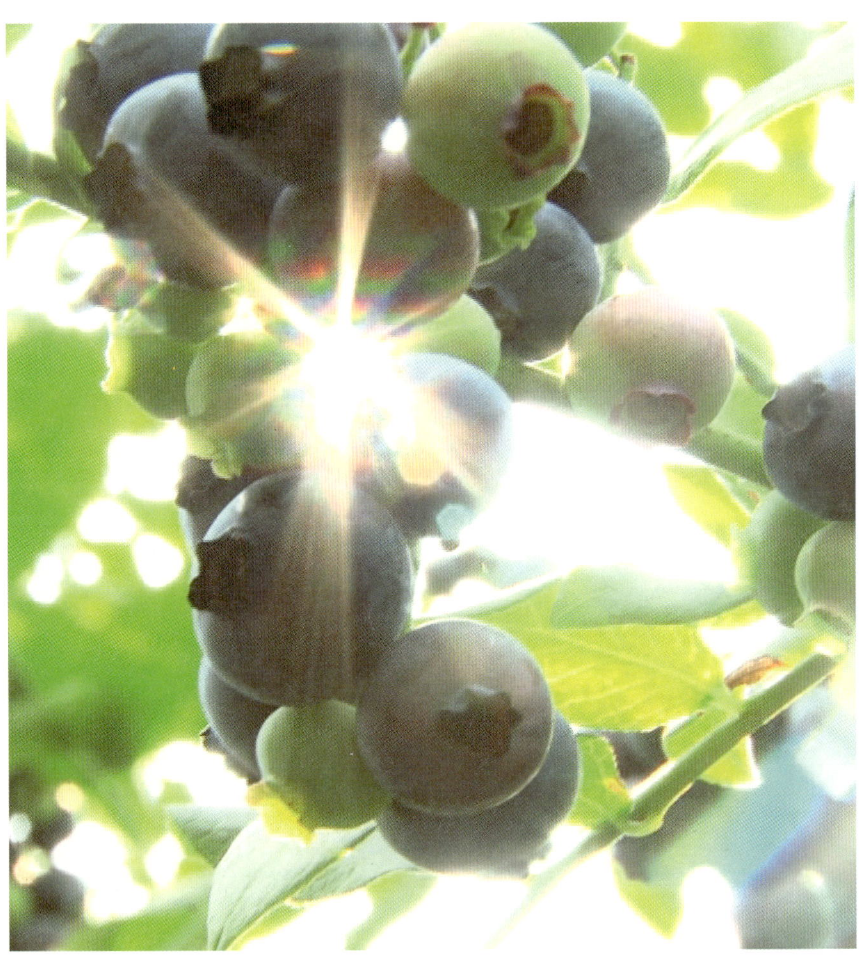

# 블루베리
# 공중농원

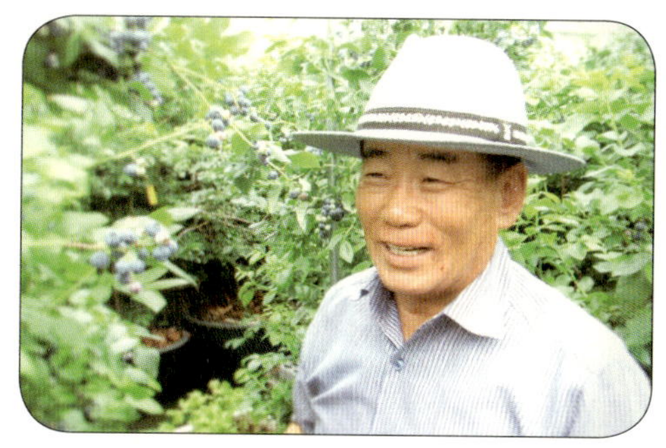

서울 도심 한 복판에 국내에 정착한 특별한 귀화과일을 재배하는 과수원이 있다. 그것도 도심 속 옥상 과수원이다. 도대체 누가 어떤 귀화 과일을 서울 도심 속 옥상에서 키우고 있을까? 그 주인공은 도시 농부 주산근씨.

"네! 여기는 블루베리 공중 농원입니다."

서울 도심 한복판 빌딩 옥상에 자리한 과수원의 정체는 최근 건강과일로 주목 받고 있는 블루베리 농장이었다. 대표적인 수입과일 중 하나였던 블루베리는 최근 국내에서 입 소문을 타면서 재배를 하는 이들이 늘어가고 있다. 제철을 맞아 탐스럽게 익어가는 블루베리 수확이 한창인 주산근 씨. 그는 왜 언제부터 옥상 위에서 블루베리를 키우게 된 것일까?

"이걸 심기 시작한 게 지금 만 10

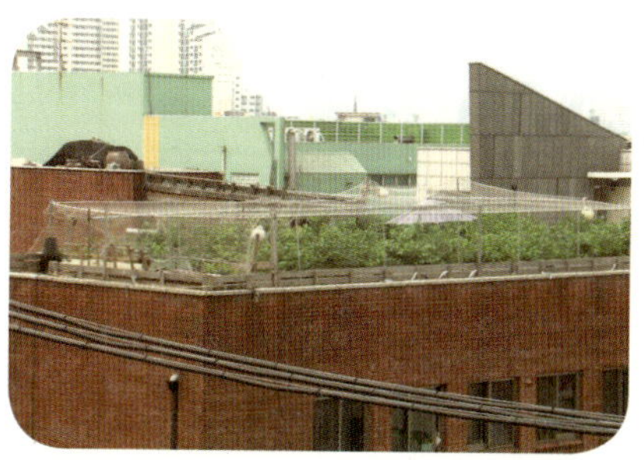

| 옥상 과수원

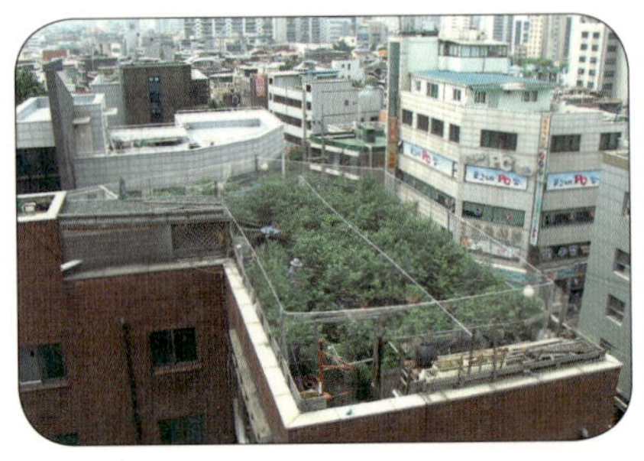
| 높은 곳에서 바라본 옥상의 전경

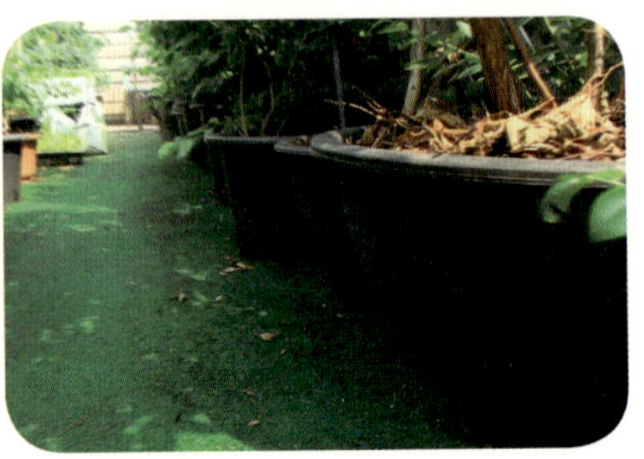
| 옥상의 화분들

년째거든요. 1층에 옥상이 있어요. 주차장에 거기에 5년생 이하가 200그루 해서 400그루가 넘어요. 한 여름에 수확하는 게 400kg 정도 옥상이라고 무시하면 안 됩니다."

5층 옥상과 1층 주차장 옥상까지 제법 큰 규모를 자랑하며 10여종이 넘는 블루베리를 재배 중인 주산근 씨. 그는 도대체 넓은 땅을 두고 왜 하필 도심 속 건물 옥상에서 블루베리 농사를 짓고 있을까?

"블루베리는 땅의 큰 면적을 차지하지 않아요. 뿌리털이 없고 칡뿌리처럼 사방으로 퍼지는 식물이 아니기 때문에 화분에서 잘 자랍니다. 화분에 심으면 밀식 재배가 가능하거든요. 적은 면적에서 많이 심으려다 보니 화분 재배를 하게 된 겁니다."

화분에서 자라는 블루베리는 산성토양만 있으면 추위에도 강해 도심 옥상에서도 잘 자란다고 한다. 북아메리카를 원산지로 두고 있는 블루베리는 수 천년 전부터 인디언들이 즐겨먹던 과일로 이 대륙에 이주한 유럽인들이 질병과 굶주림으로 죽어갈 때, 인디언들이 나눠주면서 '생명의 과일'로 불리게 됐다.

   블루베리

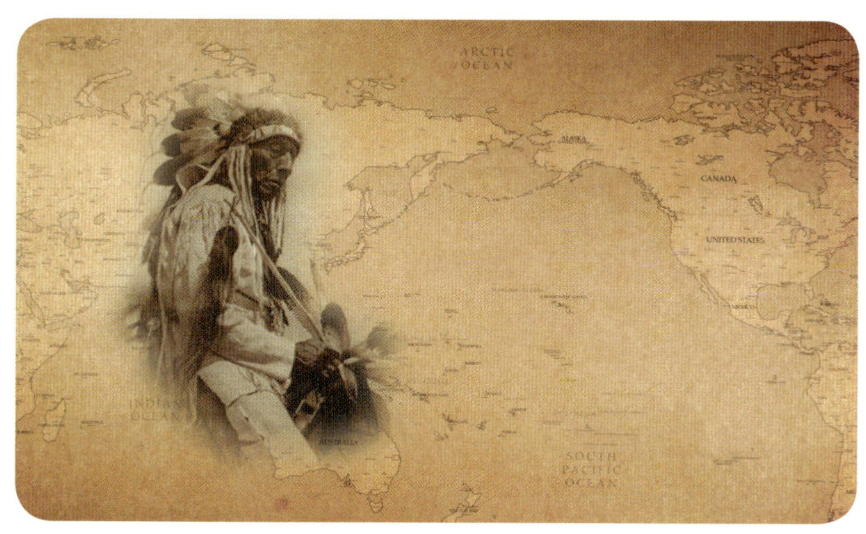

| 인디언

또한 뉴욕 타임즈가 '세계 10대 장수식품' 중 하나로 블루베리를 꼽으면서 국내에서도 건강과일로 각광받게 되었다. 블루베리가 처음 국내에 도입된 건 1960년대지만, 본격적으로 재배가 이뤄지기 시작한 건 2000년대에 들어서부터였다.

"10년 전에는 잘 안 알려졌죠. 그 당시에 알아본 바에 의하면 묘목 구하기도 어려울 때인데 언론에서 블루베리가 사람한테 좋다, 건강에 좋다는 이야기도 나오고 해서, 내가 이걸 묘목을 지인한테 부탁해서 가지를 많이 잘라 왔어요. 4~5cm 정도 가지를 잘라 와서 여기서 싹을 틔워서 번성하게 된 거에요."

# 블루베리에 모든 것을 걸다

블루베리의 효능을 일찍이 알아보고 남들 보다 한발 앞서 블루베리를 재배하기 시작한 주산근 씨. 그는 매일 블루베리를 먹으며 자신의 건강을 관리하고 있었다.

"아침에 한잔 갈아 먹고 저녁에 더우니까 갈아 먹고 블루베리 천지니까 갈아서 매일 먹죠."

그렇다면 그가 남들보다 먼저 블루베리를 들여와 도심 속 옥상에서 키우며 먹게 된 데는 어떤 사연이 있을까?

"이거는 내가 10여 년 전에 우연히 오른쪽 폐에 폐결절이 발견돼서……."

폐 결절은 폐 내부에 생기는 혹으로, 3cm이상 자라게 되면 종양이 되는데, 발견 당시 혹은 2.45cm 수술을 권유 받았으나 포기 했다고 한다.

"제거 수술을 잘 못하면 지금 휴화산인데 활화산이 될 가능성을 배제 못하고 내가 젊었으면 제거 수술을 했을 거예요. 그런데 나이가 60살이 넘었기 때문에 억제 하는 게 낫다 해서 억제를 한 거죠."

더욱이 30년 넘게 담배를 피웠기에 폐암으로 진행될 수도 있음을 염두에 두어야 했던 상황. 그때 떠오른 것이 바로 블루베리였다.

"젊은 시절에 미국에서 3년 있었거든요. 인디언 촌이 정착되어 있었는데 블루베리를 생과는 아니고 말린 것을 따서 주더라고요. 그게 굉장히 좋더라고요. 눈 충혈된 것도 금방 가시고 속도 편해지고 블루베리 효능을 체험했기 때문에 본격적으로 키워보자 해서 키우게 된 거죠."

폐결절의 악화를 막기 위해 옥상에 한두 그루씩 심어서 먹기 시작한 것이 10여 년이 지나면서 어느새 400그루가 넘는 블루베리 과수원이 된 것이다. 그가 건강을 지키기 위해 선택한 블루베리! 정말 효험이 있었을까?

"블루베리 성분 중에 안토시안 성분이 있는데 이것은 비타민C보다 20배 이상 비타민E보다 50배 이상 강력합니다. 우리가 일반적으로 암을 유발시키는 인자가 활성산소가 있습니다. 활성산소가 정상세포를 깨서 암을 유발시키는데 블루베리의 안토시아닌은 그 어떤 물질보다 강력한 항산화제이기 때문에 폐결절이라든지 어떤 종양을 유발시키는 것을 예방해주는 효과를 가지고 있습니다."

**염창환박사 / 가정의학과 전문의**

블루베리의 항산화 능력은 다른 과일에 비해 월등히 높다. 이러한 블루베리의 효능을 믿고 10여 년 넘게 직접 키워 먹고 있다는 주산근 씨. 그는 열매뿐만이 아니라 잎도 즐겨먹는다.

"가을쯤 되면 엽록소가 다 날아가면 빨갛게 설악산 단풍잎 보다 더 빨갛게 변합니다. 3~4개 정도 잎을 큰 주전자에 넣고 끓여서 식후에 먹고 저녁에도 먹고."

예로부터 인디언들이 피를 맑게 한다고 믿으며 차로 마셨다는 블루베리 잎. 주산근 씨도 블루베리 열매와 함께 매일 잎 차를 마셨다.

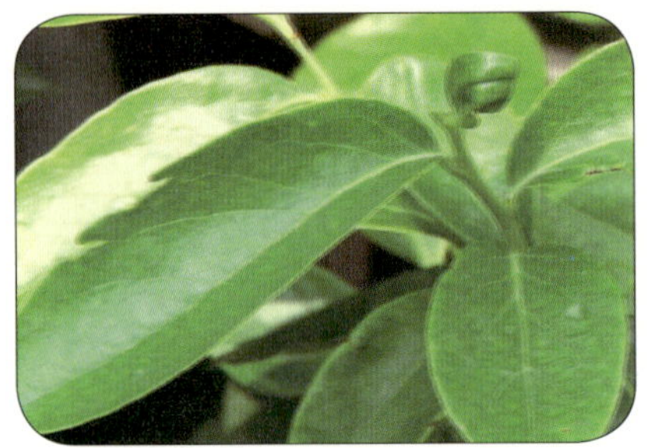

| 블루베리 잎

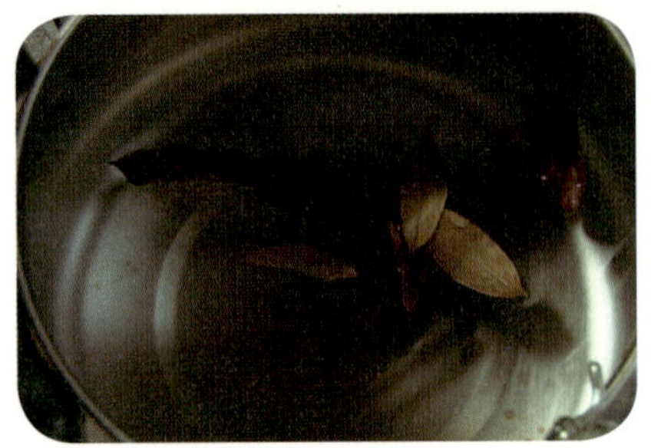

| 주전자에 끓이는

"해마다 건강검진을 하는데 폐를 집중으로 보고 있는데 그대로 있다고 하더라고요. 처음 상태 그대로. 항상 블루베리를 먹으니까 그 덕분이 아닌가 생각하거든요."

올해로 13년째, 폐결석은 악화되지 않고 유지되고 있는 상태였다. 주산근 씨 부부는 이 모든 것이 블루베리 덕분이라고 굳게 믿고 있었다. 남편의 폐 건강을 위해 열심히 블루베리를 챙긴다는 아내는 그 덕분에 블루베리를 활용한 다양한 요리법까지 터득했다. 블루베리를 넣고 끓인 백숙은 물론 블루베리 즙을 넣고 반죽한 칼국수까지. 모든 음식에 블루베리를 빼놓지 않는다. 항암효과는 물론 기력회복에까지 도움이 된다는 주산근 씨 부부의 든든한 블루베리 보양식이다.

"맛이 블루베리 향이 베어서 그런지 향긋하면서도 닭고기 냄새가 사라지고 육질이 아주 솜사탕 먹는 것처럼 부드러워졌어요."



블루베리

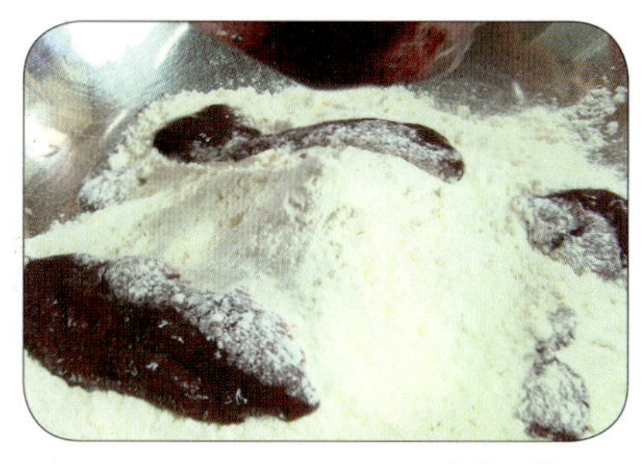

| 밀가루 반죽

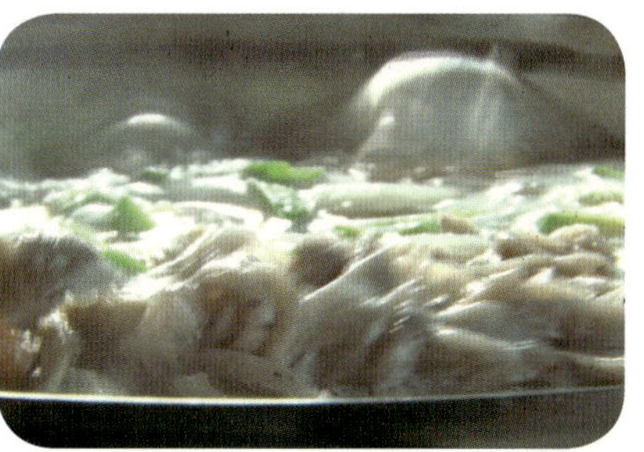

| 칼국수 끓이는

# 블루베리가 안경을 벗기다!

블루베리가 그에게 준 선물은 이뿐 만이 아니다. 10여 년을 꾸준히 챙겨 먹은 결과 그에게 놀라운 변화가 찾아왔다.

"내가 30대 쓰던 안경을 벗어 버리고 현재는 안경 없이 신문도 보고 차도 몰고 생활할 수 있다는 거야!"

30대에 접어들면서 시력이 점차 떨어져 무려 30여 년이 넘게 안경을 쓰며 생활해온 주산근 씨! 그런데 어느 날 갑자기 안경을 쓴 채 신문을 읽거나 운전을 하면 오히려 사물이 잘 보이지 않기 시작했다. 블루베리를 먹고 시력이 좋아진 것이다.

"한참 지나고 나서 보니까 안경을 벗으니까 더 잘 보이는 거예요! 눈이 좋아지고 있다. 그래서 블루베리를 잎사귀 차부터 열매까지 먹으니까 좋아진 게 아닌가 생각하고 있었죠."

최근 검사 결과 그의 시력은 0.63으로, 남들은 노안이 시작될 나이에 오히려 시력이 좋아졌다. 안경을 벗고 생활한지 벌써 5년이 넘은 주산근 씨 일상 생활에 전혀 불편함이 없다. 그렇다면 정말 그의 주장대로 블루

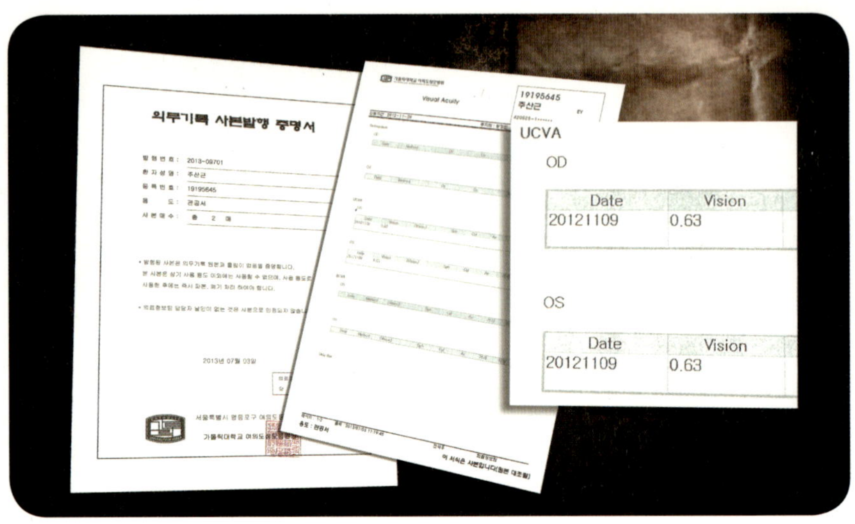

| 주근산씨의 진단서, 시력 0.63

베리가 그의 폐 건강 뿐 아니라, 시력까지 향상 시킨 걸까?

"블루베리 추출물은 안과 의사들이 환자 치료에 쓰고 있습니다. 고혈압이나 망막에 출혈이 있을 경우에 또는 고도 근시에서 망막 변성을 예방하기 위해서 블루베리 추출물을 쓰고 있는데요, 블루베리 추출물 자체는 망막의 모세 혈관 취약성을 개선시키고 혈관 투과성을 감소시키기 때문에 눈의 혈관을 보호하는 작용이 있고 또한 강한 항산화 작용을 하기 때문에 산화과정에서 생기는 망막의 변성을 막는데 효과가 있습니다."

**김태석박사 / 안과전문의**

블루베리는 2차 세계 대전 당시 영국 공군의 조종사들이 블루베리를 섭취한 후 출격하면, 야간 비행시 공격 목표가 선명하게 보였다고 증언



블루베리

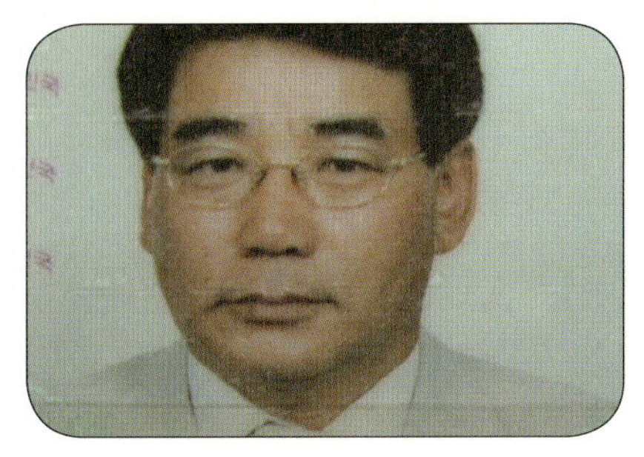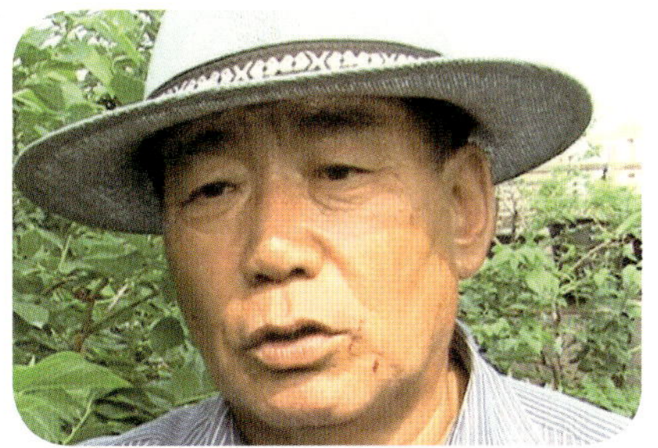

| 아저씨 사진 전과 후

하면서, 다양한 연구가 진행됐다. 그 이후부터 '눈에 좋은' 과일로 알려진 블루베리, 과연 떨어진 시력을 개선하는 효과까지 있을까?

"실제 임상에서 의사들이 눈에 질환이 있는 환자들에게 블루베리를 투여했을 때 시력 개선 효과가 일부 있기는 하지만 환자분처럼 정상인 분이 블루베리를 드시고 시력의 도스가 변한다든지 시력 개선 효과가 이뤄지는 것은 아직 객관적인 증거는 없습니다. 하지만 블루베리 자체가 몸에는 좋은 물질이기 때문에 지금처럼 계속 복용하는 게 환자분 몸에는 좋을 거라고 생각합니다."

**김태석박사 / 안과전문의**

몸에 좋은 귀화과일, 블루베리. 주산근 씨처럼 직접 키우지는 못할지라도 꾸준히 장기 섭취하면 눈을 밝혀주는 명약이 될 수 있다.

# 유리 집

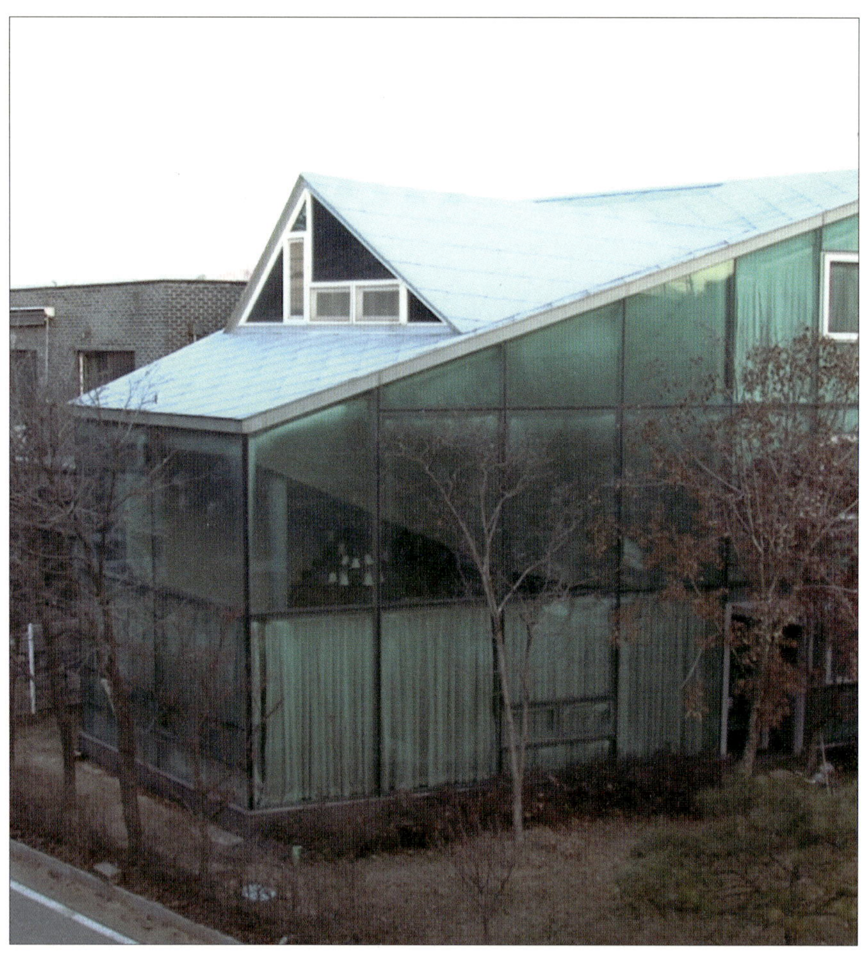

# 반짝이는 유리 집

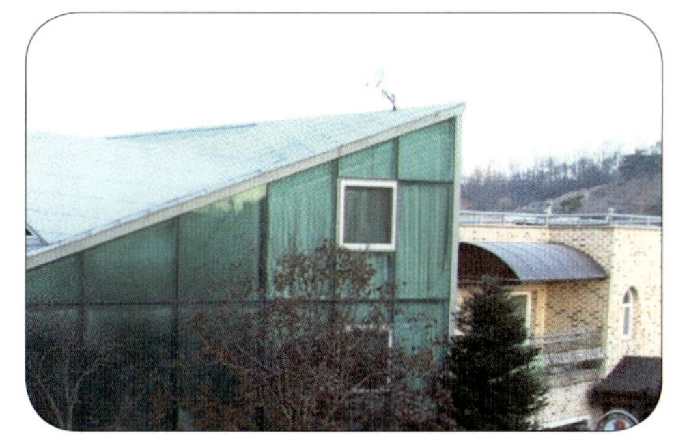

우리 사회에서 집이란 무엇일까? 흔히 재력의 잣대로 여겨지는 게 집이지만, 사실 하루 일과를 끝내고 고된 육신을 누이는 곳이자, 가족과 함께 삶의 의미를 공유하는 공간이기도 하다. 때문에 집은 진정한 쉼터이자 내 삶의 치유의 공간인 셈인 것이다. 그런데 여기 정말 집이 치유의 공간이 된 한 사례자가 있다. 어둠이 내리면 보석처럼 반짝이는 집이 있다는 남양주의 한 시골마을, 진짜 밤이 되자 온 동네를 환~하게 밝히는 거대한 불빛. 이 집의 정체는 무엇일까?

그것은 바로 유리로 지은 유리 집이다. 유리 문을 열고 집 안으로 들어가 보면 거실의 높은 천정을 따라 전면이 다 유리로 되어있었는데. 그 덕분에 하루에도 수십 번 바뀌는 밖의 풍경을 고스란히 눈에 담을 수 있다고 한다.

"벽 자체가 유리라서 해가 떠서 질 때 까지는 환하고 따뜻하고 그래요."

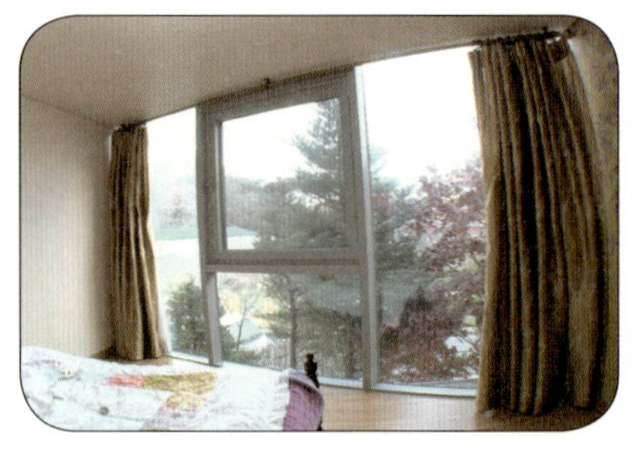

| 침실 통 유리창

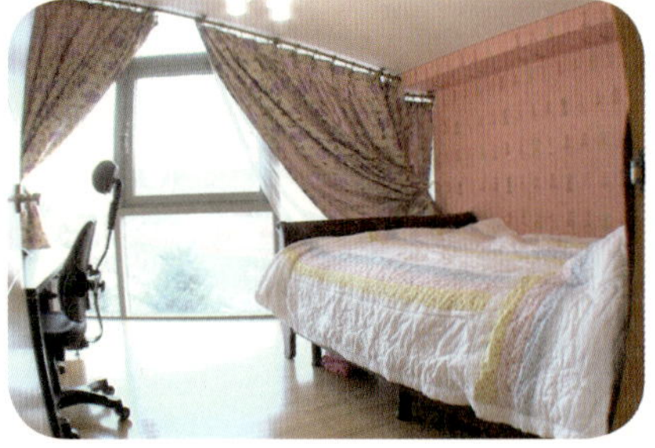

| 딸 방

아침 해가 뜰 때부터 늦은 오후까지 하루 종일 들어오는 햇빛은 밖으로 나가지 않고도 산책을 즐기는 기분을 느끼게 한다. 집에 대한 평범한 상식을 깨고 만든 김현진씨의 유리 집. 그녀는 설계에서부터 남다른 애정을 쏟았다. 계단을 지나 2층으로 들어서자 바로 부부 침실. 아담하고 아늑한 평범해 보이는 침실에도 유리가 숨어있었다. 커튼을 젖히자 나타난 그야말로 통 큰 유리창! 침실 역시 한쪽 벽면이 유리다.

"각자 또 쉬면서도 느낄 수 있도록 방마다 전면을 다 유리로 만들었어요. 채광 걱정이 없어요."

3층 딸의 공부방 역시, 한 쪽 벽면 전체가 유리로 되어 있었다. 꼭대기 다락방 도 유리 벽면이고, 심지어 자투리 천정도 유리로 만들어 집 어디서든지 햇살을 느낄 수 있게 했다. 상식을 깬 유리 집의 핵심은 1층 거실 두 개의 외벽이 유리로 되어 있고, 2층 안방부터 꼭대기 다락방은 한 쪽 벽면이 유리로 되어있다.

"유리가 벽이지 않습니까? 그런데 그냥 바깥에 자연에 와 있는 느낌이 있어서 너무 좋아요."



유리 집

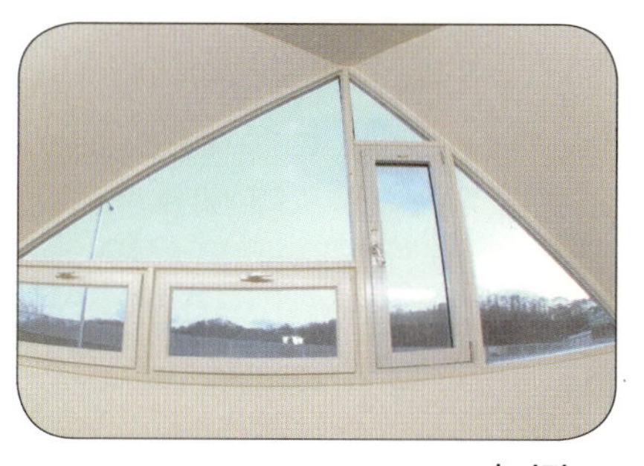

| 다락

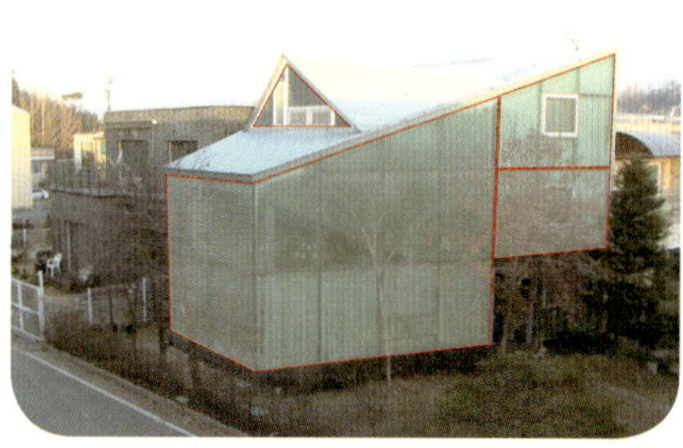

| 집구조

봄이 되면 꽃 비가 내리고, 겨울이 되면 함박눈이 내리는 자연의 변화를 좀 더 가까이 느낄 수 있게 했다는 유리 집! 김현진씨가 이 집을 짓게 된 데는 특별한 사연이 있다.

"제가 안검경련이라고 눈 뜨기 굉장히 힘들고 너무 아픈 날은 뇌까지 고통스럽더라고요, 약을 많이 지어도 먹고 병원도 참 많이 다녔는데 그 당시에는 치료를 할 수 있는 특별한 완치를 할 수 있는 방법이 없었어요."

안검경련은 눈 주위 근육이 경련을 일으키면서 떨림이 나타나는 이상 증상을 말하는데, 표정을 제대로 짓지 못해 일상생활에까지 불편함이 이어진다. 안검경련의 원인은 광범위하지만, 대표적인 원인은 스트레스와 수면부족이다.

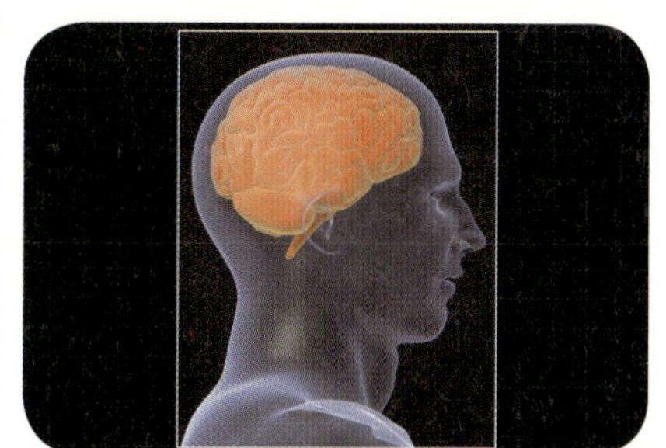

| 안검경련

"안검경련의 범위는 우리가 눈 주위의 근육에 극 한 될 수도 있지만 심할 경우는 얼굴, 볼, 입술과 같은 부위에 근육 경련이 동반 돼서 얼굴 전체에 퍼질 수도 있습니다."

**오원석박사 / 신경과전문의**

이 경우, 무엇보다 자연친화적인 공간에서 휴식을 취하는 게 중요하다. "의사선생님께서 아무래도 공기 좋은 동네에 가서 살면은 좀 더 크게 도움이 되지 않을까 이렇게 제안을 하셔서 다른 거 생각 하지 않고 외곽 쪽으로 나오게 된 거예요"

## 자연과 더불어 살 길을 찾다

푸르른 자연을 보면서 심신의 안정을 되찾는 게 가장 중요하다고 깨달은 김현진씨. 집 설계과정에서 자연을 좀 더 가까이 접할 수 있는 방법을 생각했다.

"건축가께서 이렇게 유리 건물에 대해서 좋아하시고 자연을 향해서 열려 있으면 좋겠다는 말씀이 있으셔서 그 자연을 어떻게 하면 내 거실로 끌어들일까 이런 것이 가장 큰 주된 목적이였습니다."

**신승현 건축가**

유리 집

　김현진씨는 건축가와의 상의 끝에 유리 집을 짓기로 결정하고 논과 밭이 펼쳐져 있는 집터를 찾았다. 그런데 그렇게 완성된 유리 집은 뜻밖의 결과를 가져왔다.

　"이왕 사는 거 조금 자연하고 가깝게 집 안에서도 느끼기 위해서 그 유리 벽으로 했지만 느낌은 바깥에 서있는 듯한 느낌? 여기서 산지 2년 정도 되니까 제가 언제 아픈 느낌을 잃어버릴 정도로 좋아지더라고요"

　올해로 7년째 유리 집에서 생활하고 있지만, 흔히들 생각하는 사생활 노출에 대한 불편함은 없다고 한다. 그 이유가 마을의 가장 끝에 위치한 지리적 위치가 한 몫을 한다고 한다. 대신 집안 가득 들어오는 햇살과 창밖으로 보이는 자연환경 덕분에 눈 건강이 호전되는데 큰 도움을 받았다.

　실제로 19세기 말 20세기 초에는 햇빛이 질병을 치유할 수 있다는 주장이 일면서 병실에 넓은 창을 설치하는 병원이 늘어났고. 1903년 스위스의 의사 '오귀스트 롤리에'는 알프스 산맥 고지대에 햇빛을 이용해 병을 고치는 병원을 짓기도 했다.

　과연, 햇빛을 충분히 쬐며 전원 생활을 한 것이 그녀의 눈 건강에 도움이 됐을까?

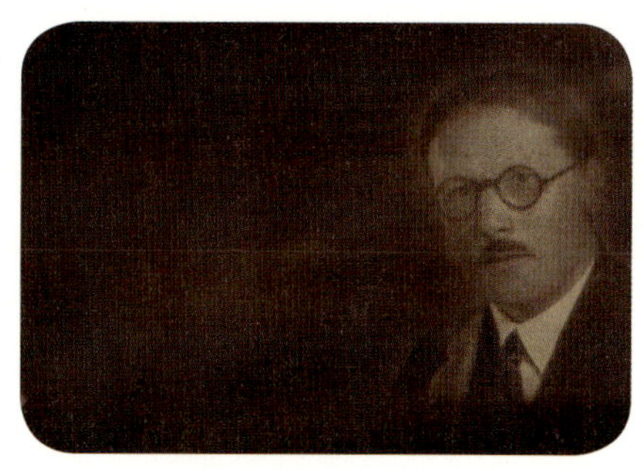

| 햇빛을 이용해 병을 고친 오귀스트

"안검경련은 근본적으로 스트레스와 근육긴장과 연관 된 증상입니다. 우리가 도시 생활을 하고 아파트에 살면서 여러 가지 스트레스를 받고, 긴장을 풀지 못 하고 지내는 것 보다는, 자연 속에서 지어진 집에서 편안하고 이완 된 삶을 산다면 이러한 안검경련의 치료에도 많은 도움이 될 수 있을 것 같습니다."

**오원석박사 / 신경과전문의**

# 장점을 모아 모아 지은 유리 집

아무리 유리 집이 좋다 해도 불편한 점은 없을까? 우선 단열재를 넣는 일반 벽과 달리 유리 벽이기에 난방은 취약하지 않을까?

"온도는 지금 한 실내가 20도 습도는 47인데 그냥 계절감 없이 이 정도는 쾌적하게 느끼는 것 같아요."

외벽으로 사용한 유리는 일반 유리와 달리, 자외선을 반사하고 단열기능이 뛰어난 특수 유리를 사용했기 때문에 오히려 난방효과가 있다고 한다.

"이중창을 이용해서 많이 조절 했고, 충분히 빛을 집 안으로 끌어 들여서 그걸로 집을 따뜻하고 포근하게 데워 줬기 때문에 좀 적절하게 보완을 했습니다. 4면으로 전부 유리를 하면 좋겠지만 저희도 사생활이 있고, 에

너지 효율도 많이 떨어질 수 있을 것 같아서……, "

또한 4면의 외벽 중에서 2면의 외벽은 사생활 보호와 단열을 위해 콘크리트로 시공을 했다. 여름에는 정원의 키 큰 활엽수 나무가 자연의 그늘을 만들어 주기 때문에 에어컨을 켜지 않아도 시원하다고 한다. 유리 집은 자연의 에너지를 최대한 활용해 사계절 내내 쾌적하게 생활 할 수 있었다.

"이중 유리는 건물의 외벽재료로서 단열 효과와 방음 효과를 나타낼 수 있는 그런 좋은 재료입니다. 이중유리에는 중간에 공기 층이 있습니다. 그 공기 층 자체가 단열 층에 해당 합니다. 그 공기 층을 통해서 어떤 음을 차단하는 효과도 나타내기 때문에 소위 이야기해서 단열과 방음 효과가 있다고 볼 수 있습니다."

윤재진 공학박사 / 한국구조물진단 연구원

하지만 유리로 외벽을 만들 때 반드시 고려해야 할 점도 있다.

"태양광선을 직접 받을 수 있다는 점에서 보건 위생적인 공간을 만들 수 있겠죠. 그러나 유리를 통해 자외선이 직접 투과하기 때문에 유리 면적이 지나치게 넓으면 자외선 노출에 실내 마감제가 노화가 빨리 되는 그런 것이 있기 때문에 통유리의 면적을 적절히 조절하는 필요는 있겠습니다."

윤재진 공학박사 / 한국구조물진단 연구원

집안에 있어도 밖의 자연을 고스란히 품고 있는 듯한 착각을 만들어 주는 집. 과연 그녀에겐 어떤 의미일까?

"제가 봤을 때는 집 덕분이 가장 크지 않았나 싶어요. 다른 때도 모든 방법을 동원해 봤지만 효과가 없었기 때문에 그리고 아파트 생활을 계속해 왔었는데 환기를 시켜도 눈이 아파요. 눈이 메마르고 뜨기가 거북하고 그런데 여기에서는 그런 거는 전혀 못 느끼다 보니까 더 빨리 좋아지지 않았나 생각이 들어요."

집은 우리가 살아가는 환경 그 자체이다. 상식을 깬 김현진씨의 집이 그에게는 필수 건강법이 된 것이다.

# 7장
# 천식

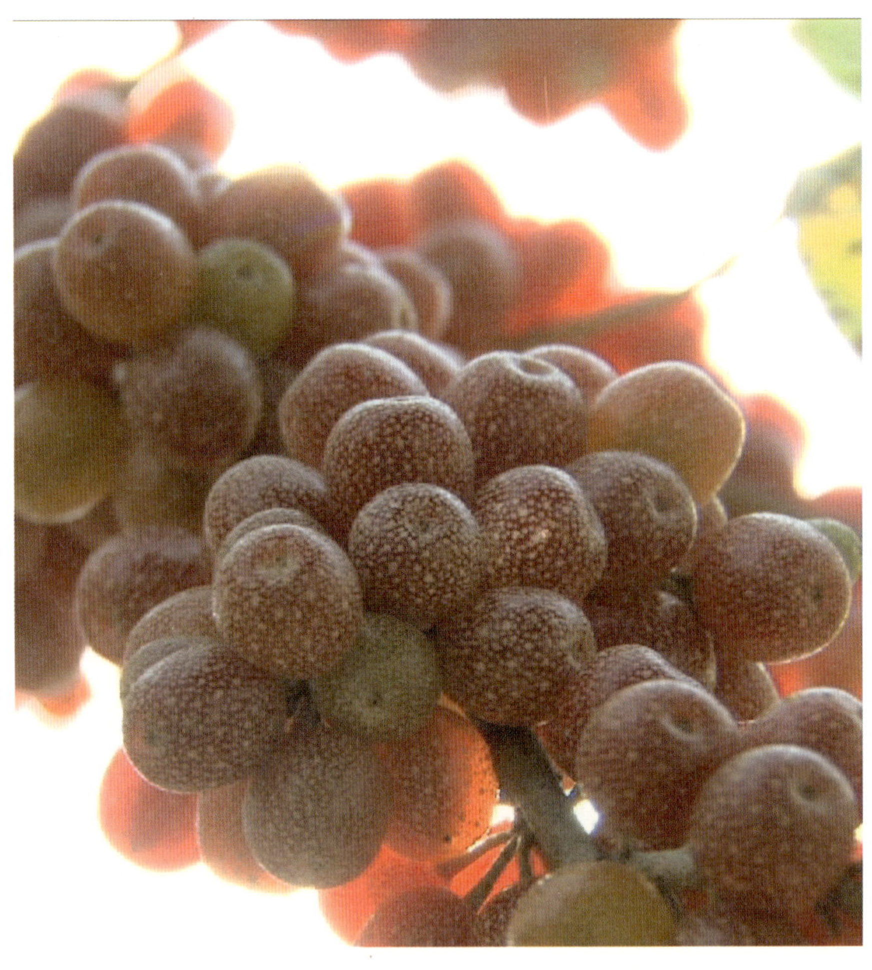

# 천식 잡은
# 토종 보리수

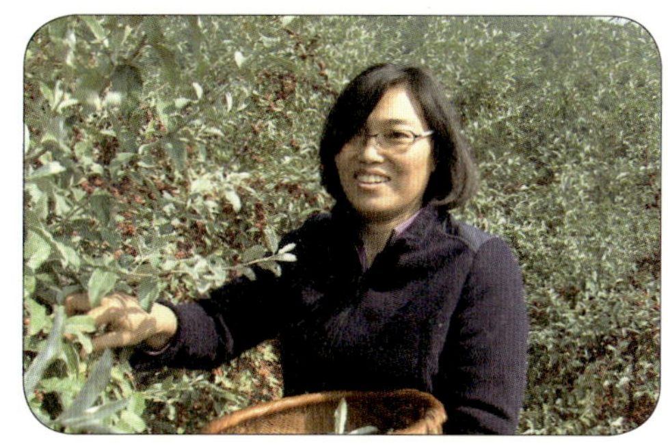

예로부터 민간에서 약용으로 이용한 특별한 열매가 있다고 해서 찾아간 경남 합천. 해인사 팔만대장경을 기념하는 축제가 한창인 그 곳에 가을이 제철인 약용열매로 건강을 되찾았다는 정동선씨를 만날 수 있었다.

"환절기만 되면은 기침, 눈물, 콧물 심하면 귀도 간지러워서 일을 할 수 없을 정도로 심했거든요."

꽃가루 날리는 봄철은 물론 가을 찬바람이 불 때면 걱정부터 앞섰다고 하는데.

"비염을 이제 대수롭게 생각하여 병원도 멀고, 시골에서 생활하다 보니까 차일피일 미루다 보니까 나중에는 잠을 못 잘 정도로 기침이 심하게 고통스럽게 나오고 가슴도 답답하고, 목에 통증도 오고, 너무 심해서 도저히 안 되겠다 싶어서 병원을 찾아갔는데 천식이라고 판명이 났지요."

젊은 시절부터 비염으로 고생을 했다는 그녀는, 식당일과 농사일로 바쁘게 생활 하다 보니 제대로 비염 치료를 할 틈이 없었다고 한다. 그러다 결국 삼년 전 비염이 천식으로까지 이어져 치료를 받아야 했다. 그러나 천식은 완치가 어려워 계절이 바뀌고 찬바람이 불 때면 끊임없이 그녀를 괴롭혀댔다.

"예전에 기침이 심해서 이 약을 먹고, 또 호흡기도 안 하면 안 되거든요. 호흡기를 가지고 항상 아침저녁으로 했어요."

한번 시작되면 좀처럼 멈추지 않는 기침과 숨을 제대로 쉬지 못하는 고통은 두려움 그 자체였다.

"심하게 할 때는 30분 정도 이렇게 하면은 죽을 정도로 그렇게 기침이 심하게 나왔거든요. 그 정도로 천식이 무서운 거란 걸 느꼈어요."

약을 먹어도 좀처럼 호전을 보이지 않고 천식의 고통은 매년 반복됐다.

"보통 기침을 콜록콜록하는 게 아니고 뭐랄까 가슴 속에 숨이 막히는 헉헉거릴 정도로 그렇게 기침을 해대더라고요. 자다가 벌떡 일어나가지고 그리 할 때는 저도 짜증도 나고 반면에 안타깝기도 하고, 이게 혹시 이거로 인해서 큰 병이 오지 않을까 하는 우려스런 부분도 있었어요."

옆에서 지켜보는 남편의 마음도 힘들었다. 천식은 주로 어린아이들과 노년층에 많이 발병하는데, 중증질환이 아니라고 소홀히 하는 경우가 많으나, 발작이 심해지면 호흡곤란으로 생명을 위협하는 것은 물론, 다른 치명적인 질병으로 이어질 수 있다.

"처음 증상은 주로 기침이 오래되고, 가래가 많이 나오는 현상이 생기고 그것을 방치하게 되면, 기관지가 좁아짐으로 해서 호흡곤란이 심해지고, 더 심해지면 기관지가 좁아짐으로 해서 폐렴이라든지 저산소증이 생기면서 차후에는 폐혈증이라든지 다른 합병증으로 사망 할

                                           보리수

수 있는 무서운 병이라고 할 수 있습니다."

최 신박사 내과전문의

더욱이 일상생활에 심각한 영향을 미치기 때문에 삶의 질 또한 만성질환 중 가장 낮다는 조사결과가 있다.


# 추억의 열매로 천식에서 벗어나다

이러한 천식의 공포에서 그녀가 벗어날 수 있었던 건 바로 토종 보리수 열매 덕분이었다.

"옛날에 산에 가면은 따먹던 추억의 열매가 저기 있어요."

그녀가 천식에 덕을 봤다는 추억의 열매! 나무 가지마다 주렁주렁 붉은 열매가 익어가고 있었다.


"이거는 시골에서 조금 산 사람은 알 거예요. 이게 보리똥이라 하기도 하고, 뽈똥이라 하기도 하고, 물포구라 하기도 하는데 이 열매가 토종 보리수 열매입니다."


보리수의 종류 중, 일본이 원산지인 '뜰보리수'는 열매가 큰 반면, 우리 땅에서 예전부터 자생하던 보리수는 10월에서 11월에 열매가 익고, 열매 크기 또한 훨씬 작다. 사실 전국의 야산에서 흔히 볼 수 있는 보리수는 열

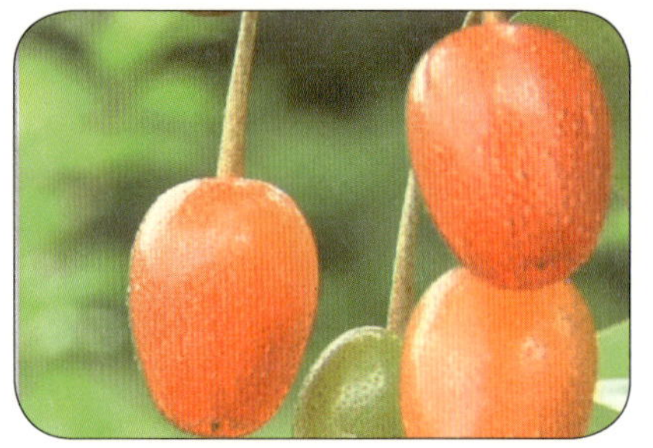
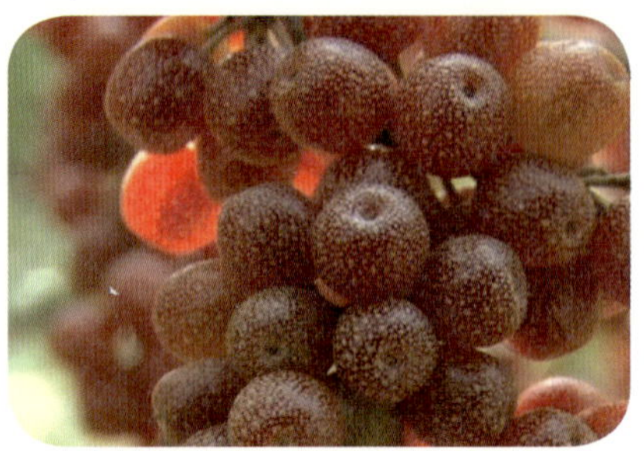

| 자생보리수 | 뜰 보리수

매가 많이 열리는 편이 아니다. 하지만 합천 지역의 보리수는 포도송이처럼 열리는 게 특징인데, 합천 지역의 야산에서 한 농민에 의해 포도송이처럼 열매가 많은 보리수가 발견돼 합천 전역에 널리 퍼졌다고 한다!

"보리수 열매 안에 든 씨가 보리쌀처럼 생겼다고 해서 이게 보리수라고 하는 것 같아요."

정말 한눈에 봐도 씨의 생김새가 보리와 꼭 닮았다.

"어릴 때 소 먹이로 가서 따먹던 열매라서 추억의 열매라고 해요. 이거는 완전 시골에서 안자라 보면 이 열매를 모를 거예요."

보리수 열매는 과육이 단단하고 새콤함 맛과 달콤한 맛이 특징인데, 그녀는 천식이 발명한 후 본격적으로 보리수 열매를 먹기 시작했다고 한다.

"천식은 완쾌가 안 된다고 그러더라고요. 아무리 좋은 약을 먹고 오만 약을 다 먹어도 효과가 없었습니다. 그러다 보니까 옛날에 어르신들이 하는 얘기가 이 보리수 서 말만 먹으면 아무리 오래된 천식도 효과가 있다고 해서 이렇게 하게 된 겁니다."

민간에서 천식에 도움이 되는 약용열매로 전해 내려왔다는 토종 보리수 열매. 실제로, 북한의 〈동의학 사전〉에서 그 약성이 언급되어 있다는



보리수

데, 소화를 돕고 설사와 기침에 효과가 있다고 한다.

"한약재로 보리수나무의 열매를 호퇴자 혹은 우뇌자라고 하는 데요, 실제로 이 보리수 열매는 전통적으로 약으로 많이 사용 하고 있지 않았었는데, 민간에서는 굉장히 다양한 효능을 보고 있는 약재입니다. 뿌리는 풍습을 제거하고 어혈을 없애면서 지혈 작용이 있어서 객혈이 있거나 장출혈이 있거나 자궁 출혈에 활용 되었고, 잎은 기침을 억제하고 숨 찬 것을 막아주기 때문에 만성 기침이나 천식 또는 기관지염에 사용되어 왔습니다. 보리수나무 열매에도 기침을 치료하는 효과가 있다고 기록하고 있습니다."

**한동하박사 / 한의사**

아직 우리나라에서는 별다른 연구가 없지만 미국에서는 가을 올리브라 하여 비타민C와 타닌을 비롯해 항암효과가 있는 것으로 알려진 '리코펜' 성분이 무려 토마토의 12배가 많은 것을 연구를 통해 밝혀냈고, 이에 건강식품으로 주목 받고 있다.


## 정동선씨의 보리수 활용법

건강에 좋은 보리수 열매! 그녀는 가을철 채취한 열매를 냉동 보관해 두고 약탕기에 24시간 달여서 따뜻하게 물로 마신다.

"기침이 나올 때 마다 물을 마시고 그러니까 기침도 멎고 좋았어요. 좋아지는 것이 느낌이 와서 계속 그렇게 먹고 있습니다."

사실 정동선씨가 천식 발병 후, 보리수 열매를 달여 먹게 된 것은 친정아버지 때문이었다.

"저뿐만 아니라 친정 쪽으로 아버지하고 어머니하고 천식으로 안 좋아서 고생을 많이 하셨거든요."

여든을 훌쩍 넘는 친정아버지의 천식이 걱정돼 보리수 열매를 달여 드렸던 것이 정동선씨까지 덕을 본 것이다.

"가슴이 답답하고 숨이 차서, 숨을 쉬기가 굉장히 힘들었어요. 지금은 그렇지는 않습니다."

친정아버지의 천식이 호전되는 것을 보고 그녀 또한 보리수 열매에 대

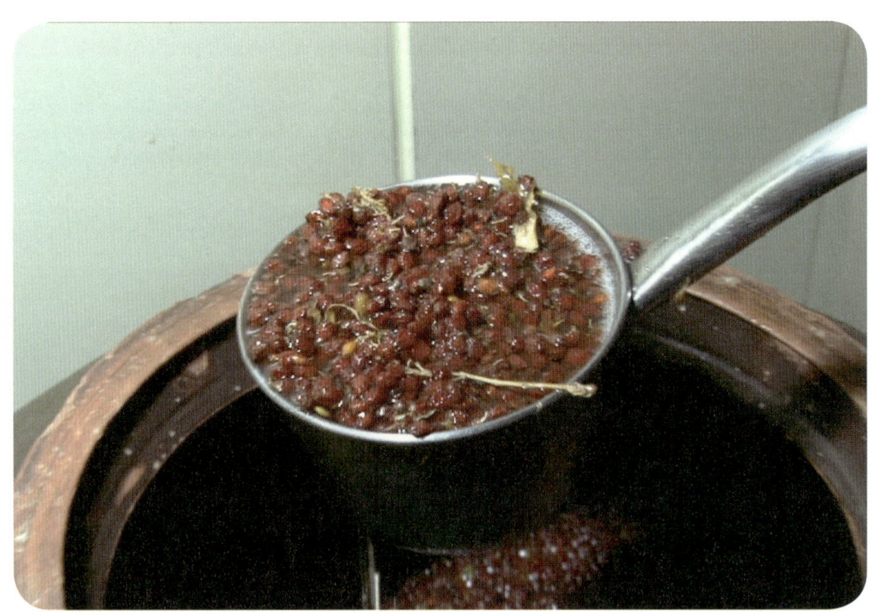

| 보리수 발효액 항아리



보리수

한 믿음을 갖게 됐다. 정동선씨는 토종 보리수 열매를 발효액으로도 만드는데, 열매의 당도가 높기 때문에 열매 비율이 1이라면 설탕은 0.8정도로 해서 잘 으깨서 만든다.

"열매를 통으로 담는 것 보다 으깨서 만들면 색깔이 너무 아름답게 빨갛게 분홍색으로 우러나고 성분도 잘 우러나기 때문에 으깨서 하지요. 이게 저만의 비법입니다."


정동선씨는 계절과 상관없이 토종 보리수 열매를 항상 즐길 수 있는 가장 효과적인 방법은, 저온 창고에서 일정한 온도를 유지하며 1년 정도 발효시킨 발효액이다. 열매뿐만이 아니라 보리수의 잎에도 천식에 도움이 되는 약효가 있어 함께 넣어주면 더 좋다고 한다.

"지금 이게 1년 됐거든요. 저희들은 이렇게 장기간 숙성을 시켜서 다시 걸러서 2차 발효를 시킵니다."

1년간의 숙성발효 기간을 더 거친 후에야 맛볼 수 있는 보리수열매 발효액! 이제는 정동선씨 부녀에게는 절대 빼 놓을 수 없는 건강음료가 되었다. 이 음료를 지난 3년간 꾸준히 먹기 시작하면서 차츰 좋아지더니 올해는 아직까지 천식 걱정 없이 편히 보내고 있다고 한다.


"첫 째는 가래가 안 생기니까 숨쉬기도 편하고 그리고 거의 1년 가까이 되니까 기침이 완화돼서 아 이게 좋은 열매구나 생각하면서 계속 꾸준히 저는 하루도 안 빠지고 물 대신 이걸로 생활 했어요."

그렇다면 토종 보리수 열매로 천식을 관리했던 정동선씨, 과연 현재 그녀의 상태는 어떠할까? 천식은 주로 폐기량 검사를 통해 진단하는데, 천식으로 좁아진 기관지가 얼마만큼 넓어지는지를 보고 그 상태를 판단한다. 현재 정동선씨의 폐기량은 아직은 정상인에 비해 약간은 낮은 수치를 기록하고 있었다.

"검사 결과에서 그 폐기량이 보통 80%이상이면 정상으로 보는 데 환자분은 거의 80% 가까이 정상 소견을 보였기 때문에 거의 정상인 하고 가까운 정도의 그런 소견을 보였습니다."

**최 신박사 / 내과전문의**

의사의 말대로 정동선씨의 폐기량은 정상인에 비해 약간 낮은 수치였지만 거의 정상에 가깝게 돌아와 있었다. 그렇다면 정말 보리수 열매가 그녀의 천식에 도움이 된 것일까?

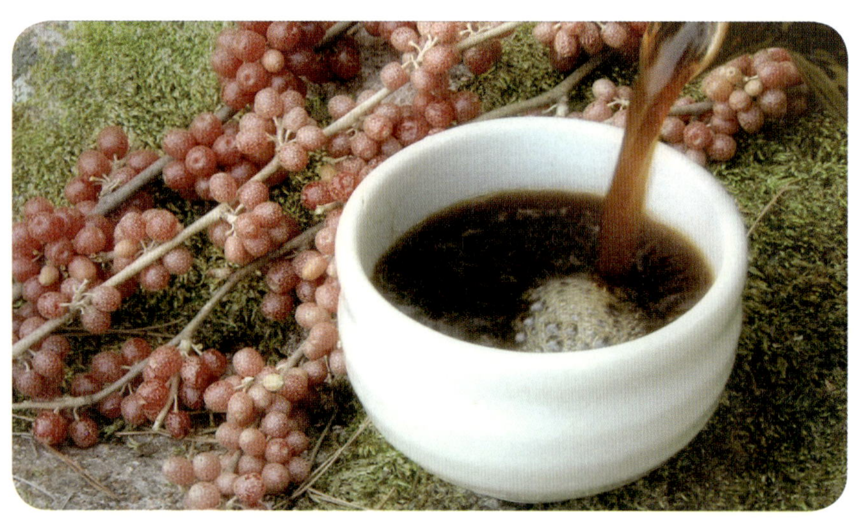

| 보리수 발효액



보리수

"천식은 면역질환이라 면역력을 높여주는 음식이나 과일은 천식을 호전하는데 도움이 됩니다. 보리수 열매도 비티민C나 타닌이 많이 천식을 호전시키는 작용은 할 수 있습니다. 하지만 이것 하나로 천식 호전됐다 보기 어렵고 여러 가지 식습관, 유산소 운동을 꾸준히 해서 천식이 호전됐다고 볼 수 있습니다."

**최 신박사 / 내과전문의**

언제나 그렇듯이 건강을 위한 정성과 운동, 식습관 등이 동반되어야 하는 것 역시 잊지 말아야 할 사실이다.

| 검사 기록지

# 오미자

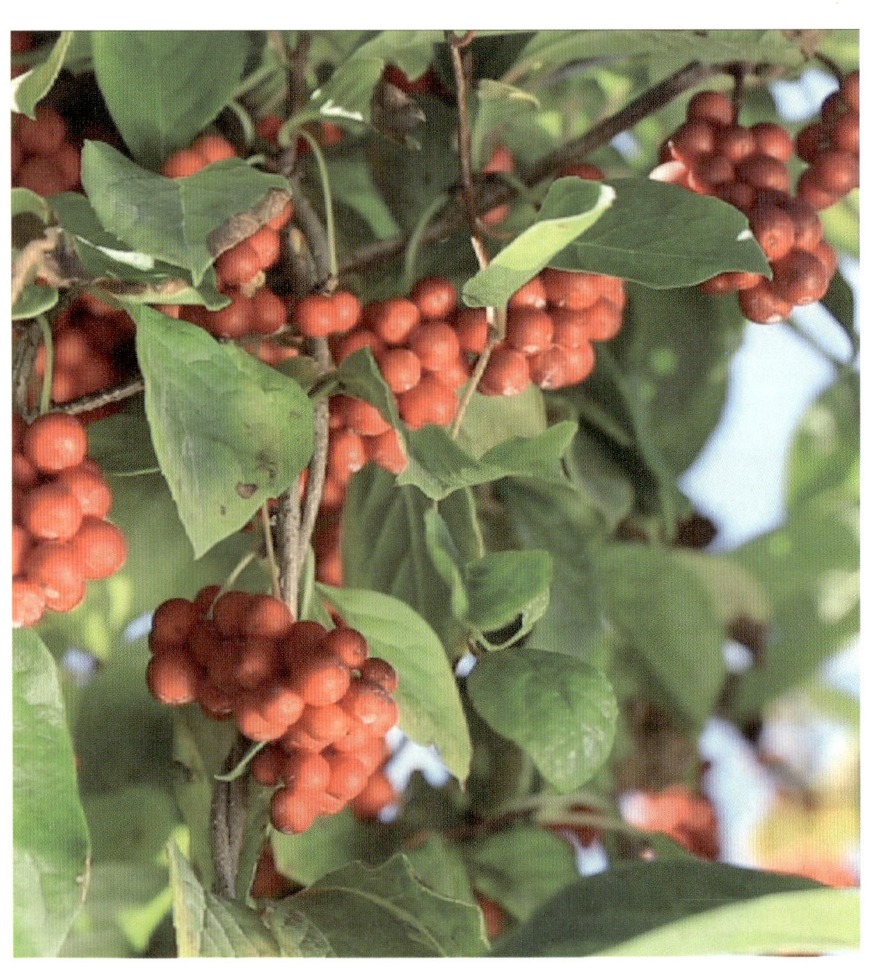

# 천식의 명약
# 오미자로
# 간 건강을 지킨다

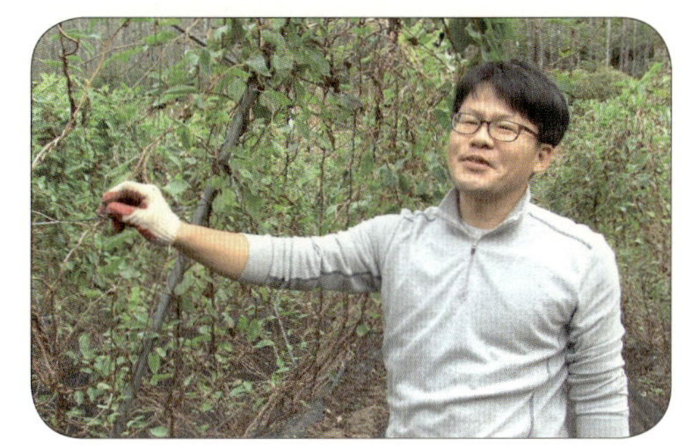

귀농 10년 차 박병준 씨. 그도 천식으로 오랜 시간 고생을 했다.

"2003년도쯤에 처음에 감기로 그날 기침을 했는데 여름에도 계속 기침을 하더라고요. 그래서 병원을 가봤더니 천식이라는 것을 알았죠. 한번 기침을 시작하면 끝 날 줄을 몰라요. 배가 당기고 호흡이 곤란하다고 얘기하지 않습니까. 천식환자들이 사용하는 휴대용 호흡기를 사용하면 기침이 조금 줄어들었거든요."

시도 때도 없이 찾아오는 기침은 신경까지 날카롭게 하여 대인관계까지 어려워졌다.

"천식이란 여러 가지 유발요인에 의해서 알레르기에 의해서 기관지가 갑작스럽게 발작적으로 수축을 해서 호흡곤란이나 기침 가래 같은 다양한 호흡기에 증상들이 나타날 수 있는 증상인데 대부분은 한 번 생기면 평생 동안 관리를 받아야 되는 질병이고 통상적으로는 자연치료는 조금 어려운 것으로 알려져 있습니다."

김문규박사 / 내과 전문의

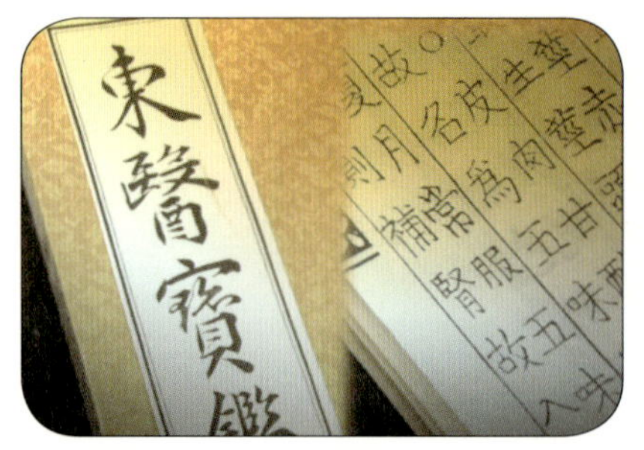

| 〈동의보감〉에서 오미자

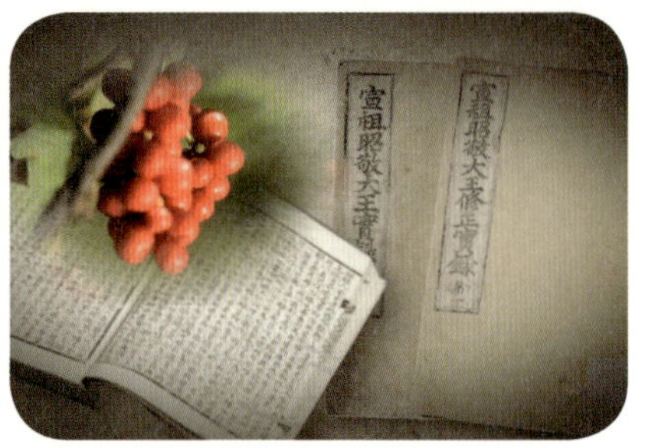

| 〈조선왕조실록〉에서 오미자

 꾸준한 건강관리와 치료가 필요하다는 천식질환! 그런데 박병준씨는 자신이 키우는 오미자 열매로 천식을 극복했다고 말한다.


 "오미자, 이게 시고 쓰고 달고 맵고 짠맛까지 다섯 가지 맛이 납니다. 그래서 말 그대로 다섯 가지 맛이 난다고 해서 오미자라고 합니다."

 다섯 가지 맛이 난다는 오미자. 해발 4백 미터 이상 고지대에서 자라는 넝쿨 식물인 오미자, 그 열매는 가지의 가장 높은 부분에 열려 야생에선 나무를 잘라야만 얻을 수 있는 귀한 열매다. 〈동의보감〉에는 오미자는 허한 기운을 보충하고 눈을 밝게 하며 양기를 돋워준다고 기록되어 있다.


 "오미자라는 이름이 붙여진 것이 오미가 다섯 가지 맛을 다 가지고 있다고 해서 오미자라는 이름이 붙여져 있습니다. 신맛 같은 경우는 주로 간으로 들어가고, 쓴맛은 심장으로 들어가고, 단맛은 비위계통으로 들어가고, 매운맛은 폐 쪽으로 들어가 가고, 짠맛은 주로 신 콩팥 쪽으로 들어간다고 한의학적으로 보고 있습니다. 신맛은 어떤 진액을 생기게 하고 수렴 시키는 작용이 있기 때문에 갈증을 멎게 하고 그 다음에 이제 폐기를 수렴하기 때문에 기침이나 오래된 천식 같은



오미자

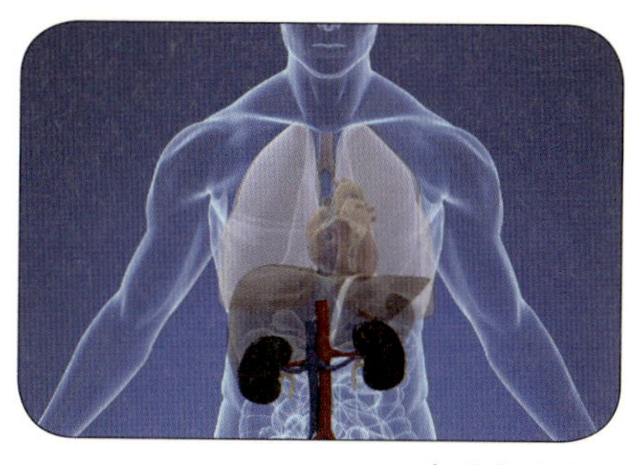

| 맛과 장기

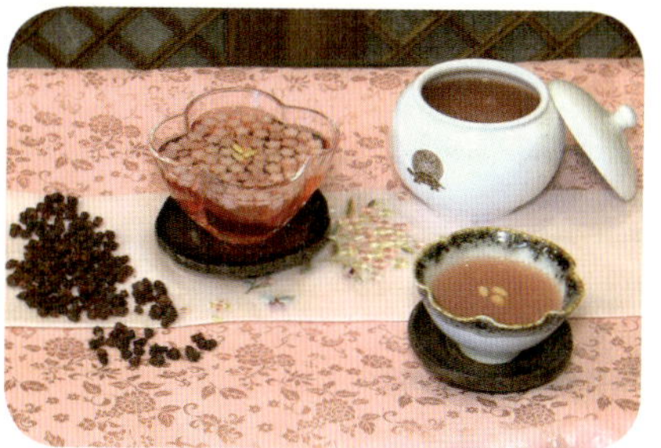

| 오미자 갈수와 화채



남무길 한의사

한의학에선 귀경론이라 하여 음식의 맛을 이렇게 인체에 작용하는 장기와 연결 지어 설명하기도 한다. 〈조선왕조실록〉에도 영조가 즐겨 마셨다는 차로, 오미자 차가 기록돼 있고, 또 오미자 내린 물에 곱게 간 녹두를 넣어 끓인 오미갈수는 여름철 갈증을 해소하는 사대부가의 음료였다고 한다.

"아주 그 옛날 조선시대부터 오미자를 많이 활용을 하셨는데 근데 그것을 음료로만 사용하지 않았고요 그 물을 우려서 음식을 만들 때 넣었어요. 다식을 만든다든지 오미자 다식 또 떡을 만들 때 또 색깔을 들인다든지 그래서 음식에 골고루 다양하게 쓰여 왔어요."

윤숙자 한국전통음식연구소 소장

오미자 덕분에 천식을 극복했다고 믿고 있는 박병준 씨. 그는 오미자를 어떻게 접하게 되었을까?

"고쳐 보겠다고 해서 병원 처방 받으면서 약을 복용을 계속 해봤는데 약 먹는 순간만 잠잠 해지고 궁극적인 치료는 안됐습니다, 오미자가 옛날 뭐 〈동의보감〉에 나오는데,

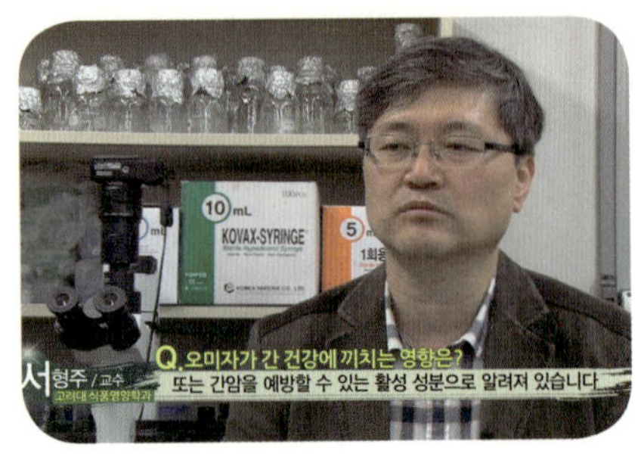


천식에 좋다 먹어 보라고해서 처음에 반신반의하게 시작을 했어요. 한 2~3개월 정도 지나니까 기침하는 횟수가 좀 줄어드는 것 같아요. 나도 모르게 장기 복용하니까 1년 정도 지났을까요. 기침은 아예 사라지고 이제는 아주 정상적이라고 할까요, 건강한 상태로 돌아온 것 같습니다."

그는 도시에서 연구원으로 직장을 다니다가 오미자로 천식을 낫고 그 맛에 반해 귀농까지 결심했다.


## 박병준씨의 다양한 오미자 활용법

보통 9월에 수확해, 사계절 즐기기 위해 말려서 차로 마시는 오미자. 박병준씨에게는 또 다른 방법이 있었다.

"발효액을 만들어서 먹습니다. 발효액은 오미자와 설탕을 적정 비율로 맞추어야 합니다. 오미자 5kg 정도에 설탕 1kg 정도, 한 5대1 정도의 비율로 발효를 시키면 발효가 잘됩니다."

발효액을 만들 때 보통 재료와 설탕을 1:1로 섞는 것과 달리 그는 설탕의 양을 줄여 청이 아닌 술로 발효시킨다.



오미자

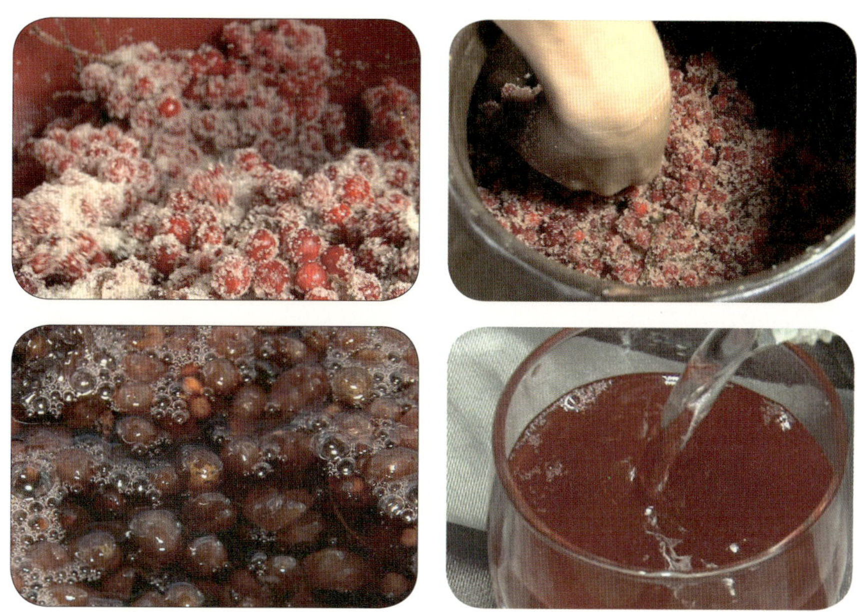



"일반적으로 보통 오미자 설탕을 발효시킬 때는 두 달 정도 발효시켰다가 오미자 액하고 건더기를 분리해 가지고 먹습니다. 그런데 그렇게 하셨을 때는 과육만 저희가 먹는 거예요. 사실은 그 씨앗에 사람 몸에 좋은 성분이 아주 많이 들어 있거든요. 그래서 그걸 위해서는 알코올 발효가 필요한 거죠."

오미자는 껍질이 얇아 반드시 무농약 재배를 하는데, 오미자에 붙어있는 야생 효모균이 설탕과 만나 자연 발효돼 술이 된다는 것이다. 알코올 도수는 13도 내외, 그래도 술이라 몸에 부담이 되진 않을까?

"알코올이 아주 소량입니다. 많이 함유가 안 돼 있고 이걸 먹을 때 이대로 복용하는 게 아니고 물하고 한 4대 1 정도 물에 희석하는 거죠. 그렇게 먹기 때문에 알코올은 아주 적다고 보시면 됩니다.”

오미자 씨 속의 영양분을 섭취하기 위해 알코올 발효 방식을 택했다는 박병준 씨. 그의 방식은 과연 올바른 것일까? 우리는 한 연구기관에 의뢰해 오미자의 껍질, 과육, 씨앗 속에 들어있는 성분을 추출하여 그 함량을 비교해보았다.


“오미자에 있는 리그란 계열이 가장 효능을 나타내고 있는데요. 그 중에 시잔드린과 시잔드린C 고미신A가 공통적으로 강력한 항산화를 가지고 있습니다. 과피 보다는 씨앗에 약 11배 중량대비 높게 함유돼 있는 것을 확인할 수 있었습니다.”

허정무 식품공학 박사

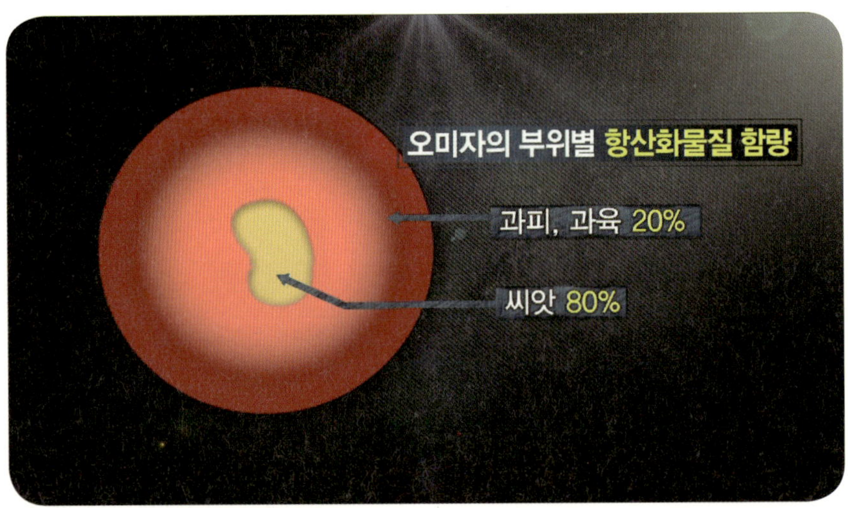


| 오미자 씨앗의 항산화물질 함량표

 오미자

오미자의 좋은 성분은 과육보다 씨 속에 많다는 것인데, 차나 발효액으로 마시면 그 성분을 제대로 먹기가 힘들다는 것이다.

"오미자를 가장 좋게 먹으려면 그 원물 그대로를 섭취 하는 게 좋은데 핵과일류에 속하기 때문에 이 씨앗이 위에 들어가서 소화가 되질 않습니다. 그래서 이러한 유용 성분을 최대한 잘 섭취하기 위해서는 오미자를 알코올 추출을 해서 먹는 방법이 유효 성분을 가장 많이 섭취한다고 볼 수 있습니다."

**허정무 식품공학 박사**

오미자를 먹을 때, 흔히 먹는 설탕 절임 방식이 아닌 알코올로 추출하게 되면 오미자의 유효 성분을 210배 더 섭취 할 수 있다는 것이다.

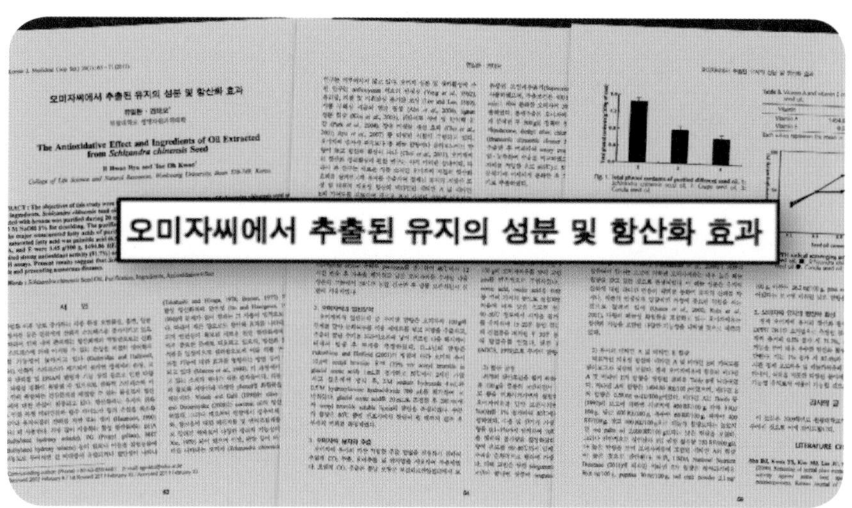


| 논문

실제로 한 연구결과, 오미자 씨에는 노화를 방지하는 성분이 풍부하다는데 특히 시력과 면역력을 담당하는 비타민A의 함량은 감자의 500배 가까이 이른다.

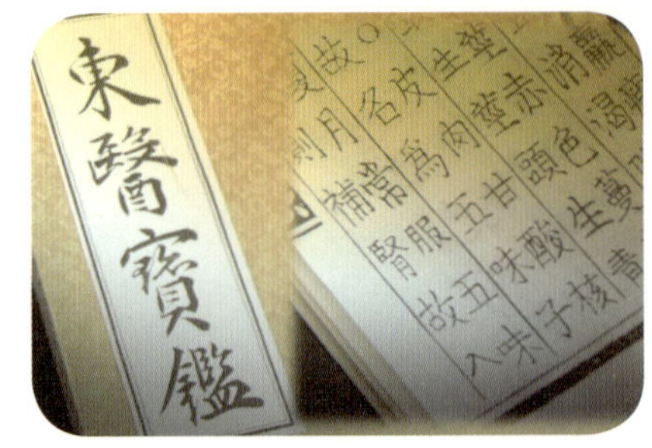

| 〈동의보감〉

〈동의보감〉에도 오미자 씨의 중요성이 기록되어 있다.

"오미자는 약으로는 생 것을 볕에 말려 쓰고 씨를 버리지 않는다"

# 천식 잡은 오미자!

오미자 발효 술을 지난 10년 동안 꾸준히 마셨다는 박병준 씨. 그의 천식에 어떤 변화가 생겼을까?

몇 가지 검사를 통해 그의 건강 상태를 확인해 보았다.

"이분 같은 경우에는 과거 기록상 이전에 천식 진단을 받은 병력이 있는 분이신데요, 오늘 검사한 폐 기능 검사나 흉부 촬영 검사에서는 특별한 이상소견이 관찰되지 않고 정상소견으로 보입니다."

김문규박사 / 내과 전문의



오미자

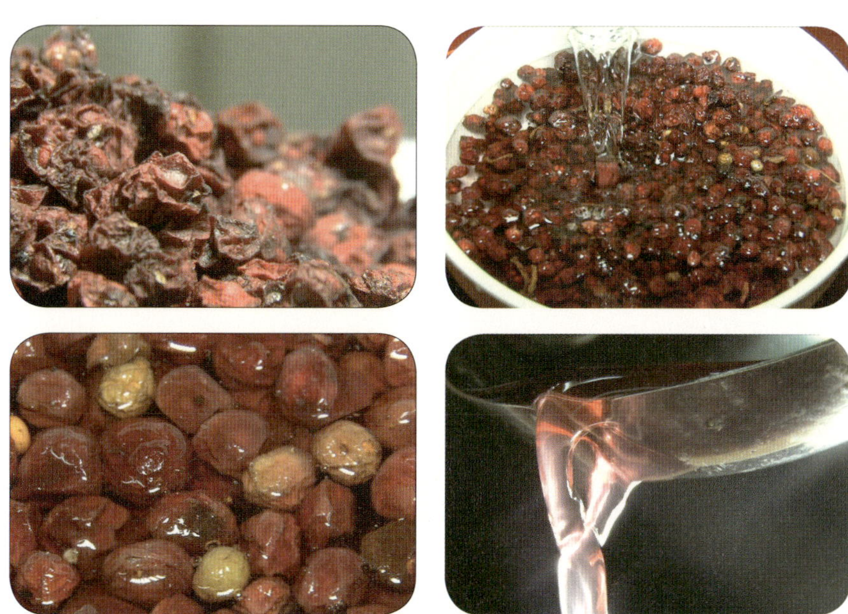

| 오미자차 만들기

그의 천식은 정말 치유되어 있었다!

박병준 씨는 오미자를 발효해서 먹을 뿐만 아니라 말려서도 활용한다. 오미자차를 제대로 마시기 위해서는 하루 전날 오미자를 찬 물에 담가놔야 한다.

"오미자는 찬물로 우려야 제 맛이 납니다. 따뜻한 물로 우렸을 때는 떫은맛이 강합니다. 찬물에 우릴 때는 보통 겨울철엔 24시간, 여름철 더울 때는 12시간 정도 담가두면 맛있는 오미자차가 우러납니다."

하루를 기다려 마시는 오미자 차. 우리 몸의 에너지에 영향을 주는 비타민B의 함량이 블루베리의 약 5배나 되고, 유기산이 풍부해 피로 회복에도 좋은 것으로 알려져 있다. 게다가 음식에도 다양하게 활용이 가능해 박병준씨네 주방에서 오미자는 이미 없어서는 안 될 존재이다.

"제육볶음이나 고기 요리 할 때 요리 당을 사용 안하고 오미자 발효액을 넣으면 그 맛이 깔끔해지고 더 좋습니다. 그렇게 이용하거나 또 닭 백숙을 할 때도 오미자를 이용합니다."

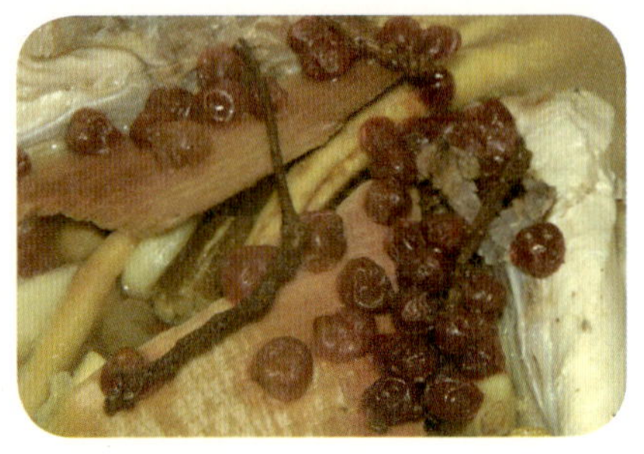

| 오미자 백숙

일교차가 크고 지대가 높아 조선시대부터 오미자를 많이 재배했다고 기록된 문경 지역. 이곳에서는 오미자를 항상 가정에 두고 상비약처럼 이용했다고 한다.

"가족 약으로 그냥 가정에서 감기 걸리고 하면 다려 먹고 조금만 몸 안 좋다 싶으면 오미자를 다려서 그 물을 마시고 그랬지요."


## 그리고 간 건강까지 잡은 오미자!

오미자와 만나면서 지긋지긋하던 천식에서 벗어났다는 박병준 씨. 더불어 그의 몸엔 놀라운 변화가 생겼다.

"오미자에 반해서 귀농을 했고 농사일을 많이 하고 진짜 육체적으로 힘이 들어요. 그런데도 아침에 몸이 가볍고 편해요. 왜냐면 오미자가 이제 피로도를 빨리 해소시켜 주는 거죠. 그런데 제가 술을 과하게 먹었다 싶을 때는 오미자 액을 물에 안타고 원액 그대로 해서 보통 음료수 컵으



오미자

로 반 정도를 마십니다. 그러면 아침에 아주 편합니다. 주량이 원래 소주 다섯 잔 여섯 잔 밖에 안됐습니다. 그것도 진짜 억지로 먹었을 때 주량인데, 지금은 한 병 반 정도? 한 열잔 이상 가는 거죠. 그 정도를 먹어도 아주 몸이 편해요."

박병준씨의 경험처럼 오미자가 간 건강과도 관계가 있는 것일까? 한 연구기관을 통해 우리는 쥐 실험을 해 보았다. 8주 간 흰쥐에 알코올을 투여하면서 한쪽은 오미자 추출물을, 한쪽은 물을 함께 먹였다.

"오미자 추출물을 먹인 그룹하고 그냥 술과 통상 먹는 물로 처리한 대조군하고 비교를 했는데 대략 감마GTP 같은 경우는 한 13%정도 활성도가 더 떨어 졌어요."

한찬규박사 / 한국식품 책임 연구원

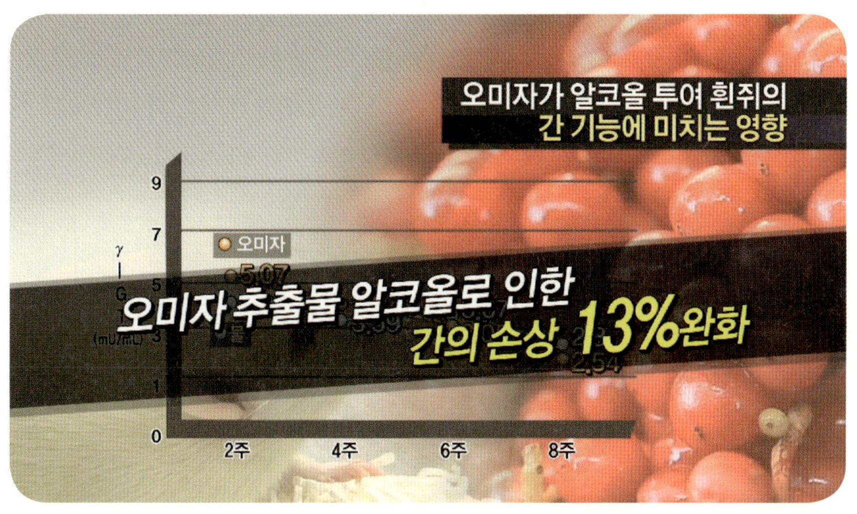



| 오미자가 알코올 후에 간 기능에 미치는 영향 그래프

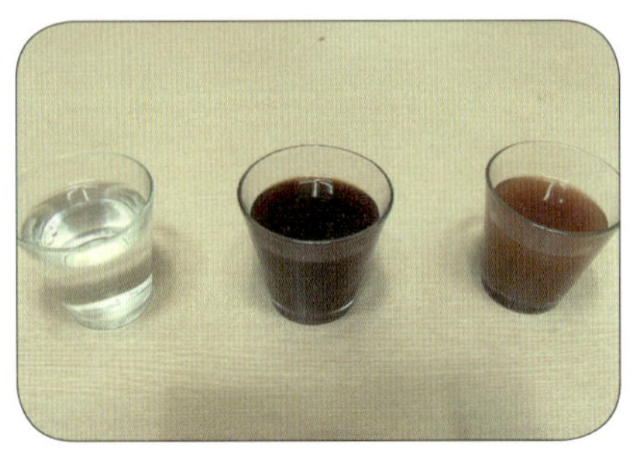

| 3가지 음료

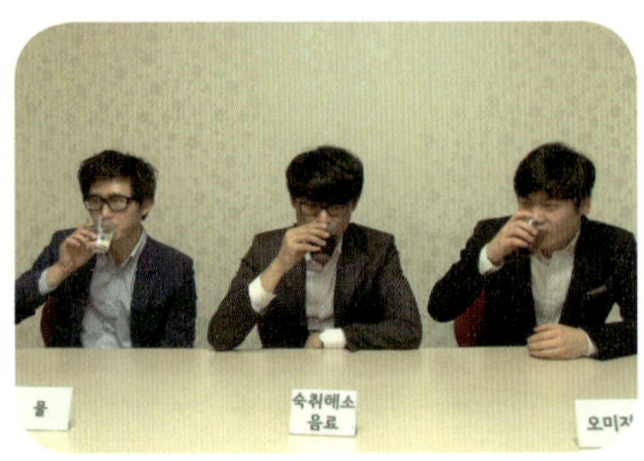


| 음료 마시는 실험자들

오미자 추출물을 투여한 쥐는 그냥 물을 먹인 쥐보다 간 손상이 현저히 적었던 것이다. 그렇다면 오미자에 알코올을 분해하는 성분이 있는 것일까? 다시 실험을 통해 확인해보았다.

체구와 주량이 비슷한 3명의 성인 남자. 한 시간 동안 각각 소주 1병을 마시고, 한 시간 후, 혈중 알코올 농도를 측정하기 위해 혈액을 채취했다. 그리고 같은 양의 오미자 추출물, 숙취해소 음료, 물을 각각 마시게 했다. 다시 한 시간 후, 다시 한 번 혈액을 채취해 그 변화를 확인했는데. 그 결과, 오미자 추출물을 마신 실험자는 숙취해소 음료와 비슷한 수준으로 혈중 알코올 농도가 분해 된 것을 확인할 수 있었다.

"물이 제일 혈중 알코올농도 변화가 없었고요, 그 다음이 오미자가 0.02 이상 떨어졌고 그 다음에 숙취해소 음료가 0.031정도 혈중 알코올 농도가 떨어진 것으로 나왔습니다."

**전용준박사 내과전문의**

놀라운 점은 간수치의 변화였다. 알콜성 간 손상을 뜻하는 감마 GTP



오미자

수치가 오미자 추출물을 마신 실험자만 떨어진 것이다.


오미자의 시잔드린이나 고미신 같은 거는 리그난의 한 성분인데요. 이것들은 간에 염증을 제거할 수 있고 또는 간암을 예방할 수 있는 활성성분으로 알려져 있습니다 이와 같이 주된 기능은 항산화 활성으로 기인한 것으로 알려져 있고요 이들 효과에 의해서 간 보호기능, 간 독성을 제거할 수 있는 기능들이 보고되고 있습니다.”

서형주 교수 / 고려대 식품영양학과


그렇다면 오미자를 먹을 때 주의할 점은 없을까?


“오미자는 독이 없기 때문에 대부분의 사람들이 먹었을 때는 큰 문제는 없습니다. 다만 손발이 차거나 아랫배가 찬 사람이 먹으면 입맛이 떨어지고 기운이 가라앉는 경우가 있습니다. 주로 태음인 체질이 가장 잘 맞고요 소음인 체질은 먹을 때 많이 먹지 않는 게 좋겠습니다.”

김달래박사 / 한의사

# 8장
## 만성심부전

# 잣

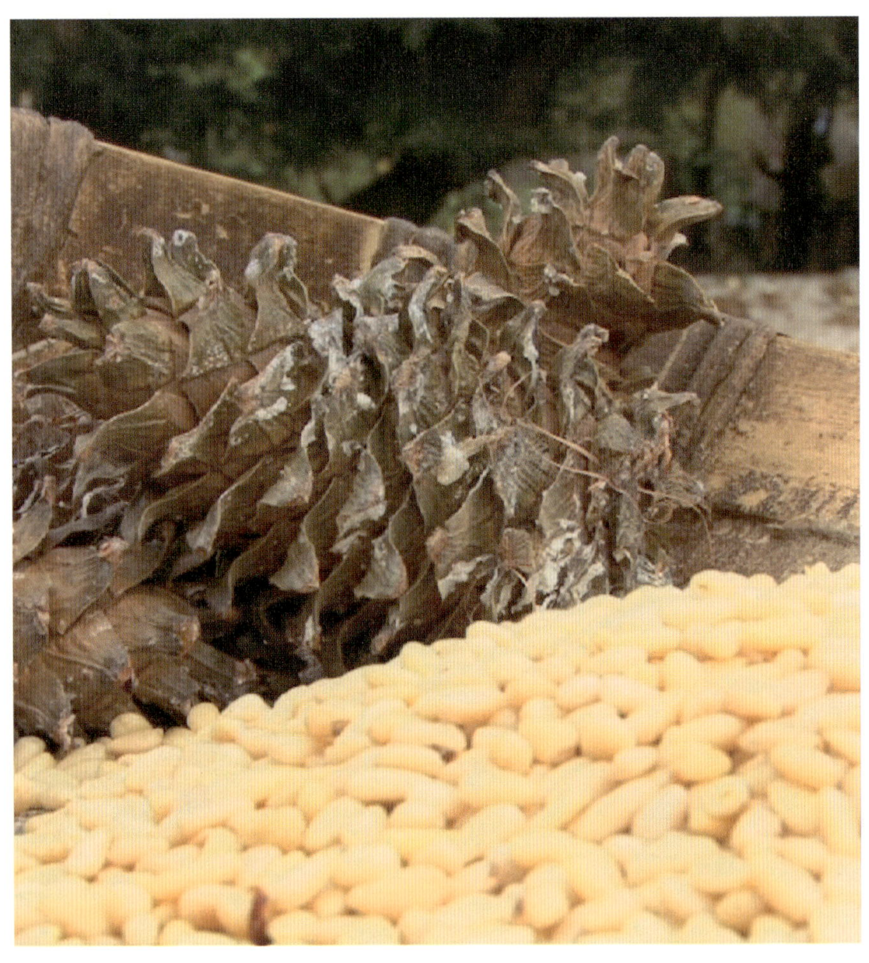

# 잣으로 이겨낸
# 만성심부전증

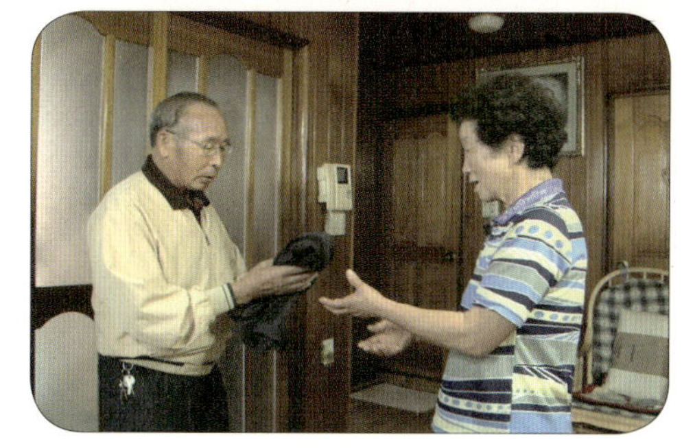

견과류를 이르는 또 다른 말, 부럼! 부럼은 정월대보름 풍습의 하나이기도 한데, 조선시대 문인 최영년이 기록한 해동죽지에는 "정월대보름날 호두와 잣을 깨물어 부스럼이나 종기를 예방하였다"고 기록되어 있다. 예로부터 견과류로 건강을 지켰음을 알 수 있다. 강원도 홍천군, 우리는 이곳에서 견과류로 건강을 되찾았다는 사례자를 만날 수 있었다. 금슬 좋기로 소문난 70대 노부부, 한승옥씨 부부다. 손재봉틀로 남편의 옷을 정성스레 손질하는 한승옥 할머니, 할아버지도 뒤질세라, 부탁하지도 않은 물을 스스로 대령한다. 노부부가 이렇게 서로를 살뜰히 챙기는 데는 다 이유가 있다.

"우리 집사람이 많이 아파서 내가 챙겨줘야 될 거 같아서 챙겨주는 거예요."

몸이 아파 죽을 고생을 했다는 한승옥 할머니.

"진짜, 아주 죽는 줄 알았죠. 이제는 괜찮아요. 이제 죽지 않아요."

죽음의 문턱에서 새 삶을 선물 받았다는 한승옥 할머니.

"그렇게 기운이 없고, 힘이 없고, 맥이 없어요. 어지러웠어요. 5년 전

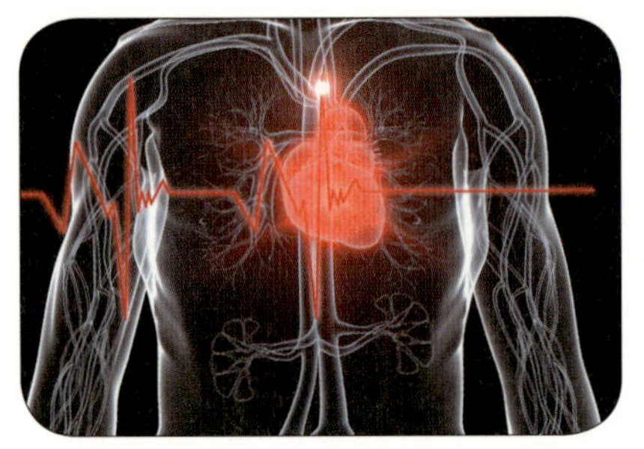

| 인체 사진

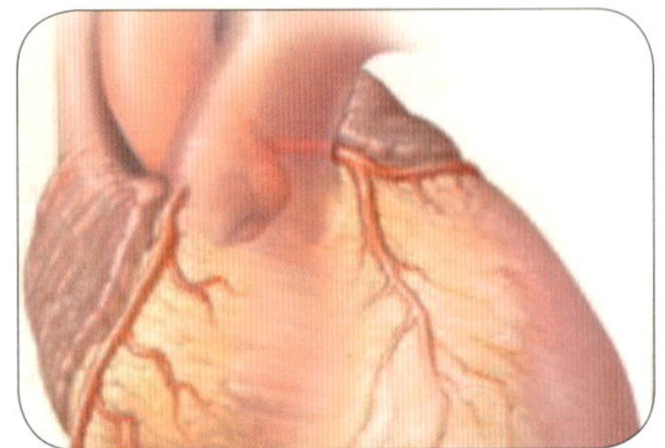

| 심장이 비대한 모습

일인데요. 병원에 가니깐 심부전증이고, 심장이 안 좋다고 얘기하더라고
요.”

5년 전, 심장의 이상으로 갑작스레 진단받았다는 심부전증. 심부전증
은 심장의 구조나 기능에 이상이 생겨 심장이 혈액을 받아들이고 내보내
는 기능이 떨어져 몸에 필요한 혈액을 충분히 공급해주지 못해 생기는 병
이다.

“그때는 진짜 너무너무 살기 고통스럽고, 나가 다니질 못했어요. 여기
서 시장도 못 나갔어요. 어지러워서. 가다가 어지러워서 이를 악 물고 다
녔어요. 쓰러질까 봐.”

몸 전체에 혈액 공급이 안돼서 호흡곤란이나 어지럼증이 동반된다는
심부전증. 한승옥 할머니에게도 예외는 아니었다. 매일 약을 챙겨 먹어도
증상은 호전되지 않았다. 할머니의 심부전증은 당뇨병이 원인이었는데
혈당 또한 위험수치를 넘었다고 한다.



잣

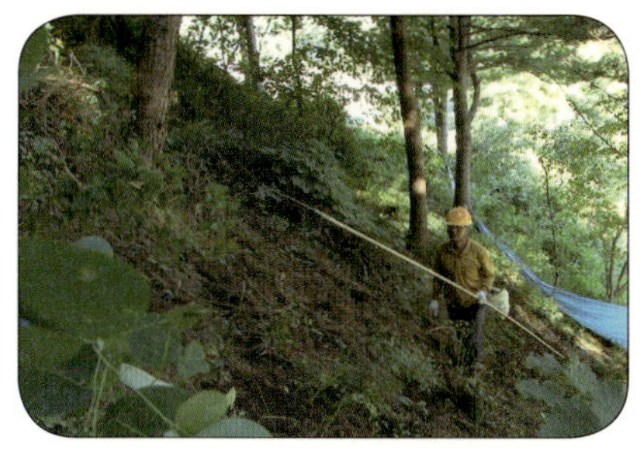

| 장대 들고 잣 따는 남자

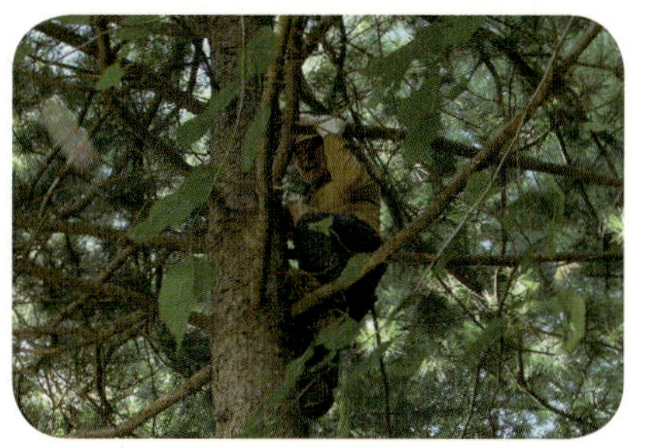

| 나무 위에 있는 최광현 씨

- 혈당 수첩 (178mg/dl)
- 할머니/ 식후 2시간 혈당 수치 178mg/dl
- 정상/ 식후 2시간 혈당 수치 140mg/dl 미만

당뇨를 제대로 관리하지 못해 심부전증으로 병세가 악화된 할머니, 그런 아내를 지켜보는 할아버지의 마음이 더 아팠다.

"집사람이 병이 났는데 좋은 사람이 어디 있겠어요. 더 아파서 쓰러지고 다칠까 봐 걱정이 많이 됐지. 죽다시피 하고, 살기가 어렵다고도 생각했어요."

결국, 마지막을 준비했었다는 노부부. 그런데! 놀랍게도 5년이 지난 지금 예전보다 더 건강한 노후를 보내고 있었다.

"옛날에는 생각도 못 했죠. 아파서 나오지도 못 했는데요. 그런데 이젠 괜찮아요."

숨이 차서 남편의 도움 없이는 외출조차 힘들었던 시간들. 하지만 이젠 다 옛일이 됐다는데. 과연 심부전을 이겨낼 수 있었던 할머니의 비법은 무엇일까?

"잣이에요. 저~~ 뒷산에 가면 있어요."

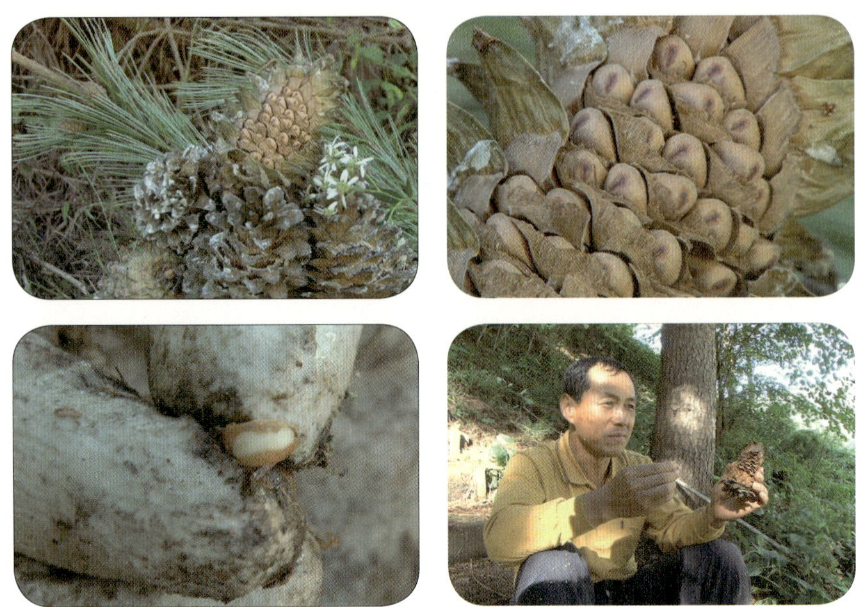

| 솔방울 안에 박힌 잣

잣나무 위에서 한 남자가 솔방울과 가지를 바닥으로 마구 던져대고 있다.

"잣 따는 거에요. 그 솔방울 속에 들어있잖아요. 깨물면 잣이 나옵니다."

여러 개의 겉껍질을 벗겨내고서야 노란 열매를 드러내는 잣. 한승옥 할머니에게 잣이 심장병을 지켜준 건강식품이었다면, 이 남자 최광현 씨에게 잣은 30년간 나무를 오를 수 있게 해준 에너지원이었다.

"고소하고 맛있고. 힘도 나는 거 같습니다. 이게 좋습니다."



잣

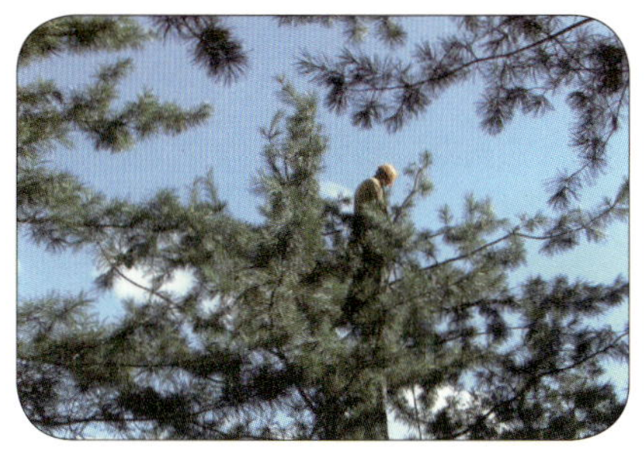

| 잣나무

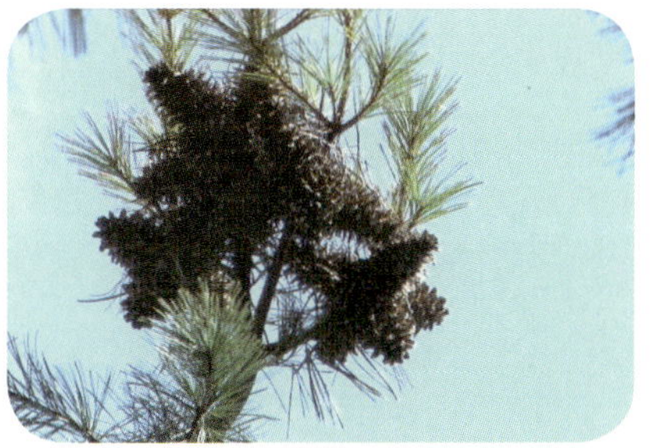

| 가지 끝에 솔방울

우리나라가 원산지인 잣나무는 영어로는 코리안 파인, 한국 소나무라고 불린다. 하지만 소나무와는 잎의 차이가 있다. 솔잎보다 잎의 숫자도 많고, 솔방울도 소나무에 비해 2~3배 정도가 크다.  잣나무의 높이는 30~40미터에 이를 만큼 높게, 그리고 아주 곧게 자라난다. 대략 묘목을 심고 20년은 자라야 비로소 잣송이를 품는다고 한다. 나무 꼭대기에서만 열리는 특징을 가진 열매기 때문에 이 잣을 따는 데는 반드시 필요한 도구가 있다.

"이게 한 6미터 정도 되는데요. 올라간 나무는 그냥 따는데. 옆에 잣나무나 다른 잣나무는 이 장대가 필요해요. 이 끝에 갈고리가 있는데. 잣을 걸어서 따는 거예요."

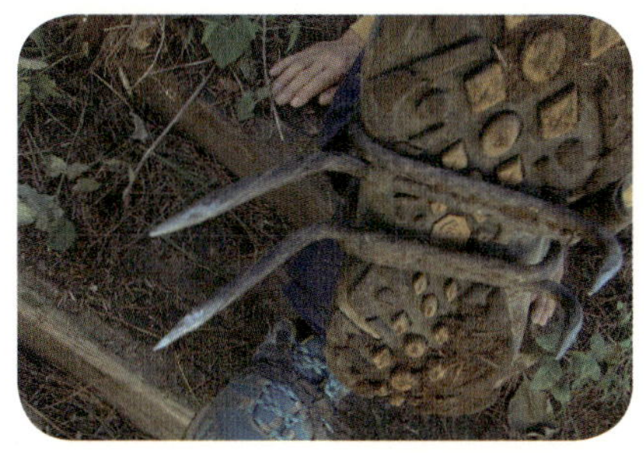

| 나무용 아이젠

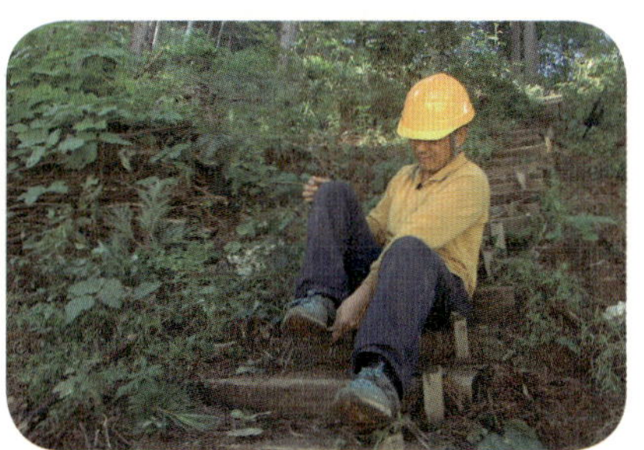

| 아이젠 차는 남자

잣송이는 열매가 익어도 스스로 떨어지지 않기 때문에 손수 올라가 수확해야 한다. 그러나 아무나 잣을 딸 수 있는 것이 아니다. 채취 허가를 받은 주민만이 가능하다.

"아이젠이라는 장비가 있습니다. 이걸 차고 맨 몸으로 올라가는 거예요."

높은 나무를 손쉽게 오를 수 있도록 좌우 높이가 다른 아이젠! 이 아이젠이 잣나무에 오르는 사람들에겐 거의 유일한 안전장치다. 6미터의 장대를 나뭇가지에 걸어둔 채 두 손으로 나무 기둥을 잡고 오르기 시작하는 최광현씨. 오로지 아이젠에 온 몸을 지탱하며 잣나무를 오르기 시작한다. 무척 위험해 보이는데. 그러나 그는 잣나무 타기 30년 베테랑이다. 잣이 아니면 오를 엄두도 내지 못할 높이! 나무에 오른 지 7~8분이면 30미터 꼭대기에 올라 잣송이를 딴다.

30미터 위에서 곡예를 하는 듯 올라 서 있는 최광현씨. 무척 위험해 보이지만 잣송이는 생장이 가장 활발한 가지 끝에만 열리기 때문에 엄청난 위험을 감수하고라도 잣나무 꼭대기에 올라서야 한다. 목숨을 거는 위험천만한 일이지만, 그만한 가치가 있다는 귀한 잣! 푸른 잎과 달리 가을빛을 입어 색깔이 진해진 잣송이. 잣나무에서 고소한 향이 날 정도로 잘 익은 상태였다. 최광현씨는 매우 힘겹게 한참 동안 오로지 나뭇가지에 몸을 지탱한 채 잣을 수확한다. 그런데, 잣송이를 따는 게 아니라 잣나무 가지를 통째로 꺾어서 던지는 최광현 씨.

"잣나무를 가지 채 꺾어주는 이유가 있어요. 나무를 꺾어줘야 가지치

 　　　　　　　　　　　　　　　　　　　　　　　　　　　　　잣

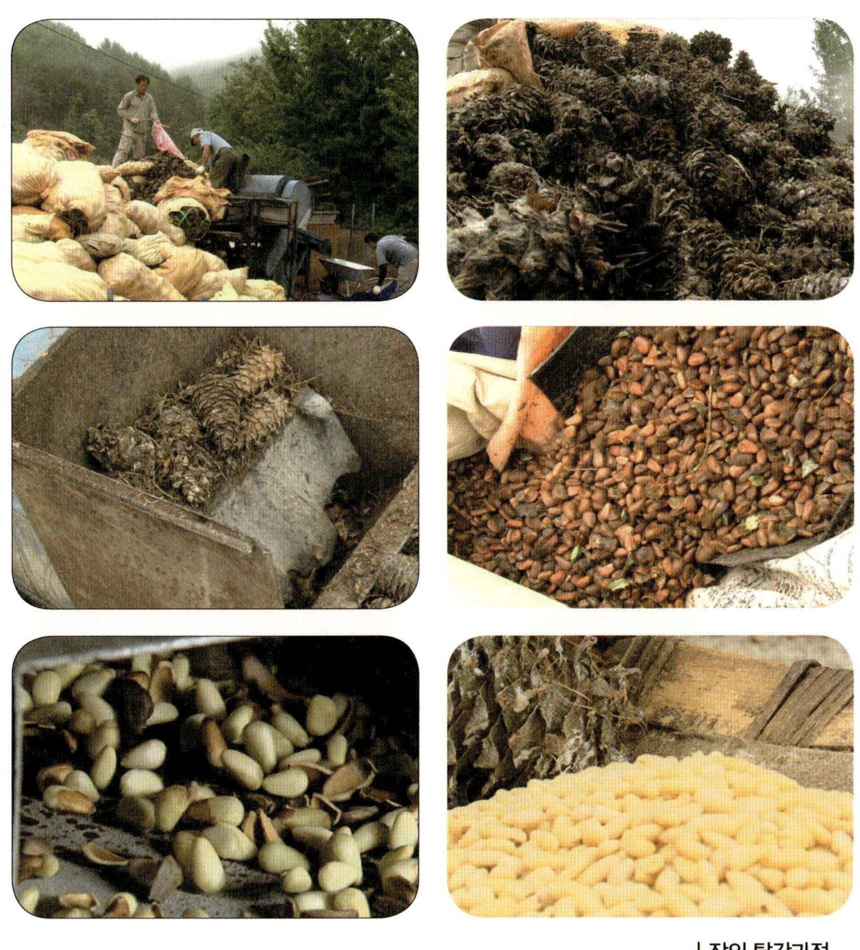

| 잣의 탈각과정

기가 돼서 많이 달려요. 여기 안 꺾는 것은 내년 잣이 달려있는 거예요. 내년 잣 안 달린 것은 다 꺾는 거예요."

잣나무 위에 한 번 올라가면 30여분 정도 작업을 진행한다는 최광현씨. 6미터의 장대를 이용해 주변 나무의 잣 열매까지 수확하기 때문이다. 수확이 다 된 후, 내려올 때도 미끄러지거나 사고가 다반사다. 그는 잣의 효능을 누구보다 잘 알기에 그 위험을 감수하고서라도 하루 20여 번씩 잣나무에 오른다. 이렇게 어렵게 수확한 잣송이는 햇볕에 말린 후 여러 번의 탈각 과정을 거쳐야 먹을 수 있다. 그 첫 단계가 마치 쌀겨를 벗겨내기 전 벼와 흡사해 보인다. 단단한 껍질에 싸여있는 피잣을 벗겨내면 속껍질이 남게 되는데 이 상태를 황잣이라고 한다. 그리고 황잣을 뜨거운 물에 담가 속껍질까지 벗겨 내면 비로소 우리가 먹는 백잣이 된다. 수확부터 손질까지 노력에 노력을 더해 만들어진 잣! 그 효능 또한 남다르다.

"〈동의보감〉에 잣은 어지럼증을 치료하고 피부를 윤택하게 할 뿐만 아니라 오장을 건강하게 한다고 기재되어 있습니다. 예로부터 잣은 우리나라 특산물로 세계적으로 명성이 자자했는데요. 특히 〈본초강목〉에는 신라의 잣이 가장 약효가 좋다고 기록되어 있죠."

김소형박사 / 한의사

## 한승옥 할머니의 잣 사랑

누구보다 잣의 효능을 믿고 의지하는 한승옥 할머니, 잣 덕분에 심부전을 이겨낸 후에도 꾸준히 잣죽을 먹고 있다. 건강을 회복한 후에는 죽이 아닌 나물 무침이나 김치와 같은 모든 반찬에도 잣을 넣어 먹는다. 그 결과, 심장병은 물론 고질병이었던 당뇨병까지 호전되고 있다고 한다. 뿐만

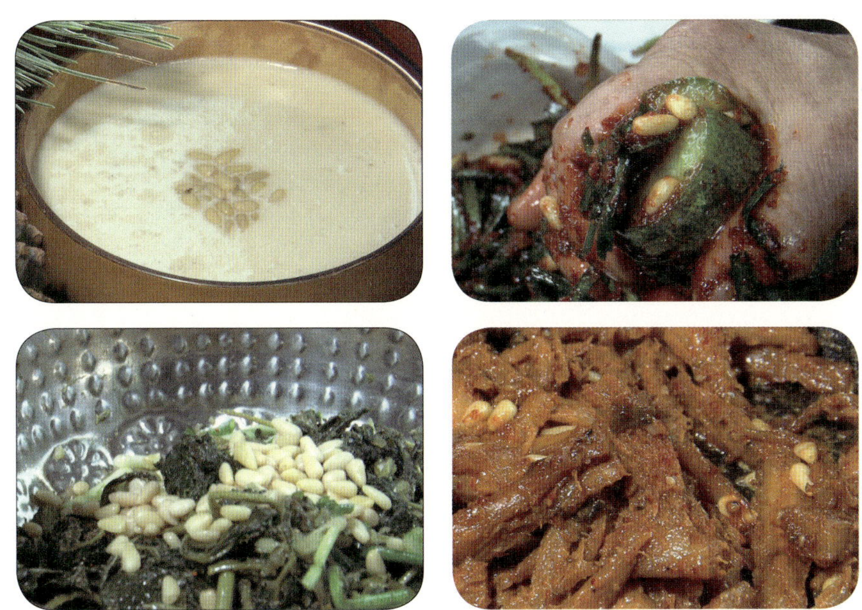

| 잣 활용 요리

아니다. 노부부는 잣을 먹기 시작하면서 할머니의 병이 호전된 것은 물론 신체 나이까지 젊어지는 효과를 톡톡히 봤다고 한다.

"잣에는 불포화지방이 많이 들어있어서 동맥경화를 예방해 주고 마그네슘이나 아연, 칼륨 등 혈관을 안정화시키는 미네랄도 많이 들어 있습니다. 특히 다른 견과류인 호두나 땅콩에 비해서 마그네슘이 많이 들어있는데요, 이 마그네슘은 심장을 튼튼하게 해주고 혈관벽을 안정화 시켜주고 혈관을 튼튼하게 해주는 역할을 하기 때문에 여러 심장 혈관질환 예방에 도움이 됩니다."

심경원박사 / 가정의학과 전문의

287

잣 덕분인지 예전엔 매일 수십 개의 당뇨약을 먹었지만 지금은 2~3알로 줄었다.

"한 달에 한 번씩 다니던 병원을 지금은 일 년에 한 번 가거든요."

약을 먹고도 좀처럼 나아지지 않던 혈당도 지금은 식후 혈당이 120mg/dl 내외로 비교적 안정적으로 유지하고 있다.

- 혈당 체크 /혈당수치 116 ~12 mg/dl
- 할머니/ 식후 2시간 혈당 수치 116mg/dl
- 정상/ 식후 2시간 혈당 수치 140mg/dl 미만

흔히 고혈압으로 인해 심부전증이 생기지만 반대로, 심부전증으로 인해 혈압이 높아지기도 한다. 심부전증 환자가 혈압 관리를 제대로 못하면 자칫 생명을 잃을 수 있는 뇌졸중이나 간 기능 이상이 올 수 있다고 한다. 그렇다면, 혹시 먹던 약의 양을 줄이면서 할머니에게도 고혈압 증상이 나타나지는 않았을까, 우리는 한승옥 할머니의 동의를 구해 혈압을 측정해 봤다.

- 혈압 수치 132~92 mmHg
- 할머니/ 최고혈압 132/ 최저혈압 92mmHg
- 고혈압/ 최고혈압 140/ 최저혈압 90mmHg 이상

할머니의 혈압은 걱정할 수준은 아니었지만 계속 관리가 필요한 수치였다.



잣

"혈압이랑 혈당이랑 다 정상이에요. 심부전이 있다고 해도 나으니깐 다니고 일 하는 데는 지장이 없어요. 이만해도 만족해요."

한 대학의 논문에 따르면 잣기름이 혈관의 지방 축적을 막아주고 혈소판 응집을 저해해 심부전의 원인이 되는 동맥경화증 예방에 도움이 된다고 한다. 심부전증으로 큰 고통을 받았던 할머니에게 다시 건강을 찾아준 잣! 심장병 예방에 도움이 되는 식품은 맞지만 주의점도 필요하다.

"잣이 100g당 600kcal가 넘을 정도로 고칼로리이기 때문에 한 번의 스무 알 정도만 드셔야지, 너무 많이 드신다면 이 자체로도 비만해질 수 있으니깐 주의를 요한다고 할 수 있습니다."

**조애경박사 / 가정의학과 전문의**

잣. 우리는 세계가 인정하는 매우 좋은 식품을 가지고 있다. 그 식품의 올바른 사용법과 섭취 법을 알고 먹는다면 한승옥 할머니처럼 건강을 되찾을 수 있을 것이다.

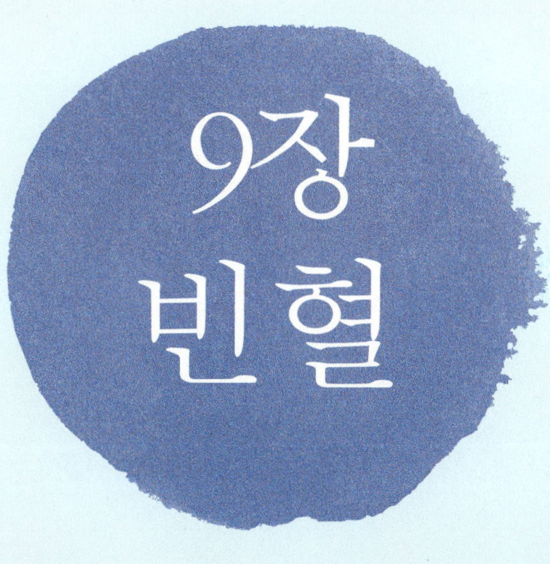
9장
빈혈

# 진생베리

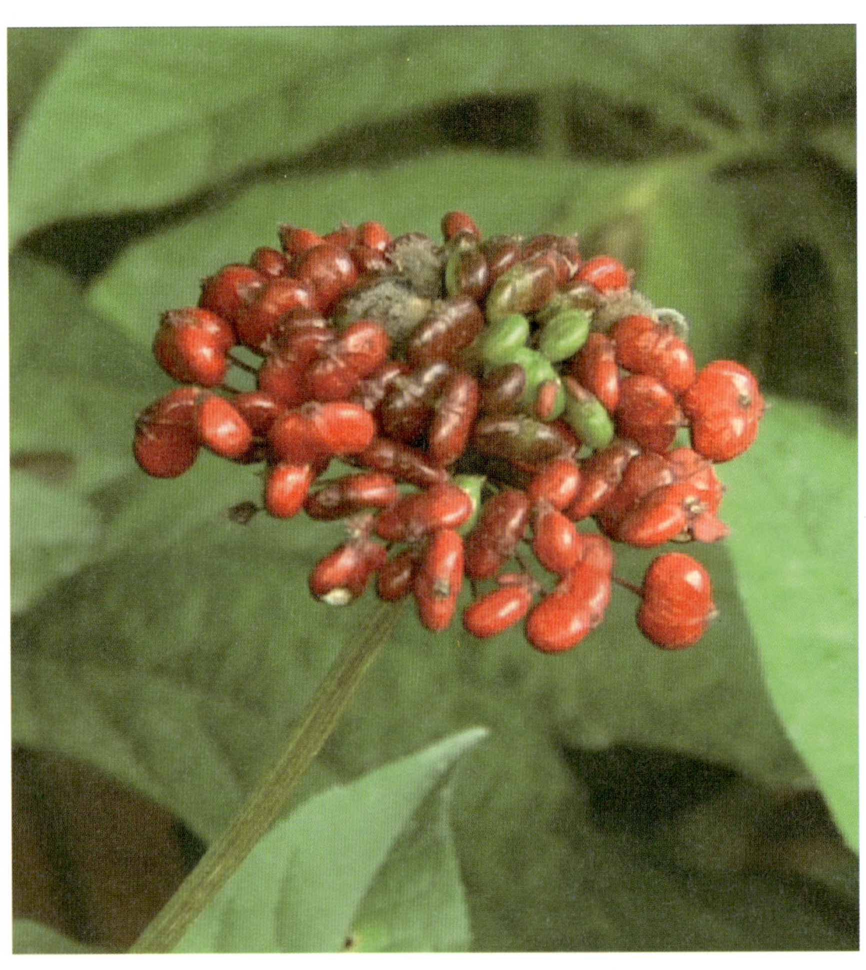

# 이름값 하는
# 진생베리

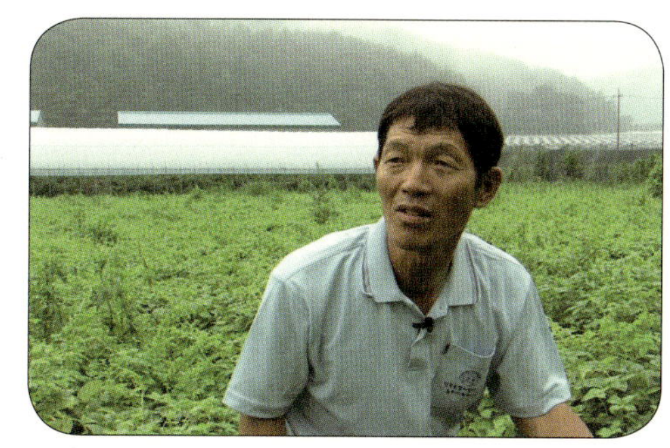

강원도 횡성. 이곳에 제 2의 삶을 살고 있다는 민병무씨가 있다. 그는 한때 밭일을 하지 못했을 만큼 심각하게 건강이 안 좋았다고 한다.

"내가 죽다가 살아난 사람이에요. 5년 전에만 해도 걸어 다니지도 못하고 힘들어서 말도 못하고. 지금은 다시 살아나서 제 2의 인생을 사는 것 같아서 행복해요"

힘이 없어서 걷지도 못하고, 말도 못했다는 민병무씨. 그를 괴롭힌 질병은 대체 무엇이었을까?

"피가 생기지 않으니까 남의 피를 수혈 받아서 생활했던 사람이거든요. 내 스스로 피를 만들 수 없는 재생불량성 빈혈이라고."

지난 2008년, 재생불량성 빈혈이란 생소한 진단을 받게 됐다고 한다.

"재생불량성 빈혈은 혈색소가 떨어져서 생기는 빈혈 증상과 혈소판이 떨어져서 생기는 출혈 증상이 가장 대표적인 증상인데요, 대부분은 어지럼증, 피곤함 이런 증상이 동반될 수 있고 또 하나는 출혈 증상, 온몸에 멍이 든다든지 여자분들 같은 경우에는 생리 과다가 온다

"

든지 이래서 문제가 되고 심한 경우에는 어지럼증과 출혈로 사망까지
이르는 질환입니다."

**김영호교수 / 한림대 종양내과**

재생불량성 빈혈은 스스로 피를 만들 수 없기 때문에 정기적으로 수혈을 받지 않으면 일상생활을 전혀 할 수 없는 병이다. 그러나 민병무씨는 수혈을 받는 것도 쉬운 일이 아니었다.

"RH-ab 형이라 흔한 혈액형도 아니고 그러다 보니까 혈액을 가진 분이 많지 않았어요. 숨을 쉬니까 사람이지. 사람의 기능이나 가치를 할 수 없었어요."

계속되는 어지러움과 호흡곤란 때문에 하루 종일 누워만 있던 그는 결국 병원에서 믿을 수 없는 진단을 받게 됐다.

"병원에서는 고칠 수 있는 방법이 골수이식 밖에 없다. 마지막 방법이라는 거죠."

시한부 선고나 다름없는 상황! 그의 아내는 갑자기 남편을 잃게 될 까봐 늘 불안했다.

"6개월 밖에 못 산다고 해서 혼자 울었던 세월이 많아요. 환자 앞에서 울 수도 없고 혼자 많이 힘들어 했죠."

하지만 현재 민병무씨는 매우 건강해 보인다. 과연 그의 건강을 호전시킨 특별한 비법은 무엇일까?

"저는 딸부자에요. 큰딸 작은딸 막내딸. 그런데 또 딸이 있어요. 그 딸이 제 건강을 찾게 해준 비결이에요."

딸이 건강 비결이다? 귀한 딸을 보여주겠다며, 어디론가 향하는 민병



진생베리

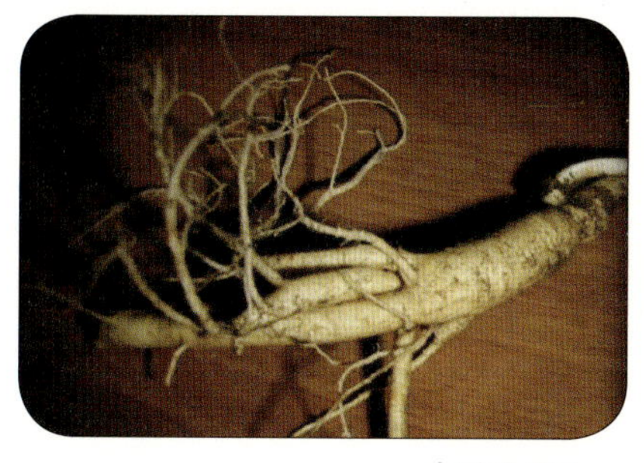

| 인삼 뿌리

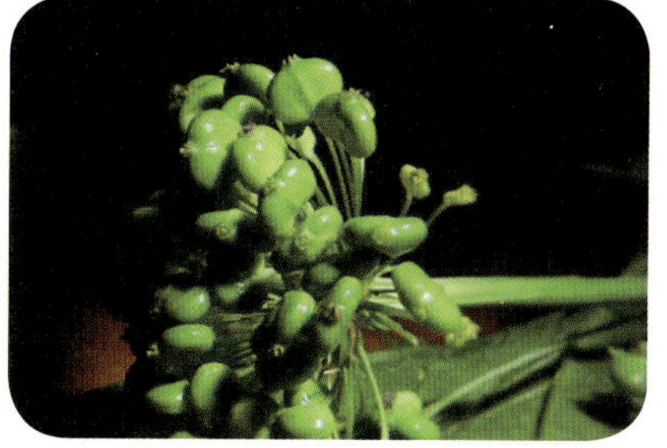

| 인삼 열매

무씨. 텅 빈 밭으로 가 주변을 두리번거리며, 딸을 찾는다.

"딸아~ 딸아~ 내 귀한 딸아~"


사람 하나 보이지 않는 텅 빈 밭., 바로 그 때 들리는 민병무씨의 외침.

"찾았다~~여기 있네~ 얘가 인삼 딸이에요. 일년에 일주일 밖에 못 보는 인삼열매, 진생베리요."

일 년에 일주일 밖에 볼 수 없다는 진생베리! 진생베리는 2년 이상 된 인삼에 열리는 열매로, 흔히 '인삼 딸'이라고도 불리는 '인삼 종자'이다. 1년 중 7월 무렵, 딱 일주일 동안만 열리는 것이 특징이다.


"인삼열매는 단기간 내에 자손을 번창하기 위해서 모든 영양을 축척하는 시스템이 있습니다. 그래서 순간에만 회수할 수 있는 중요한 식품 중 하나입니다."

**김영명교수 / 강원대학교 의학전문대학원 의학과**


인삼에 열매가 달리기 시작할 때가 사포닌이란 영양소가 가장 많아지는 시기. 인삼 뿌리보다 인삼 열매인 진생베리에 사포닌이 약 2배 정도 더 많이 들어 있다. 수확 양이 적어 희귀했던 진생베리가 유명세를 타게 된 것은, 일본 황태자 부부가 진생베리를 먹고 7년 만에 아기를 낳은 후부터였다. 인삼 농사를 짓기 시작하면서부터 진생베리를 접했다는 민병무씨. 그는 4년째 진생베리를 먹고 있다. 매년 7월이면 이렇게 바로 따 먹을 수 있어 더 없이 좋다는데.

"쓰지만 달아요. 건강을 찾아준 거니까 쓴데, 달게만 느껴져요."

사실 진생베리가 열리면 인삼 뿌리가 죽기 때문에 예전에는 진생베리를 일부러 따서 버렸다고 한다.

"인삼농사를 지었는데 예전에는 인삼을 키우기 위해서 진생베리를 따서 버렸는데 지인이 이걸 버리지 말고 먹어보라고 해서 먹기 시작하게 된 거예요."

이제는 인삼을 수확할 때보다 진생베리를 수확할 때가 더 기쁘다. 비가 와도 귀한 진생베리 수확을 게을리 할 수 없다는 마을 사람들. 익기 전에 열매를 수확해야 하기 때문이다.

"인삼 열매는 빨갛게 과육으로 익으면 스르르 땅으로 떨어지기 때문에 채취할 수 없습니다. 그래서 그 시기에 채취를 하지 않으면 구할 수가 없는 거죠."

또한 한 대학의 연구 결과, 덜 익은 진생베리에 '사포닌RE' 성분이 더 많다는 사실이 입증되기도 했다.



진생베리

# 진생베리, 이렇게 먹으면 좋다

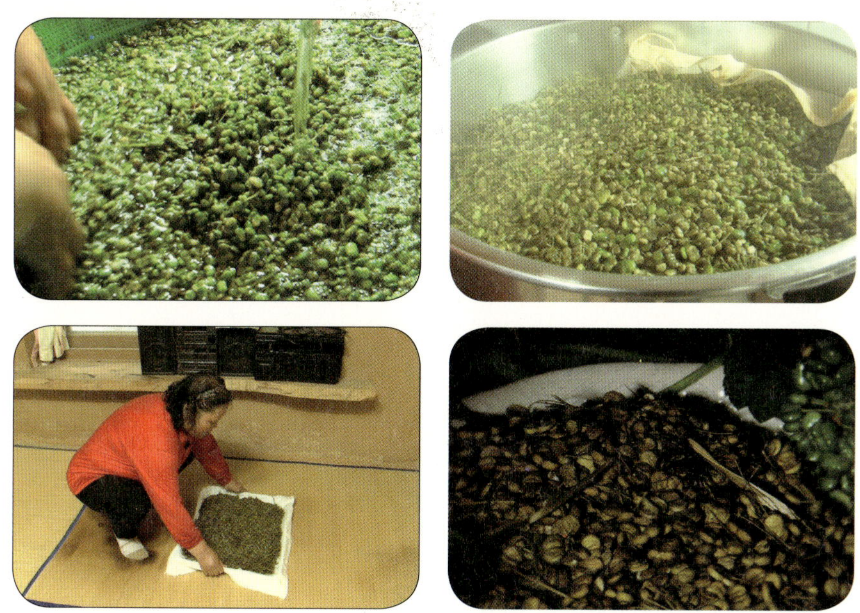

| 진생베리 보관법—씻고, 찌고, 말리고, 건조시킨다.

　그렇다면 진생베리는 어떻게 먹어야 할까? 누구보다 진생베리의 효능을 몸소 체험했다는 민병무씨의 비법이 궁금했다. 진생베리를 채집할 수 있는 시기가 짧다 보니, 민병무씨에게는 나름의 보관 방법이 있었다. 바로 진생베리를 깨끗이 씻어 찜통으로 푹~ 쪄내는 것이다.

　"안 찌면 곰팡이가 피고 오래 보관할 수가 없어요. 쪄서 말리면 보관성이 좋아요."

　찜통에서 약 30분 간 진생베리를 쪄 내면, 열매 속에 있을지 모르는 벌레라든가 이물질 제거가 쉽다고 한다. 찐 진생베리를 쟁반에 잘 펴서 방으로 가져가는 아내. 이곳은 '진생베리 전용' 건조 방이다.

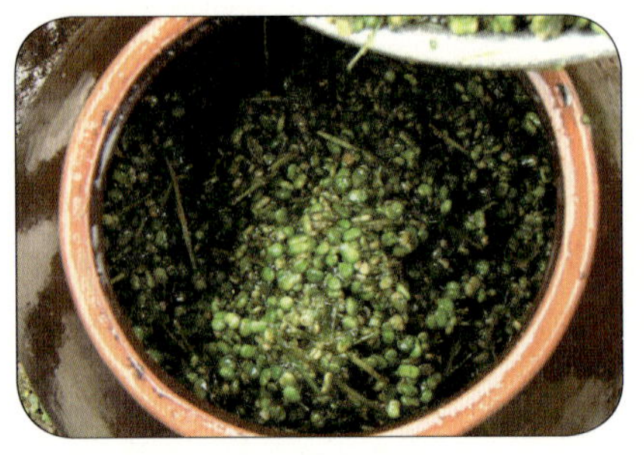

| 진생베리 항아리에서 숙성

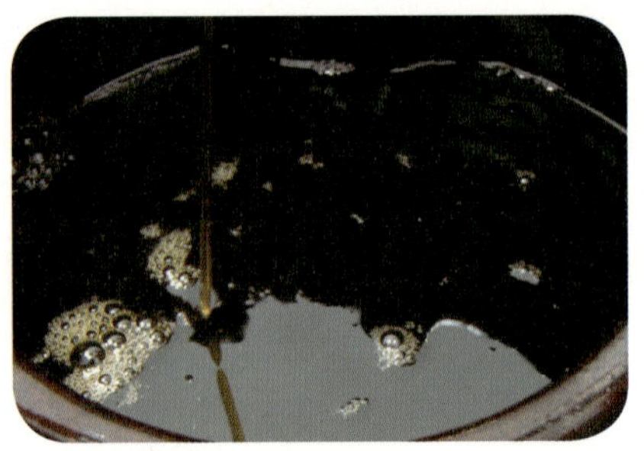

| 진생베리 효소

"저희는 황토방이 있어서 황토방에서 말리면 집 안에 향이 퍼져서 좋고 황토방이 습기를 빨아들여서 잘 말라요."

이렇게 3일 정도 건조시킨 진생베리는 냉동실에 보관해 먹는다. 말린 진생베리를 그냥 먹기도 하고, 물에 우려 먹는 것이 민병무씨의 첫 번째 섭취 비법! 두 번째 비법은 다름 아닌, 진생베리 발효액을 만드는 것이다. 설탕과 진생베리를 1:1 비율로 섞어 만든다. 하지만 먹기까지의 숙성 기간이 오래 걸린다.

"다른 건 발효되는데 3개월 걸리는데 인삼열매는 3년 정도가 걸려요. 인내력이 필요하지요."

3년 동안 숙성을 해야 미생물을 파괴하는 설탕 성분이 빠지고, 진생베리의 약성만 남는다는 것이다. 모든 요리에 조미료 대신 진생베리 발효액을 넣으면 음식의 잡내를 잡아주는 것은 물론, 인삼의 향이 퍼지면서 풍미를 더해준다. 진생베리 발효액과 더불어, 직접 농사지은 유기농 채소로 차려낸 민병무씨표 건강 밥상. 예전에는 밥 한술 뜨는 것조차 고통이었지만, 진생베리 진액을 음식보다 더 자주 챙겨 먹고 꾸준히 먹다 보니 몸에 변화가 생겼다. 그에게 기적이 일어났다는 것이다.

                                          진생베리

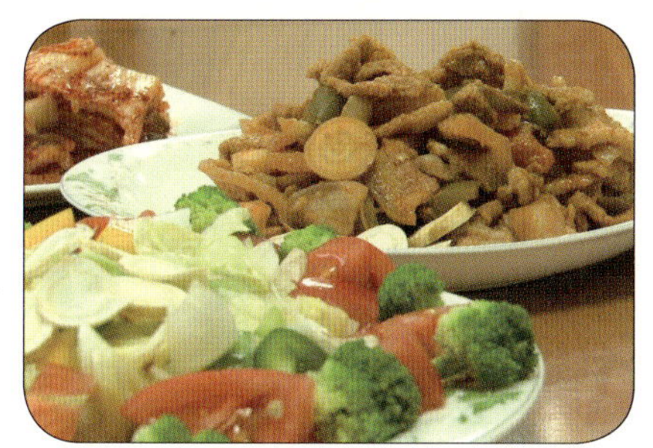 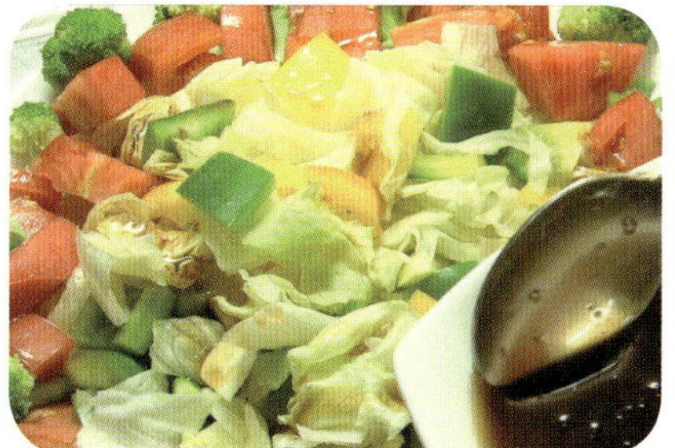

| 진생베리 활용

"어차피 살지 못하고 죽을 거니까 속는 셈 치고 먹기 시작했는데 저도 모르게 활동 범위도 넓어지고 활동하는 것도 자연스러워지고 숨도 덜 차게 되더라고요. 저 자신도 기적이랄까 신기하다고 해야 할까. 골수이식을 해서 피가 재생이 돼야 수혈을 안 받는데, 저는 골수이식을 안 했어요. 그런데 스스로 피가 생성이 돼서 수혈을 안 받은 지가 2년 가까이 돼 가요."

이제는 그의 몸이 골수 이식 없이도 스스로 피를 만든다는 것!

지난 2008년 4.6이었던 혈소판 수치가 현재는 14.2로 완전히 정상수치로 돌아왔다고 한다.

"수혈을 안 해도 되고 일상 생활하는 데도 전혀 문제가 없을 정도로 회복이 되셨습니다. 환자 분이 흔히 재생불량성 빈혈이 있을 때 치료로 이용하는 조혈모세포 이식, 골수 이식이라든가 혹은 면역 억제 치료를 하지 않고 수혈을 하지 않아도 되는 상황까지 이렇게 회복된 것은 환자한테도 굉장히 좋은 상황이라고 생각할 수 있을 것 같습니다."

**김영호 교수 / 한림대 종양내과**

# 진생베리, 이래서 좋다!

지금은 아프기 전보다 건강한 생활을 유지하고 있다는 민병무씨. 젊은 사람들도 들기 힘든 역기 운동이 그의 취미일 정도다. 그를 10년 젊게 만들어 주고, 새로운 인생을 선물했다는 진생베리! 과연, 진생베리에는 어떤 효능이 있는 것일까?

실험쥐에게 진생베리 추출물을 주입했을 때, 어떤 변화가 일어나는지 알아본 결과, 진생베리가 혈관 기능 개선에 도움이 되는 것으로 밝혀졌다. 혈관 내 염증을 억제해 혈액순환을 원활하게 한다는 것이다.

"인삼열매가 갖고 있는 두 가지 효과가 있는데, 첫 번째는 혈관에서 일어나는 염증을 억제하는 효과, 두 번째는 혈관 내벽에서 생성되는 일산화질소를 촉진해 혈액순환을 원활히 하고, 동맥경화, 고혈압, 허혈 질병을 예방할 수 있는 충분한 효과가 있다고 할 수 있습니다."

**김영명 교수 / 강원대학교 의학전문대학원 의학과**

그렇다면 이러한 진생베리의 효능들이 재생불량성 빈혈완화에도 영향을 미칠 수 있었을까?

"환자분이 진생베리 약재를 드셔서 그런 것들이 면역 기능을 조절해서 적절히 조화롭게 만들 수 있게 (면역 기능에) 작용했다면 환자분에게 긍정적으로 작용했을 거라는 생각을 유추해 볼 수 있습니다. 하지만 진생베리 하나 만으로 재생불량성 빈혈이 좋아 졌다고 할 순 없겠



진생베리

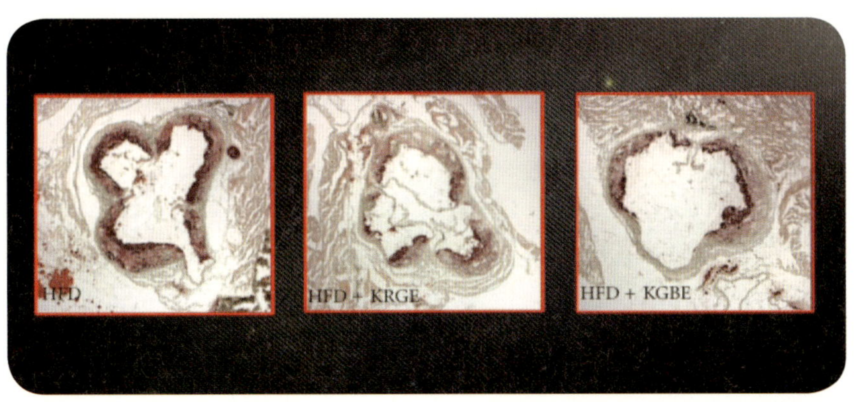




고요. 생활 습관을 개선하고 했기 때문에 여러 가지 상호작용을 하면서 환자에게 좋은 작용을 했을 거라고 생각을 할 수 있겠습니다."

김영호 교수 / 한림대 종양내과

진생베리가 건강에 도움은 되지만, 간과해서는 안 될 주의점이 있다.

"인삼이 체질에 맞지 않거나 증상에 안 맞는데 장기 복용하거나 과다 복용하면 호흡곤란, 두통, 구토 같은 증상이 보고되고 있습니다. 인삼열매도 인삼과 같이 장기복용이나 과다 복용에 부작용 있을 수 있으니 전문가와 상의하는 게 좋습니다."

양웅모 교수 / 경희대학교 한의과대학

# 단감

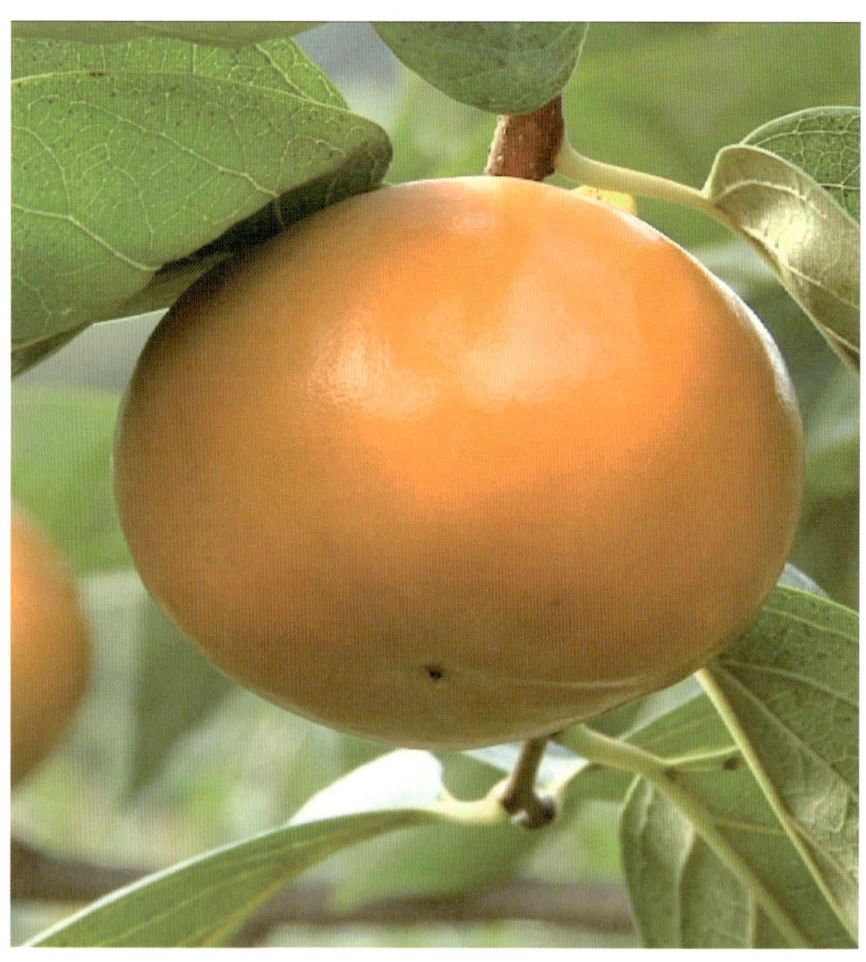

# 햇살 담은
# 노란 과일로
# 빈혈을 치료하다

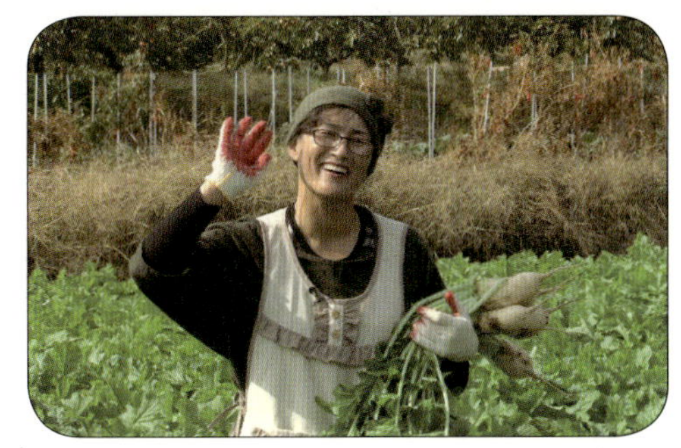

가을볕에 과실들이 잘 영글어 가고 있는 경남 창원. 이곳에 단감으로 빈혈을 치료했다는 박희자씨가 있다. 힘든 농사일에도 활력이 넘치는 그녀. 그러나 지금의 모습과는 달리 과거에는 무척 힘든 시간들을 보냈다.

"98년부터 평소에 집에서 주방에서 일을 해도 어지러움증을 많이 느꼈어요. 새벽에 일어났다가 화장실을 가면 핑 돌아서 못 일어난 적이 몇 번 있었지요. 우리 아저씨 보고 물이라도 떠오라고 해서 화장실 옆에 변기통에 30분씩 앉아 있었어요."

어지러움의 증상이 점점 더 심해지면서 일상생활마저 힘들었다는 그녀.

"병원에서 빈혈 혈액검사를 해보자고 말씀하셔서서 검사를 했어요. 그런데 빈혈이 너무 심하다고 하더라고요. 이때까지 이렇게 어지럽고 힘들었는데 왜 약을 안 드시고 병원도 안 오셨냐고 그렇게 말씀하시더라고요."

"빈혈은 피가 모자라서 생긴데요, 빈혈은 아주 여러 가지 원인이 있겠지만 그 중에 가장 흔한 것이 빈혈 환자의 적어도 한 90% 정도는 철이 부족해서 생기는 빈혈입니다. 철은 섭취량이 적을 때 또 배설량이 너무 많을 때 철이 부족해서 빈혈이 생깁니다."

황성수 박사 / 신경외과 전문의

어지러움의 원인이 빈혈이었다는 박희자씨. 그가 앓았던 철 결핍성 빈혈은 헤모글로빈 중심부에 있는 철이 부족해 산소와 결합을 하지 못하는 상태를 말한다.

"가장 뚜렷한 것이 뇌에 산소가 부족해서 생기는 현상입니다. 그래서 정신이 맑지 못하고요, 또 몸에 육체적인 활동이 활력이 좀 떨어지죠. 그리고 어지럼증이 생기기도 하고요, 가슴이 두근거리는 현상이 생기죠."

황성수 박사 / 신경외과 전문의

WHO(세계보건기구)의 기준에 따르면 임산부를 제외한 여성은 헤모글로빈 수치가 12ml/dl 이하면 빈혈이라고 보는데 박희자씨는 수치가 8.3ml/dl 으로 정상인에 비해 혈액이 3분의 2정도 밖에 없는 상태였다.

"일이 바쁠 때는 병원에 가자고 해도 본인이 안 가려고 합니다. 제가 억지로 라도 데리고 가야 하는데 모든 게 제 죄죠. 집사람에게 일을 많이 시키고 좋은 음식도 못해줬구나 각이 듭니다."

결혼 후, 집안일과 농사일을 병행하면서 가족의 끼니는 챙겨도 정작 본인 식사는 챙기지 못했다는 그녀. 빈혈이 생기고 나니 지난날들이 후회스럽기만 했다.

"거지 밥상처럼 썰렁하게 먹었어요. 거기서 아 이렇게 먹어가지고는



단감

병을 못 낫겠다. 일단 내 식생활 습관
이 바뀌어야겠다고 생각해서 일단 약
을 안 먹었습니다."

약을 먹지 않고 식생활 습관을 고
쳐보겠다고 다짐한 박희자 씨! 고민
끝에 그녀가 선택한 방법은 잘 먹는
것이었다.

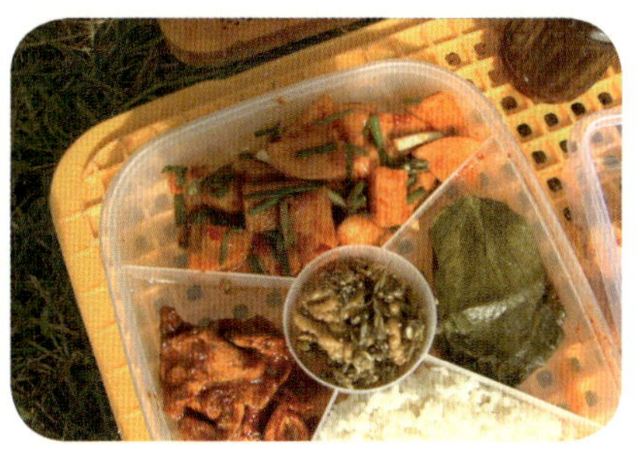

| 감이 있는 도시락

아무리 바빠도 매끼니 제대로 된 밥상으로 먹는 식습관부터 고쳐나갔
다. 그런데 무엇보다 가장 도움이 된 것은 밥상에도 늘 올라온다는 노란
색 음식, 단감이었다.


"제가 이 단감 때문에 건강을 다시 되찾았어요. 단감이 저한테는 생명
의 은인이나 다름없어요."


가을을 대표하는 노란색 과일, 단감. 그리스어로 '신의 과일'이라는 뜻
을 가지고 있는 감은 예로부터 '감나무 밑에 서 있기만 해도 몸이 건강해
진다'는 이야기가 있을 만큼 건강에 도움이 되는 과일로 알려져 있다. 특
히 단감에는 면역력에 도움이 되는 베타카로틴이 늙은 호박의 4배에 달
할 만큼 풍부하게 함유되어 있다.


"〈동의보감〉에서 감을 먹으면, 폐하고 심폐 기능을 편안하게 해 주
고, 기침이 난다든지 이럴 때 열이 달아 오른 것을 가라 앉혀주고, 또
입이 마르거나 스트레스를 받아서 입이 쓰거나 이럴 때 이런 열기를

김달래 박사 / 한의사

〈동의보감〉에서 보면 말린 감 꼭지를 '시체'라고 하여 기침과 천식, 만성 기관지염 치료를 위한 약재로 사용하기도 하였다.

## 약으로 먹은 단감

그러나 박희자씨가 처음부터 단감을 좋아했던 건 아니다.

"과일은 진짜 안 먹었어요. 너무 심할 정도로 입이 마를 정도로 단감을, 과일 자체를 섭취를 안 했어요."

하지만 빈혈을 극복하기 위해서 규칙적인 식사는 물론 과일을 많이 먹기 시작했다. 그 중에서도 그녀가 특별히 챙겨먹은 것이 바로, '단감'이었다. 창원은 단감을 재배하기 좋은 기후조건으로 단감이 많이 재배되고 있다. 그래서 다른 과일 보다는 좀 더 쉽게 먹을 수가 있었다고 한다.

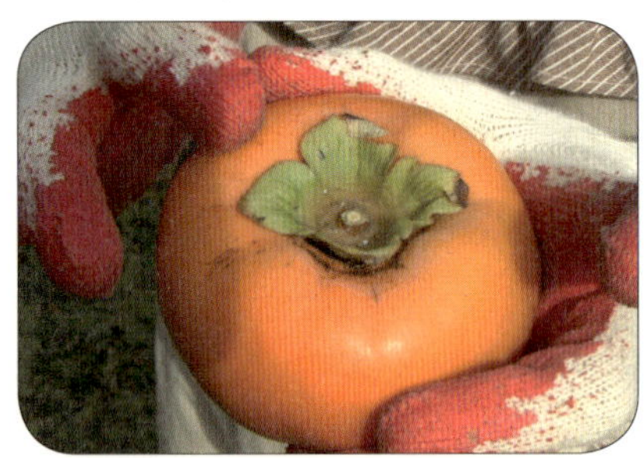

| 박희자씨의 단감

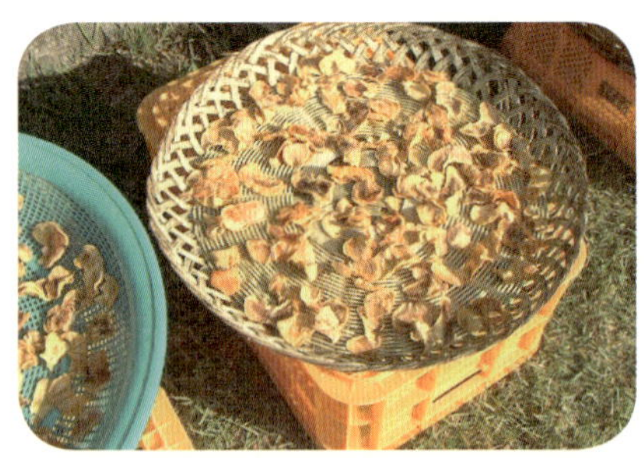

| 감 말랭이

"완숙된 단감은 좋다고 주위 분들이 그러셔서 단감을 먹어도 아주 잘 익은 단감을 골라서 먹고 있어요."

박희자씨에게는 단감을 고르는 특별한 기준이 있다.

"꼭지가 위에 튀어나오고 여기가 전체적으로 황색을 띄는 단감이 완숙되고 잘 익고 맛있는 단감이에요. 이 주위도 다 황색을 띠고 있잖아요. 완숙되고 당도 높고 맛있는 단감이에요."

가을에만 나는 단감을 사계절 내내 먹었다는 박희자 씨. 과연 어떻게 먹고 있을까? 먼저 아내를 위해 남편이 늘 만든다는 단감 특별식을 살펴봤는데, 단감의 껍질을 깎아서 4등분 하여 햇볕에 말리면 끝이라고 한다.

"감 말랭이 만드는 거예요. 감은 어느 정도 저장을 해도 2개월 정도 밖에 못 먹기 때문에 말리면 일 년 사시사철 다 먹을 수 있으니까 말려서 먹고 있습니다."

한 달 정도 햇빛에 말리면 꾸덕꾸덕한 상태의 감말랭이가 되는데, 말릴수록 당도가 높아지기 때문에 간식으로 즐겨 먹는다고 한다. 단감이 제철인 가을에는 생감을 이용해 반찬을 만든다. 아내를 위해 다양한 단감요리

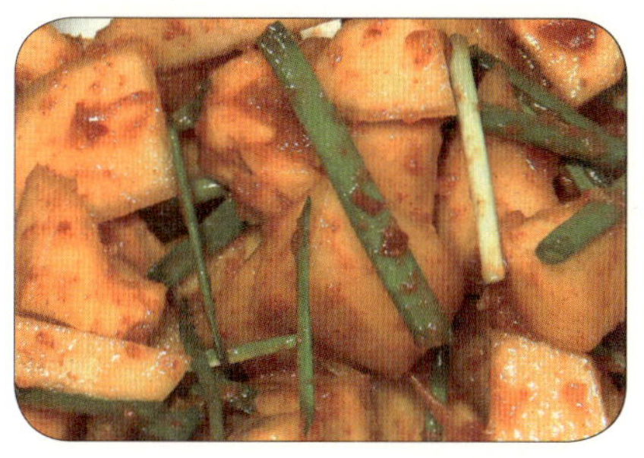

| 단감 깍두기

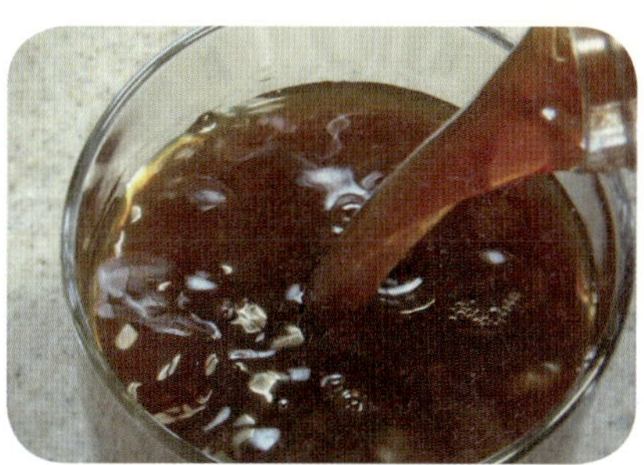

| 단감 즙

까지 개발했다는 남편. 단감 깍두기까지 만든다. 단감에는 칼륨이 풍부해 나트륨을 배출 시켜주기 때문에, 짭짤한 반찬으로 만들어 먹어도 좋다고 한다. 붉은색 양념 속에 감춰진 노란색 단감. 그것이 박희자씨에게는 약과도 같은 음식인 것이다.

"채소라든지 육류라든지 이런 것도 골고루 섭취를 하면서 과일은 단감에 비타민 C가 아주 많다 해요. 그래서 단감 즙이라든지 단감으로 다양한 음식 섭취를 많이 했어요."

그녀가 즐겨 먹는다는 검은 빛깔의 물은 꼭지만 떼고 껍질째 통째로 중탕해서 만든 단감 즙이다. 박희자씨는 음료수 대신 이 즙을 수시로 마신다.

"단감 껍질에는 비타민 A성분이 가장 많이 들어 있고요, 폴리페놀 성분들이 굉장히 많이 들어있습니다. 그래서 우리가 보통 껍질을 깎아서 버리는 폐기율이 한 20% 정도가 되요. 깨끗이 씻어서 껍질째 먹는 것이 좋습니다. 단감 껍질에 여러 가지 페놀 성분들이 많이 들어있는데 깎아 버려서 17% 정도가 손실된다고 보고돼 있습니다."

한귀정 박사 / 농촌진흥청 농업연구관

단감 껍질의 좋은 성분까지 먹기 위해 단감 즙을 매일 챙겨 먹으면서 박희자씨의 건강에는 큰 변화가 생겼다.

"어지러운 증세가 많이 덜하더라고요. 2년에서 한 2년 6개월 지나니까 전혀 어지러운 증세가 없었어요. 그때부터 이게 정말 나랑 맞구나 내가 선택을 잘했다, 생각했지요."

약은 전혀 먹지 않고, 단감을 꾸준히 먹은 결과, 7년 만에 빈혈 수치는 13ml/dl 으로 정상 범위로 돌아온 상태였다. 그렇다면 도대체 단감의 어떤 성분이 박희자씨의 빈혈에 도움을 준 것일까?

"철분을 우리가 섭취했을 때 그것이 우리 몸에 흡수되는데 비타민C의 도움을 받아야 합니다. 만약 비타민C가 없다면 철분 흡수율이 굉장히 떨어질 겁니다. 비타민C는 철이 흡수되는데 필수적인 성분입니다."

황성수 박사 / 신경외과 전문의

단감에는 빈혈에 도움이 되는 성분인 철분과 비타민C가 풍부한데, 비타민C는 포도의 7배, 철분은 무려 사과의 10배에 달한다. 하지만, 단감에 있는 '탄닌' 성분은 철분의 흡수를 방해하기 때문에 빈혈 환자들이 주의해야 한다. 그러나 단감은 수확 시기가 되면 '탄닌'의 함유량이 점점 떨어져 거의 사라지는 것을 확인할 수 있다.

"감이 좀 떫은맛을 낼 때는 탄닌 성분이 많다가 단감으로 좀 달게 만들어서 쓸 때는, 탄닌 성분이 많이 줄어들어서 철분 성분을 흡수 하는 데 방해하는 데는 크게 문제가 되지 않습니다. 그리고 비타민C가 있기 때문에 흡수율은 더 높아 진다고 볼 수 있으니까 빈혈에는 도움이 되지 않았을까 생각은 듭니다."

서재걸 박사 / 자연치료 전문의

가을이면 우리가 흔히 먹는 노란 감. 그러나 이 안에는 놀라운 영양소가 가득 담겨있었다. 우리는 그 동안 그 혜택을 모르면서 받아온 것이다. 그러니 자연이 우리에게 주는 무한한 기적을 우리도 한 번쯤은 돌아봐야 할 것이다.